TRAITEMENT RATIONNEL

DE LA

PHTHISIE PULMONAIRE

OUVRAGES DU Dr DE PIETRA SANTA

Physiologie pathologique de la Cyanose, Thèse. Florence, 1846.

De l'Enseignement médical en Toscane et en France, 2e édition. Paris, 1859.

Influence des pays chauds sur la marche de la Tuberculisation. Paris, 1857.

De la non-existence de la Colique de cuivre (in *Ann. d'hygiène*). Paris, 1858.

Existe-t-il une affection propre aux ouvriers en papiers peints (vert de Schwein-furst) P (in *Ann. d'hygiène*). Paris, 1858.

Mazas. Études sur l'emprisonnement cellulaire et la folie pénitentiaire, 3e édit. Paris, 1858.

Lettres Africaines (de I à XII) (in *Union médicale*). Paris, 1859-60.

Du Climat d'Alger dans les affections chroniques de la poitrine (Rapport officiel), 2e édition. Paris, 1860.

De la Médication lacto-chlorurée dans les affections de poitrine (in *Union médicale*). Paris, 1860.

Chemins de fer et Santé publique (hygiène des voyageurs, etc.). Paris, 1861.

Les Eaux-Bonnes (Basses-Pyrénées), avec 2 cartes. Paris, 1862.

La Pulvérisation aux Eaux-Bonnes (in *Gaz. médicale*). Paris, 1862.

Les Climats du midi de la France (*Mission scientifique*, 1er rapport). Paris, 1862.

La Corse et la station d'Ajaccio   (—   2e rapport). Paris, 1864.

Essai de Climatologie théorique et pratique (avec figures). Paris, 1865.

Des Maladies par ferment morbifique (Pathogénie et Traitement). Paris, 1872.

De la Crémation des morts en France et à l'étranger, 2e édition. Paris, 1874.

Les Climats du midi de la France comparés à ceux de l'Italie, de l'Égypte, etc. Paris, 1874.

CORBEIL. — Typ. et stér. de CRÉTÉ FILS.

TRAITEMENT RATIONNEL

DE LA

PHTHISIE PULMONAIRE

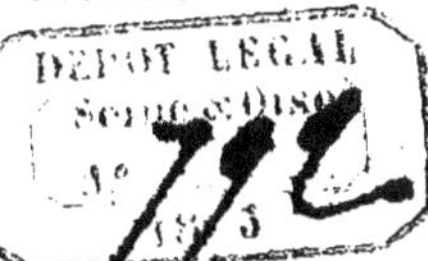

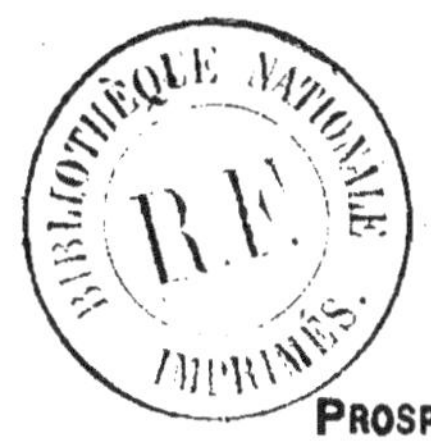

PAR LE DOCTEUR

Prosper de PIETRA SANTA

INSPECTEUR DES EAUX MINÉRALES DU DÉPARTEMENT DE LA SEINE

PARIS

OCTAVE DOIN, LIBRAIRE-ÉDITEUR

Place de l'École-de-Médecine, rue Antoine-Dubois, 2

—

1875

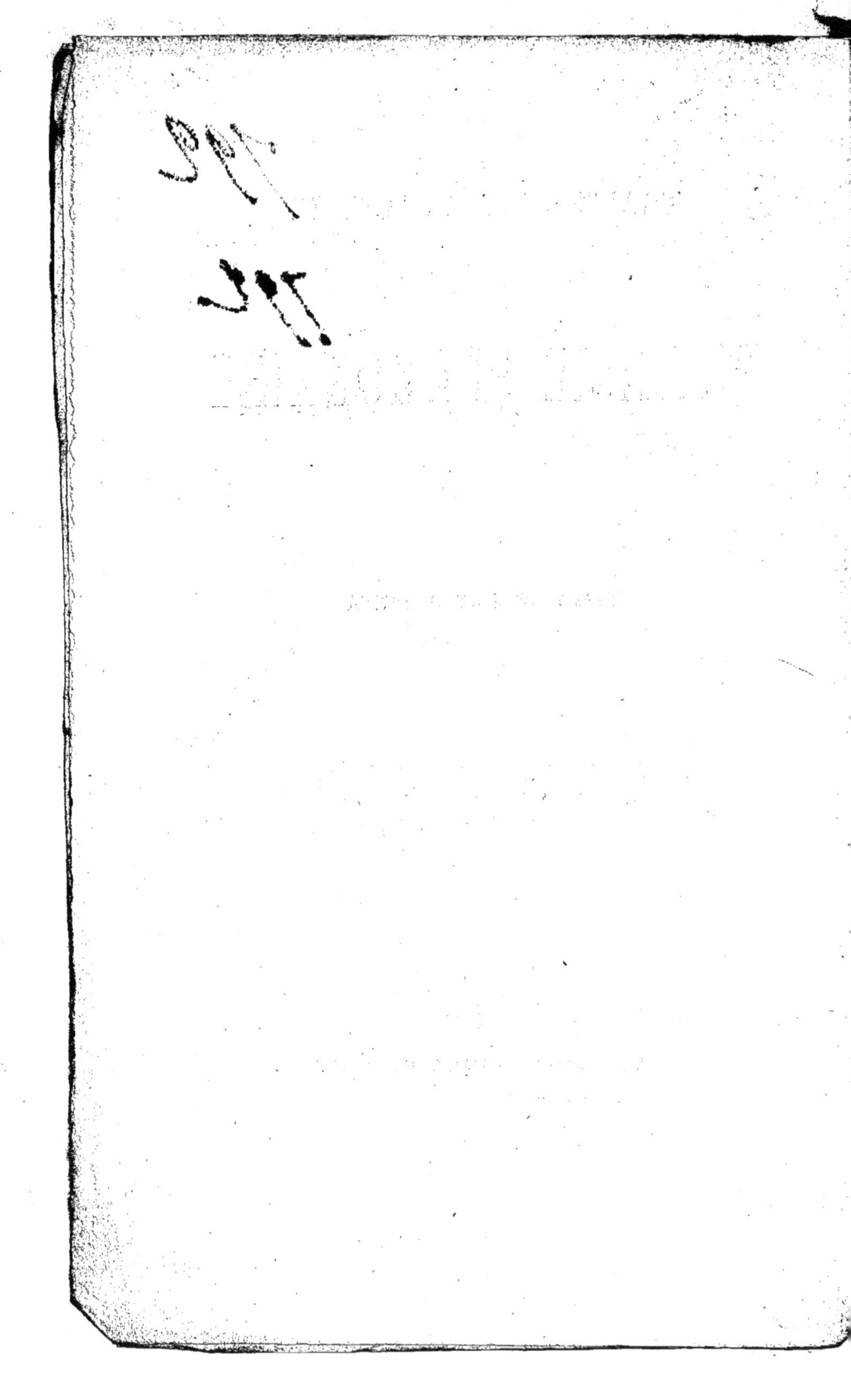

— Aux jeunes docteurs qui, après avoir étudié la phthisie pulmonaire dans les traités classiques et les amphithéâtres, en passant à côté de l'observation clinique, n'ont recueilli de cet enseignement que le doute et l'abstention ;

— Aux praticiens qui, dès les débuts de la carrière, se trouvent aux prises avec les difficultés inhérentes au choix du meilleur traitement (prophylactique ou curatif) de cette lamentable maladie ;

— Aux confrères qui, confiants dans les ressources de la nature et de l'art, croient au dogme de la curabilité de la tuberculose.

Je serais heureux d'épargner à tous quelques-unes des longues heures de travail que m'a coûtées cette exposition impartiale d'opinions, de doctrines et de découvertes.

Dr Prosper de PIETRA SANTA.

Paris, décembre 1874.

[illegible]
[illegible]
[illegible]
[illegible]
[illegible]
[illegible]
[illegible]
[illegible]
[illegible]
[illegible]
[illegible]
[illegible]
[illegible]
[illegible]

INTRODUCTION [1]

Laboremus !

En venant présenter à l'Académie le résumé de vingt et quelques années d'études sur la Phthisie pulmonaire, je crois obéir à la pensée et aux désirs de ceux de ses illustres membres qui appelaient naguère la Science vers les applications pratiques.

Dans cette enceinte, je pourrai librement : d'une part, combattre la théorie allemande de la prolifération cellulaire et le fatalisme de l'École de Broussais ; de l'autre, soutenir la doctrine moderne de la curabilité de la tuberculose, sans avoir à redouter l'indifférence des sceptiques, les sarcasmes des démolisseurs de toutes choses !

Aux jours d'*angoisses* et de *recueillement*, en présence de ces trois faits lamentables — abâtardissement de l'espèce — arrêt de la population — plus grande léthalité par les affections de la poitrine, il incombe à tous ceux qui se sont trouvés aux prises avec ces difficiles et intéressants problèmes :

1° D'apporter, ici, leur contingent de méditations, de faits bien observés, de résultats obtenus ;

2° De vulgariser, par tous les moyens possibles, les notions

---

[1] En guise d'Introduction, je donne quelques extraits du Mémoire que j'ai lu à l'Académie des Sciences (séance du 2 novembre 1874).

qu'ils croient être vraies et utiles pour le bien-être du plus grand nombre.

Laboremus! voilà le mot d'ordre de la situation; voilà le cri de ralliement, qui nous conduira vers un avenir meilleur.

Si nous avons été vaincus par la Science, demandons à la Science les moyens de reprendre notre place à l'avant-garde du progrès et de la civilisation !

Après avoir fait l'historique des récents travaux publiés en France et à l'étranger sur la matière, je donne mon opinion personnelle.

Je me suis rattaché, depuis longtemps, à la doctrine tuberculeuse de la phthisie pulmonaire, en rejetant bien loin la théorie purement inflammatoire : au point de vue pratique, tuberculose et phthisie pulmonaire sont synonymes.

J'accorde moins d'importance aux manifestations morbides locales, et plus aux conditions générales, héréditaires, constitutionnelles, hygiéniques et sociales.

Antérieurement à la sécrétion du tubercule, il existe une condition modifiée du sang, qui trouve sa raison d'être dans une perversion profonde des actes de la nutrition : cette perversion, cet appauvrissement successif du sang, sont produits par l'ensemble des causes qui engendrent l'affaiblissement de la force vitale de l'individu, et qui conduisent, en dernière analyse, à la misère physiologique de Bouchardat.

La phthisie pulmonaire est donc une affection essentiellement générale, une maladie constitutionnelle, une altération des humeurs, en un mot une maladie du sang.

En disant que l'on est phthisique, avant d'être tuberculeux, A. Latour a reconnu ce fait important, que le sang
présente déjà cette condition en vertu de laquelle, dans un
moment donné, il laissera déposer sur le poumon cet élément terrible (le tubercule), si bien étudié par le microscope
et le scalpel.

Quant à l'altération anatomique, elle est toujours identique à elle-même, au milieu de l'infinité de ses évolutions
pathologiques. . . . .
Les considérations qui précèdent, me conduisent à une
profession de foi nette et précise au sujet du traitement.

Il n'y a pas de panacée pour une maladie, symptôme d'une
vitalité affaiblie ; expression de l'épuisement de la force
nerveuse et de la force vitale ; triste évidence d'une ruine
commençante de l'organisme.

Il n'y a pas d'antidote pour une diathèse morbide, préexis-
tante aux lésions anatomiques et locales qui caractérisent
l'affection.

Il n'y a pas de spécifique pour la tuberculisation pulmonaire, parce que, dans son évolution progressive, chacune
des étapes qu'elle parcourt constitue une entité morbide
distincte.

Quel est alors le vrai, le seul rôle du médecin éclairé,
pour prévenir l'éclosion de la maladie, arrêter les progrès
de l'affaiblissement des organes, favoriser les efforts de la
nature médicatrice, consolider les premiers effets de la
réparation organique ?

L'unique spécifique de la phthisie pulmonaire, c'est l'association intelligente et raisonnée de cet ensemble de médications, dont l'expérience et l'observation clinique ont re-

connu l'efficacité, et qui se résument dans ces préceptes :

1° Appeler à son aide, pendant toutes les périodes de la maladie, les ressources incontestées de l'hygiène privée.

a. Traitement hygiénique et moral (air pur et renouvelé, régime alimentaire tonique, exercice modéré).

b. Diète lactée (lait, petit-lait, koumys, lait chloruré).

c. Aliments-médicaments (huile de foie de morue, viandes crues, phosphates).

2° Utiliser les modifications apportées dans l'organisme par les eaux minérales thermales.

(Sulfurées, arsenicales, chlorurées, ferrugineuses.)

3° Invoquer les effets salutaires des changements de lieux, de l'émigration, et des voyages au long cours.

(Séjour dans les climats tempérés du midi de la France et du littoral Méditerranéen, pendant les mois d'hiver ; refugé dans les pays de montagnes pendant les chaleurs de l'été ; aérothérapie.)

4° Neutraliser les ferments morbides, qu'engendre dans l'organisme l'absorption purulente, alors que s'établissent le ramollissement et la fonte de la matière tuberculeuse.

(Cette médication capitale, qui m'a fourni, depuis 1864, les résultats les plus heureux et les plus satisfaisants, s'obtient par l'administration méthodique des hyposulfites et des sulfites alcalins et terreux.)

5° Ne jamais négliger les nombreux agents de la thérapeutique générale (à effets précis), lorsqu'il s'agira : soit de combattre les complications inséparables de chacune des périodes de la maladie (tartre stibié, arsenic, fer, tannin, quinquina) ; soit de modifier les symptômes les plus carac-

téristiques de l'affection pulmonaire (antispasmodiques, sédatifs, hémostatiques, révulsifs, etc.).

6° Se pénétrer de cette vérité, que c'est surtout dans l'application des règles, bien comprises, de la prophylaxie individuelle et de l'hygiène sociale, que les classes ouvrières
et laborieuses, à qui sont interdits les émigrations et les
traitements coûteux, trouveront la santé du corps et l'activité de l'intelligence.

Ces deux conditions leur permettront de résister avec
succès, dans le présent et dans les générations à venir, aux
atteintes du terrible fléau.

[illegible]

[illegible]
[illegible]
[illegible]
[illegible]
[illegible]
[illegible]
[illegible]
[illegible]

[illegible]
[illegible]
[illegible]

TRAITEMENT RATIONNEL

DE LA

PHTHISIE PULMONAIRE

CHAPITRE PREMIER

§ 1. — CONSIDÉRATIONS GÉNÉRALES. — DOCTRINES.

Dans le traitement de maladies graves et protéiformes comme la phthisie pulmonaire, c'est un devoir pour l'homme de l'art d'appeler à son aide toutes les méthodes de traitement recommandées par des autorités compétentes, et d'avoir recours à toutes les chances probables de succès, alors même qu'elles paraîtraient, tout d'abord, incertaines ou insuffisantes.

Si, dans la pratique, la valeur des diverses médications s'est trouvée exagérée par ceux qui les ont découvertes ou patronnées, il n'en est pas moins probable que chacune d'elles a rencontré son application, soit dans des cas particuliers, soit dans les formes spéciales d'une affection à éléments morbides multiples.

Pourquoi dès lors ne pas confesser sa foi thérapeutique dans l'ensemble, et l'association de plusieurs agents curatifs? Pourquoi ne pas faire converger toutes les ressources de l'hygiène et de la médecine vers un but commun et suprême, la guérison du malade?

Il faut bien admettre, aujourd'hui, qu'elle n'est ni radicalement incurable, ni fatalement mortelle, cette implacable maladie qui occupe la première place dans les tables de la mortalité générale du genre humain (du 1/6 au 1/3)[1] ; qui décime les populations de toutes races, qui sévit sous toutes les latitudes, qui se rencontre parmi toutes les classes de la société, qui frappe tous les sexes, à tous les âges de la vie ! Les maîtres éminents qui ont jeté une si vive lumière sur le diagnostic et l'anatomie pathologique de la phthisie, Bayle, Laënnec, Cruveilhier, Louis, nous ont légué, pour le pronostic et le traitement, une histoire sombre et désolante, parce qu'ils l'ont écrite avec des éléments exclusivement nosocomiaux.

La guérison est rare à l'hôpital, parce que le plus souvent le malheureux poitrinaire y arrive trop tard ; elle est exceptionnelle, parce que dans les salles les mieux installées il se produit, à tous les instants, des conditions d'aération imparfaite, d'encombrement, d'infection purulente.

De telles prémices devait nécessairement découler une thérapeutique de doute, de découragement et d'abstention.

Les médecins hygiénistes et les cliniciens, en secouant l'autorité de l'École, ont réagi très-énergiquement contre ces funestes tendances. Laissant de côté les traités classiques, ils ont étudié, au milieu de circonstances plus variées, le grand livre de la Nature, et de cette étude a surgi le dogme de la curabilité de la phthisie pulmonaire. En traçant la monographie du tubercule, j'énumérerai les arguments que fournissent à ce sujet l'anatomie pathologique (signes anatomiques de la cicatrisation des cavernes et de la guérison

---

[1] D'après Bertillon (*Recherches et conclusions statistiques sur la mortalité comparée par la phthisie pulmonaire*), c'est le fléau le plus terrible de l'humanité, non-seulement parce que c'est la maladie qui cause le plus grand nombre de décès (de 1/5 à 1/8), mais surtout parce qu'elle choisit ses victimes aux âges (15 à 45 ans) où l'homme, évalué dans sa puissance multipliée par son avenir, possède le maximum de valeur, et pour la famille et pour la patrie.

spontanée, radicale, retrouvés sur des vieillards morts sans traitement spécial), et l'observation clinique (modifications dans l'état local constatées par le plessimètre et le stéthoscope).

Je veux actuellement passer en revue les principales doctrines, qui ont cours en France et à l'étranger, sur ces intéressants problèmes. Virchow, le chef de l'école du dualisme, professe celle du développement cellulaire exagéré, ou prolifération cellulaire. Pour lui, comme pour tous ses compatriotes[1], la phthisie pulmonaire a une double nature ; elle est le résultat d'une croissance nouvelle (néoplasie) ; elle est constituée par une pneumonie chronique, catarrhale et caséeuse. Par conséquent les granulations seules méritent le nom de tubercules.

Au point de vue histologique, Virchow considère le tubercule comme une nouvelle formation, une croissance spéciale, ayant son origine dans le tissu conjonctif ; il est le résultat d'une irritation qui se produit dans ce tissu conjonctif lui-même, et qui donne lieu à une augmentation de développement de l'élément cellulaire, à une multiplication des nucléoles que contiennent les cellules.

En même temps il admet des modifications intimes, profondes, dans la nature anatomique et inflammatoire de la maladie, et de là résultent plusieurs affections distinctes : la phthisie catarrhale, la pneumonique ou caséeuse, la scrofuleuse, etc.

En raison du retentissement qu'ont eu ces théories dans le monde savant, j'insisterai sur quelques développements complémentaires tirés de leurs écrits.

Virchow indique dans sa *Pathologie cellulaire* la constitution histologique de la granulation grise, son processus spécial, son point de départ dans les éléments mêmes de la

[1] Virchow, *Pathologie cellulaire ;* Wirchow's archives, 1863.
Rindfleisch, *Traité d'histologie pathologique.* Traduction Gross, 1873.
De Niemeyer, *Leçons de pathologie interne.* Traduction française.

rame conjonctive des organes. Il fait dériver les éléments
propres aux granulations grises (comme les autres néopla-
sies, et par une irritation formative) d'une prolifération des
corpuscules du tissu conjonctif ; cette prolifération est toujours incapable de pousser les éléments nouveaux jusqu'à la
production du pus ; le néoplasme est toujours pauvre dès
son début.

Reinhardt, de son côté, montre la composition de la matière caséeuse, son processus analogue à celui de l'inflammation, son siége dans les alvéoles pulmonaires ; la matière qui
remplit lesdits alvéoles pour constituer les masses jaunes
caséeuses, est riche en éléments anatomiques (dérivant de la
prolifération de l'épithélium des alvéoles), d'où leur tendance à une inflammation lente.

Buhl, Lebert, de Niemeyer, subordonnent plus strictement encore l'affection granuleuse à la pneumonie caséeuse :
pour eux, toute masse caséeuse constitue un foyer d'infection, et la granulation ne devient plus que le produit d'une
réaction spéciale de ces tissus, autrement dit, la pneumonie
caséeuse naît uniquement, sous l'influence des causes communes de l'inflammation, ou à la suite d'hémoptysie : une
fois devenue caséeuse, elle engendre par infection de voisinage des granulations tuberculeuses.

L'école française, et l'école anglaise si brillamment représentée par Hugues Bennett (d'Edimbourg) [1], admettent
au contraire la doctrine de l'origine tuberculeuse de l'unité
de la phthisie pulmonaire : c'est celle que Bayle, Laënnec,
Louis, Andral, avaient fondée sur l'anatomie pathologique,
c'est celle qu'ont confirmée les travaux microscopiques modernes.

Le tubercule est attribué à une exsudation morbide du
sang antécédemment appauvri, et cette exsudation se trouve
douée d'une vitalité très-peu développée. Quant à son mode

____

[1] J. Hugues Bennett, *Leçons cliniques sur les principes et la pratique de la
médecine.* Traduction Lebrun, 1874.

de production, la matière tuberculeuse est d'abord séparée des vaisseaux sanguins, comme une exsudation fluide, formant, par sa première coagulation, un blastème moléculaire. Les molécules, dont il se compose alors, s'assemblent et se fondent l'une dans l'autre pour produire les corpuscules tuberculeux. Ceux-ci constituent les granulations indurées de Bayle quand ils sont comprimés et formés lentement ; les tubercules jaunes, s'ils sont séparés par un tissu moléculaire mou et peu résistant. Il suit, de là, que la maladie dont l'ensemble de symptômes constitue la phthisie pulmonaire chez le vivant, est une affection unique, toujours identique à elle-même, résultat constant de cette exsudation spéciale, à ses divers degrés de développement, depuis le tubercule gris ou jaune, jusqu'aux masses plus ou moins volumineuses de matières caséeuses et crétacées.

La doctrine de Hérard et Cornil occupe une place intermédiaire entre celle de Laënnec et Louis, et celle de Virchow et Niemeyer.

Ils acceptent la tuberculisation granuleuse ou miliaire comme le point le plus ordinaire, et peut-être même constant de la phthisie pulmonaire ; « les granulations ou nodules tuberculeux absolument caractéristiques de la maladie, existent partout avec la même structure dans tous les organes quand la tuberculose est généralisée », mais ils regardent les dépôts chroniques, que l'on trouve dans les poumons, comme le résultat de broncho-pneumonies catarrhales, de pneumonies lobulaires qu'ils décrivent sous le nom de pneumonie caséeuse.

L'anatomie pathologique enseignant, en effet, la coexistence très-fréquente des granulations et des masses jaunes chez le même individu, il est logique d'admettre que, sous l'influence de la diathèse tuberculeuse, les granulations se développent tout d'abord ; qu'elles irritent ensuite, par leur présence, le tissu pulmonaire, et qu'elles provoquent des inflammations de voisinage nettement caractérisées par des pneumonies sans tendance vers la résolution.

Dans cette théorie, les relations de la granulation grise avec la pneumonie caséeuse n'ont plus rien d'obscur. La granulation préexiste, et la pneumonie catarrhale, avec rétention de ses produits, ne devient qu'une complication ; quant aux granulations récentes que l'on retrouve dans les masses caséeuses anciennes, il faut les considérer comme formant une éruption nouvelle, une seconde poussée tuberculeuse.

En présence de ces divergences fondamentales, et de ces conflits d'autorités imposantes, quelle a été l'attitude des auteurs des plus récentes publications sur la phthisie pulmonaire? quelles sont les opinions des confrères qui ont franchement proclamé les droits de l'observation clinique? car au point de vue de la pratique de tous les jours, il n'est pas indifférent d'adopter ou de rejeter la doctrine de Laënnec, de voir chez le phthisique, dès l'apparition des premiers symptômes, une affection spéciale (sinon spécifique) à évolution fatale, ou seulement une simple phlegmasie, une pneumonie sans tendance à la résolution.

Robin, après avoir établi une séparation radicale entre les granulations grises et les masses caséeuses, professe dans ses cours que les premières (granulations grises) sont l'expression d'une maladie générale ; et que les secondes (les masses jaunes) ne sont que le résultat de la transformation granulo-graisseuse d'éléments divers produits par différents processus.

Empis, en se basant sur l'anatomie pathologique et la clinique, pose nettement, dès 1865, la distinction entre les granulations grises et les masses caséeuses ; il conserve le nom de granulations aux masses miliaires transparentes, et celui des tubercules aux masses jaunes des phthisiques : l'affection générale qui amène l'éruption des granulations constitue pour lui la *Granulie*[1].

[1] *De la Granulie*, 1867.

Dans la pratique, les deux affections spécifiques sont nettement caractérisées au point de vue de leur terminaison : l'une (masses jaunes), dépendant d'un état diathésique, a toujours une évolution fatale; l'autre (granulie) est susceptible de guérir dans un grand nombre de cas.

Jaccoud, de son côté, accentue le dualisme, au point de le transporter dans l'étiologie, la symptomatologie, et le pronostic de la maladie [1].

Pour Beau, la granulation demi-transparente est due à quelque chose voisin du tubercule. « La lésion granuleuse du poumon est, si l'on veut, une lésion annexe de la phthisie pulmonaire, mais ce n'est pas la phthisie proprement dite [2]. »

Villemin, qui avait accepté d'abord le dualisme anatomique de la phthisie (et qui s'était posé comme l'initiateur en France des idées de Virchow et de Reinhardt), l'a abandonné, lorsqu'il a pu inoculer aux lapins des tubercules avec des parcelles de pneumonie caséeuse, aussi facilement qu'avec des granulations.

Ses études sur la constitution anatomique de l'alvéole pulmonaire l'ont conduit à rejeter l'existence de l'épithélium de ces alvéoles, et à admettre que leur membrane propre est un véritable tissu conjonctif incrusté de noyaux.

La pneumonie n'est plus pour lui une prolifération épithéliale, mais bien une prolifération conjonctive, et les masses caséeuses des alvéoles sont un produit de même nature que les granulations grises, se développant aux dépens des éléments conjonctifs des cloisons alvéolaires [3].

Pidoux [4] présente, en ces termes, sa doctrine de la phthisie naturelle ou spontanée :

[1] *Leçons de clinique médicale*, 1873.
[2] *Leçons cliniques sur la phthisie pulmonaire* (in *Gazette des Hôpitaux*, 1834).
[3] *Études sur la tuberculose.*
[4] *Études générales et pratiques sur la phthisie*, 1873. — Cet ouvrage, qui a obtenu, de par la Faculté de médecine de Paris, le *fameux* prix de 10,000 francs (fondation Lacaze) est en grande partie fermé par les divers

« J'ai toujours défendu l'unité de la tuberculose et de la phthisie. En même temps, j'ai toujours protesté contre l'unicité du tubercule : à mes yeux l'unité de nature du tubercule et la phthisie n'implique et ne suppose pas l'unité histologique de cette néoplasie ; elle suppose même sa variété. »

Ailleurs :

« Notre vitalisme est essentiellement organique...; au lieu de partir de l'anatomie morte et descriptive, qui ne peut plus enfanter que le mécanisme et l'animisme étroitement solidaires, nous partons de l'anatomie vivante ou d'évolution, qui tire ses principes de l'anatomie comparée et de l'embryologie. »

Ferrand, qui a publié dans l'*Union médicale* un compte rendu très-étudié de l'œuvre de Pidoux qui a planté « la bannière de la tradition spiritualiste sur le terrain de l'observation et de la clinique, » termine son article par ces judicieuses réflexions.

«M. Pidoux rejette absolument la spécificité de la phthisie, et la ramène, par son étiologie et sa thérapeutique, dans le cadre des maladies communes..., puis, dans l'analyse des éléments constitutifs de la phthisie, il attribue à chacun de ses symptômes et à chacune de ses altérations, une spécifi-

---

mémoires publiés par Pidoux, dans l'*Union médicale*, et afférents, de près ou de loin, à ce qu'il appelle si complaisamment *mes Eaux-Bonnes*.

A cette époque, après de longues heures de lecture, j'ai souvent demandé au Rédacteur en chef des commentaires, à l'auteur lui-même des explications précises, mais toujours il n'est resté dans mon esprit que le vague et la confusion.

Dans son introduction, l'heureux lauréat convie tous ses confrères à parcourir avec lui la seule voie qui conduise à la vraie science phthisiologique. J'ai le regret de ne pouvoir l'y suivre, parce que je n'ai jamais bien saisi les nuances de son drapeau !

Ces détails (trop personnels sans doute) ont pour but de justifier la marche que j'ai adoptée dans ce travail, au sujet d'un livre qui fait autorité, et que je retrouverai à chaque pas sur ma route.

N'ayant pas le privilége de comprendre les doctrines transcendantes et les puissantes conceptions de Pidoux, ne voulant pas d'autre part m'exposer à dénaturer sa pensée, je citerai textuellement ses écrits et laisserai, pour le réfuter, la parole à des maîtres plus compétents.

cité qu'il refuse à sa nature. Toutes ces altérations fonctionnelles ne sont pas des altérations indéterminées; mais elles sont imprégnées du vice tuberculeux, comme leur source elle-même, de sorte que les phlegmasies, les fièvres, les sueurs, etc., sont de nature tuberculeuse. »

« L'idée évolutionniste, qui est comme l'idée maîtresse de son livre, l'expose à compromettre la netteté de son enseignement et la sûreté de sa doctrine. C'est la pente sur laquelle s'est laissé glisser la science allemande ! »

Pour Piorry, la phthisie est une collection de phénomènes variables, et non pas une entité morbide. « Il n'existe, et il ne peut exister un médicament spécial, un spécifique propre à combattre ou à détruire une unité morbide qui elle-même n'existe pas. » Il y a un traitement et non pas un remède à employer contre la tuberculisation des poumons, et ce traitement varie suivant l'état organique. C'est le diagnostic exact et méthodique qui permet d'établir avec certitude, et de dénoncer les états pathologiques qui composent la phthisie.

Ce que Cross appelle sa proposition fondamentale est ainsi relaté : « Jamais la phthisie pulmonaire ne germe, ne naît, ne se développe dans un organisme humain, sans que cet organisme ait présenté pendant une durée qui varie de quelques mois à quelques années, les signes les plus évidents de troubles organiques, appartenant à l'ordre de faits que je désigne sous le nom de décoordination.»

« Ce qu'on prend pour le début de la phthisie n'est donc que la conséquence et la fin d'une maladie déjà ancienne. La puissance de coordination organique est tout principe qui maintient l'existence d'une forme vivante qui a présidé à son éclosion, et qui dirige son évolution prédéterminée [1].»

Ch. Bouchard formule, en ces termes, les conclusions

[1] *Recherches médicales sur les causes organiques de la phthisie pulmonaire et sur les moyens de les écarter.* (Lecture à l'Académie de médecine, 1867.)

d'une série d'articles des plus remarquables publiés dans la *Gazette hebdomadaire* (1867). Si l'on voulait s'en tenir au point de vue anatomo-pathologique, il y aurait donc lieu déjà de dédoubler la phthisie pulmonaire pour en faire deux maladies distinctes : l'une, la phthisie proprement dite, caractérisée par les foyers d'infiltration jaune, qui ne serait qu'une pneumonie catarrhale chronique caséeuse ; l'autre, caractérisée par les granulations, qui serait la phthisie granuleuse, la tuberculose pulmonaire [1].

Aux différences anatomiques correspondent des différences symptomatiques, tant pour l'état local que pour l'état général et pour la marche de la maladie.

A aucun titre, ajoute Bouchard, la phthisie pulmonaire n'est une maladie spécifique. La tuberculose a son individualité propre, et c'est pure hypothèse que d'admettre qu'elle précède toujours, et produit secondairement la phthisie pulmonaire.

Graves, dans ses *Leçons de clinique* [2], distingue les deux produits (granulations et masses jaunes), mais il les fait dépendre d'un même état général. Pour lui le développement des tubercules et celui de la consomption, sont les conséquences de cet état constitutionnel qui donne lieu à ce que l'on appelle, bien à tort, l'inflammation tuberculeuse, et qui n'est, en réalité, que la constitution scrofuleuse engendrant également les granulations et les masses jaunes ou caséeuses.

Tout le monde, dit Austin Flint, ne peut pas et ne sait pas se servir du microscope [3] ; en présence des incertitudes de l'observation microscopique, il est impossible de renier

---

[1] Ce qui caractérise, pour lui, la granulation miliaire, indépendamment de son siége, de la forme et du volume de ses éléments, c'est sa forme de module, sa résistance quand elle n'est pas encore complétement caséeuse, le groupement très-serré de ses éléments, leur tendance fatale et très-rapide à la mortification.

[2] *Leçons de Clinique médicale.* Traduction Jaccoud.

[3] « Le microscope dit ceci, la clinique dit cela : c'est cela qui est vrai, parce que la clinique doit avoir raison contre le microscope. » (Barth.)

son expérience, sa connaissance d'une maladie devant ces vues nouvelles fondées sur une interprétation, douteuse et discutable, de phénomènes histologiques obscurs.

D'ailleurs les doctrines histologiques allemandes ont une tendance rétrograde au point de vue thérapeutique, et nous ramènent aux antiphlogistiques de Broussais. Qui ne sait que le siége de prédilection de la pneumonie, aiguë ou chronique, est à la base des poumons, alors que celui de la phthisie se trouve aux sommets [1] !

James-Henry Bennet, si compétent sur toutes les questions de traitement [2], fait des déclarations catégoriques dans l'ouvrage très-remarquable qu'il a publié cette année [3].

Il appuie la doctrine moderne de la curabilité de la phthisie pulmonaire.

Il résiste à la tendance imprimée à la thérapeutique par les doctrines allemandes de Virchow et de Niemeyer.

Il incline vers les idées de Hugues Bennett en tenant compte dans une certaine mesure, des restrictions de Hérard et Cornil. Il proclame enfin l'efficacité du traitement hygiénique et sthénique.

Des travaux plus explicites et plus affirmatifs au point de vue de l'unité de la phthisie viennent d'être publiés dans les thèses de deux élèves distingués de l'École de Paris.

Grancher, en résumant ses nombreuses recherches histologiques, établit que les néo-formations de petites cellules embryonnaires qui constituent la granulation, sont constantes dans tous les cas de phthisie, soit sous forme de nodules, soit sous forme d'infiltrations.

---

[1] Le mémoire de Bowditch (de Boston) sur *la Localisation primaire des dépôts morbides dans les phases initiales de la phthisie pulmonaire*, donne la proportion suivante : 5 cas de phthisie par la base contre 500 par le sommet, soit 1 sur 100.

[2] Après avoir étudié la maladie dans les hôpitaux de Paris et de Londres, il a pu la suivre au milieu d'une pratique civile très-étendue, et en déterminer *sur lui-même* les phases et la marche progressive.

[3] Recherches sur le *Traitement de la phthisie pulmonaire par l'hygiène, les climats et la médecine*. Paris 1874.

Les pneumonies caséeuses sont toujours associées à des granulations typiques, et à des infiltrations du poumon par ce tissu cellulo-embryonnaire qui est de même nature que la granulation [1].

Thaon aboutit à des conclusions analogues.

Sur 250 autopsies de tuberculeux, il n'a pas trouvé une seule pneumonie caséeuse essentielle [2].

Le mécanisme de la propagation des lésions tuberculeuses, par infection de voisinage autour des parties anciennes déjà ramollies, a été fort bien mis en relief dans la thèse d'agrégation de Lépine.

Pour compléter l'exposition des idées qui règnent actuellement en France, sur la nature de la Phthisie pulmonaire (sa spécificité, sa curabilité, ses rapports avec d'autres affections diathésiques,) je résumerai brièvement la mémorable discussion sur la tuberculose, qui s'est déroulée devant l'Académie de médecine (octobre 1867 à fin août 1868).

Jamais questions plus générales, plus actuelles, plus intéressantes, pour l'avenir de l'humanité, n'avaient saisi la savante compagnie, jamais débats n'avaient été soutenus avec plus d'autorité, de verve et de talent.

En visant tout d'abord la partie relative aux doctrines générales, je réserverai, pour un chapitre subséquent, celle qui se rattache à l'inoculabilité et à la contagion.

Dans une pensée d'impartialité, je me suis efforcé de saisir le trait caractéristique, la pensée prédominante des discours des principaux orateurs : Chauffard, Pidoux, Béhier, Hérard, J. Guérin, Barth, Briquet, Hardy, Piorry, Guéneau de Mussy, Bouillaud, Colin.

Personne n'ignore que la grande lutte s'est engagée sur le rapport, très-bien étudié, de Colin, au nom d'une commission chargée de la communication de Villemin : *Cause et nature de la Tuberculose.*

[1] *Recherches sur l'anatomie pathologique de la tuberculose.* Paris, 1873.
[2] *De l'unité de la phthisie.* Paris, 1873.

Les conclusions de Colin étaient très-catégoriques.

Le tubercule, à peu près sous toutes ses formes, peut engendrer la Phthisie pulmonaire.

La matière tuberculeuse, déposée sous la peau, pénètre par les vaisseaux lymphatiques et les capillaires blessés, et se trouve ainsi transportée vers le cœur et les poumons.

Chauffard s'est posé comme le représentant de ce vitalisme scientifique et progressif qui accepte l'expérimentation, mais lui demande des garanties et des conditions. Son discours est une revendication des droits de la clinique et de la tradition, sur les *témérités inductives* de l'expérimentation.

Chauffard s'est emparé des idées de Virchow pour les systématiser, et en déduire une loi nouvelle de la fécondation des éléments histologiques : d'après cette loi, tout tissu déposé dans un autre tissu s'y trouve fécondé et donne naissance à des produits analogues.

Pour l'orateur, l'inoculation et la génération ultérieure des tubercules sont un fait réel, expérimentalement acquis, mais ce fait ne prouve pas que le tubercule soit virulent, et que la tuberculose soit une maladie virulente, spécifique, inoculable et partant contagieuse.

Piorry n'accepte ni la doctrine nouvelle de l'inoculation de la spécificité et de la virulence, ni la doctrine traditionnelle de la diathèse.

D'après lui, tout s'explique aisément par une théorie mécanique, dans laquelle l'inoculation de la matière tuberculeuse transportée, molécule par molécule, à travers les viscères, joue le rôle de corps étrangers, autour desquels viennent se former des foyers d'inflammation suivis de production tuberculeuse.

Voici comment l'*Union médicale*, par l'organe de son Rédacteur en chef, apprécie les discours «du plus illustre représentant du vitalisme organique et progressif. »

« M. Pidoux a voulu mettre en face la doctrine de la

spécificité de la virulence de la tuberculose, née sur la pointe d'une lancette, avec la tradition, l'observation clinique et toutes les données de la pathologie générale.... Il est des-cendu dans le domaine de la clinique pure avec l'originalité de vues, la spontanéité, la nouveauté d'aperçus, et l'indé-pendance d'appréciation, qui font de M. Pidoux l'écrivain, l'orateur et le pathologiste le plus carrément individuel de notre époque. »

Le reste de l'article est sur le même style dithyrambique. Latour a toujours été si prodigue d'enthousiasme pour ce fécond collaborateur qui vient d'affirmer, à la tribune de l'Académie, les doctrines qu'il a longuement exposées dans le journal !

Pour Pidoux la phthisie a été jusqu'ici mal étudiée, parce qu'on l'a considérée « comme une maladie chronique qui commence, alors qu'elle n'est qu'une maladie chroni-que qui finit. »

J'aurai l'occasion de faire connaître, plus bas, sa classifi-cation des maladies chroniques, ainsi que ses idées sur l'ino-culabilité et la contagion de la Phthisie ; je me borne à citer actuellement deux passages sur le tubercule.

« Diathèse et virus semblent s'exclure. Rien n'est moins vivant, et ne concentre moins d'action morbide que le tu-bercule ; placé au bas de l'échelle des hétéroplasies, il pul-lule comme les organismes inférieurs, meurt et infecte comme les produits de décomposition, sur place et par sa masse, comme le pus cancéreux, incapable comme lui de fournir des contages et de se propager à distance. »

Ailleurs : « Laënnec a tellement posé le tubercule comme un parasite, une espèce d'entozoaire sans autre raison d'être que son existence même, que les partisans d'un virus tuber-culeux le revendiquent maintenant comme un des leurs, mais Laënnec a mérité ce *triste honneur* par son scepticisme à l'endroit des causes et des remèdes de la Phthisie. »

Pidoux ne veut pas du terme *Pneumonie caséeuse;* à cette

expression *maladroite*, il préfère celle de *muco-tubercule*.

Béhier déclare, tout d'abord, que les idées doctrinales de la pathologie générale de Pidoux ne lui semblent basées que sur des assertions et de simples hypothèses[1].

Il lui reproche de faire de l'École de Paris une École mécanicienne et animiste, ce qu'elle n'a guère été, pour la pourfendre plus à son aise. « La devise de l'école de Paris est tout entière dans ce mot *biologisme*, et ce mot ressemble beaucoup au vitalisme organique de mon ami. »

L'École de Paris ne peut accepter, comme fait démontré, cet antagonisme entre la Phthisie et l'arthritisme (embrassant la goutte et le rhumatisme), puis la scrofule et l'herpétisme : elle ne peut admettre que la goutte et le rhumatisme se transforment, en vieillissant, en tuberculose.

Pidoux n'a jamais donné une définition précise de l'arthritisme, et il confond la goutte et le rhumatisme juste au moment où l'école anglaise sépare, preuves en main (anatomiques et cliniques), ces deux affections.

Morton, dans sa *Phthisiologie*, admettait lui aussi une forme de Phthisie provenant du rhumatisme, mais il la considérait comme secondaire, comme habituellement chronique, comme se développant dans l'âge avancé.

L'herpétisme de Pidoux n'est ni mieux démontré ni plus acceptable, car Chauffard dans son livre sur la *Spontanéité* la caractérise ainsi : « C'est la plus mobile et la plus variable, la plus incertaine et la moins achevée des diathèses; nul produit ne lui est essentiel. nulle manifestation extérieure, même celle qui a la peau pour siége, ne lui appartient en propre. »

Béhier relève, avec beaucoup de vivacité, les phrases où Pidoux déprime Laënnec au profit de Broussais, dont il exalte à tort les mérites. Son parallèle « vertement écrit et

---

[1] « Je dois l'avouer humblement à mon honorable ami, et devant l'Académie, je ne vois en tout ceci que des opinions qui me paraissent bien absolues et bien difficiles à démontrer. » (Béhier.)

lu plus vertement encore » mérite une protestation énergique, car « Laënnec est une des gloires les plus éclatantes
et les plus pures de la médecine française ! »

Hérard s'impose la mission de concilier les expériences
de Villemin avec la pathologie traditionnelle de la Phthisie.
Il croit que l'inoculation est incontestable et démontrée ;
il trouve les arguments invoqués contre elle sans valeur, et
les faits qu'on lui oppose contradictoires, vagues, inconstants.

Hérard soutient que son terme de *Pneumonie caséeuse*
vaut mieux que celui de *muco-tubercule* que propose Pidoux[1]. « Si mon honorable collègue avait cherché à sur-
prendre anatomiquement les débuts de la lésion, il aurait
certainement vu qu'avant d'être un corps opaque, jaunâtre,
frappé de mort, l'altération avait passé par les diverses
phases de la pneumonie catarrhale, phase d'engouement,
phase d'*hépatisation rouge*, phase d'hépatisation jaune ou
caséeuse, succédant aux deux premières comme la granulation jaune succède à la grise. »

Abordant la question du rôle étiologique des causes internes, l'orateur examine le système de pathogénie patronné
par Pidoux. Il trouve ce système *bizarre*, c'est l'assemblage
« d'une série d'hypothèses fort invraisemblables, contre lesquelles proteste l'école de la rigoureuse observation. »

Briquet critique la définition que Pidoux donne du tubercule « *une hétérogénie régressive, nécrobiotique.*» D'abord
il faut dire *hétérogénésie*, puis ensuite, l'on peut remplacer
ce mélange de grec et de latin par une locution française.

Il n'admet pas davantage l'épithète *caséeuse* de la pneumonie de Hérard et Cornil ; le tubercule, devenu graisseux,
est jaune et non pas blanc ; il ressemble plus à du beurre
qu'à du fromage.

---

[1] « Comme il est difficile de voir ce produit à l'état naissant, on ne sait
pas bien s'il commence par une forme figurée, une cellule quelque
ébauchée qu'elle soit, on ne la connaît qu'à l'état de corps gras, caséiforme et semblable à la granulation grise quand elle a rétrogradé. C'est
un tubercule moins parfait. » (Pidoux.)

Briquet proteste contre l'intrusion et l'abus des théories allemandes, et relève, avec vivacité, le mérite de l'École française trop amoindrie dans cette discussion.

En finissant, il regrette que personne n'ait insisté sur les signes caractéristiques de la prédisposition aux tubercules. Ces signes infaillibles et certains sont, pour lui, la malconformation du thorax, des ongles et des extrémités digitales.

H. Bouley demande à s'éclairer. Il y a dans les théories allemandes quelque chose qui l'étonne, c'est qu'il suffise à une cellule physiologique de changer de lieu pour changer aussi de forme et de nature, et acquérir des propriétés terriblement nuisibles.

Il espère que les doctrines de Chauffard se modifieront en présence des faits soumis par Chauveau à l'Académie des sciences [1].

Que deviennent ces hypothèses de fluide virulent, d'agent intangible, impondérable, mystérieux, devant les démonstrations récentes du professeur de Lyon, qui a su isoler, sous forme de granulations visibles et palpables, l'élément contagieux du vaccin.

Bouley fait appel à de nouvelles études [2].

Hardy concède le fait de l'inoculation possible de la matière tuberculeuse aux animaux; mais, pour lui, la tuberculose n'est pas une maladie virulente et spécifique.

La maladie virulente est caractérisée par la formation d'un produit liquide, lequel, porté sur un individu sain, peut développer une maladie semblable (rage, syphilis, morve).

La maladie spécifique est une maladie qui ne se développe que sous l'influence d'une cause unique, ne pouvant déterminer qu'une seule maladie semblable (gale et affections parasitaires, coqueluche, rougeole).

[1] *Nature du virus vaccin. Détermination expérimentale des éléments qui constituent le principe de la sérosité vaccinale virulente.*

[2] Une partie de son programme a déjà reçu une solution satisfaisante par les expériences de Polli (de Milan), dont je rendrai compte au chapitre de la *Médication par les sulfites alcalins.*

Ce qui caractérise les maladies virulentes et spécifiques, c'est donc la spécialité de leur cause; tout réside dans la question d'étiologie. Hardy reproche à Pidoux de confondre, sous le nom d'*arthritisme*, les manifestations appartenant à deux entités morbides distinctes, la goutte et le rhumatisme; tout les différencie : origine, manifestations comme siége et comme forme, nature même, car l'une (la goutte) est certainement diathésique, tandis que l'autre (le rhumatisme) est bornée au tissu fibreux.

Hardy admet l'herpétisme, si malmené par Béhier. C'est pour lui un groupe d'affections cutanées, réunies par des caractères spéciaux et communs (éruptions superficielles bien caractérisées). L'herpétisme est une maladie constitutionnelle, héréditaire ou acquise, une diathèse spéciale, indépendante, mais nullement un produit dégénéré de l'arthristime, comme le prétend Pidoux.

J. Guérin croit que les divers orateurs qui l'ont précédé, n'ont pas séparé suffisamment le côté expérimental ou physiologique des recherches de Villemin, de leur côté théorique ou doctrinal.

En somme, dit-il, il y a dans le tubercule deux éléments : un élément primordial particulier, et un élément secondaire, élément d'enveloppe ou périphérique. Ces deux éléments ne doivent pas être confondus : l'élément tuberculeux n'a rien de spécifique, puisqu'on peut le produire avec les substances les plus diverses (phthisie des rémouleurs, strongles et acéphalocystes provoquant autour d'eux une zone tuberculeuse) [1].

J. Guérin admet la contagion de la tuberculose dans une certaine mesure, et dans des conditions particulières. La tuberculose initiale ne donne jamais lieu à la contagion, c'est toujours vers la fin de la maladie que s'exerce le contage, et que se manifeste la propriété contagieuse du tubercule.

---

[1] *Expériences de Kühn de Niederbroon.*

S'emparant de la pensée de Montaigne: « Savoir qu'on ignore est un commencement de science, » l'orateur s'est efforcé de démontrer que cette discussion n'avait produit qu'un résultat, « celui de préparer des solutions. »

Guéneau de Mussy fait observer que la recherche des causes de la tuberculose, se rattache à cette question de la dégénérescence des races, dont Boudet a tracé un si brillant programme.

Cette terrible maladie trouve des auxiliaires dans notre état social actuel, dans nos institutions, et dans les erreurs de l'hygiène publique. C'est là que l'on rencontre les conditions propagatrices les plus actives de la phthisie, mais c'est là aussi qu'il faut chercher le remède.

Ce remède, on ne le trouvera pas dans la médecine individuelle, mais dans la médecine sociale; celle dont tous les bons esprits appellent et préparent l'avénement, celle qui, prenant la race au berceau, la suivra dans son évolution, fera au développement physique une part plus équitable dans l'éducation de la jeunesse, veillera mieux encore, qu'on ne le fait aujourd'hui, à la salubrité des habitations et des aliments, combattra par l'éducation plus largement distribuée, et par l'enseignement populaire de l'hygiène, les vices destructeurs et les erreurs inévitables de l'ignorance.

De Mussy, après avoir reconnu à la phthisie des origines multiples, s'exprime ainsi : Comment une maladie peut-elle être à la fois diathésique (expression de l'épuisement de la race) héréditaire, en même temps contagieuse et très-probablement inoculable? Ce comment, je l'ignore. Notre tâche est de constater, d'analyser les faits ; l'avenir les conciliera et les rattachera à leurs conditions primordiales, en éclairant leurs lois régulatrices!

Barth commence par féliciter Lebert d'avoir restitué à la clinique une partie de ses droits, et Guéneau de Mussy d'avoir dignement défendu l'œuvre de Laënnec.

Il veut se borner à discuter la prétendue pneumonie ca-

séeuse, et à combattre ces deux paradoxes de l'École allemande.

« Le plus grand danger qui menace la plupart des phthisiques, c'est de devenir tuberculeux. »

« Il existe des cas dans lesquels on ne rencontre pas un
seul tubercule dans les poumons des phthisiques. »

La pneumonie caséeuse, dit Barth en finissant, n'a pas
de raison d'être, et la pathologie du tubercule subsiste encore aujourd'hui, telle que l'ont constituée les travaux de
notre immortel Laënnec.

Pour Bouillaud, « la prolifération » de l'École allemande
n'est autre chose que « l'irritation » de Broussais. Il ne
veut pas que les traditions de l'École française soient ou-
bliées ou sacrifiées aux prétentions germaniques.

Après avoir fait observer que tous les orateurs, qui l'ont
précédé, avaient eu le tort de laisser dans l'ombre la prédisposition organique qui est cependant « la reine des causes
en phthisie, » l'éloquent professeur résume son discours dans
les conclusions suivantes :

« Il n'existe, dans l'espèce humaine, aucun cas de tuberculisation pulmonaire, ou de tuberculose autre, produite
par voie d'inoculation virulente.

« Dans la période de la tuberculisation ou de la tuberculose, où se sont formés du pus ou autres produits septiques,
dont les foyers sont en communication avec l'air ambiant,
cette affection devient indirectement une cause d'infection
septique. »

« Le virus tuberculeux est une hypothèse qui ne repose,
du moins jusqu'ici, sur aucune expérience, ou observation
exacte et rigoureuse. »

Roche, qui n'avait pas pu prendre part à la discussion
académique, a exposé ses idées dans une lettre adressée au
rédacteur en chef de l'*Union médicale* qui l'avait appelé dans
l'arène ; voici comment il comprend la véritable théorie de
la genèse de la phthisie et de la scrofule :

— Organisation héréditaire comme la ressemblance, ou bien organisation acquise, sous l'empire de causes que nous avons si souvent énumérées ;

— Diminution ou effacement complet du calibre d'un ou plusieurs des vaisseaux capillaires (sanguins dans les poumons, lymphatiques dans les ganglions), conséquences inévitables des irritations (bronchites capillaires, pneumonies lobulaires), qui surviennent dans leurs propres tissus ou dans les parties voisines ;

— Arrêt, stase, concentration de la lymphe, qui s'accumule, plus ou moins rapidement, en présence de ces obstacles ;

— Dépôt de ses éléments solides (et surtout graisseux) qui s'agglomèrent ;

— Formation conséquemment de la matière tuberculeuse, dont les caractères physiques et la composition chimique, sont à peu près identiques à ceux du liquide lymphatique concentré.

La lymphe n'est autre chose que la graisse liquéfiée ;

La raison de l'accumulation des tubercules, dans certaines circonstances données, se trouve dans une des propriétés physiques appartenant à tous les corps gras, savoir : leur viscosité, viscosité qui favorise et entraîne nécessairement l'agglutination facile de leurs molécules entre elles, et avec tous les corps qu'ils viennent à toucher.

Au mois de juin 1868, Colin présente, non pas le résumé de la discussion, mais un nouveau rapport considérablement augmenté d'expérimentations nouvelles, et mêlé de réponses aux objections qui s'étaient produites pendant ces longs débats.

La question posée se réduit à deux points : Le tubercule est-il inoculable ? et dans l'affirmative, quelle signification doit être attachée à cette inoculabilité ?

Les théories, même les mieux fondées, ne peuvent rien contre les résultats de l'observation et de l'expérimentation.

Colin voit dans le tubercule ordinaire un dérivé de l'irritation. Il suppose que certains points congestifs, qu'il a rencontrés sur les poumons de quelques animaux, étaient le stade initial des granulations, et il considère comme le début de la formation des tubercules pleuraux chez les vaches, des plaques très-congestionnées, à vaisseaux serrés, variqueux, énormes, avec des houpes rouges très-vasculaires. Il pense que cette irritation est généralement sous la dépendance de la diathèse tuberculeuse, et il attache à l'action du tubercule l'idée d'un certain degré de spécificité.

Voici les principales conclusions :

Il est certain que les résultats matériels, constatés à la suite de l'inoculation du tubercule, sont exacts.

L'étendue de la gravité des accidents, consécutifs à l'inoculation, est proportionnelle à la quantité du tubercule inséré, à l'intensité de la réaction qui se manifeste à l'endroit de la solution de continuité ; c'est la matière tuberculeuse elle-même, et non un prétendu virus, qui paraît être résorbée principalement par les vaisseaux lymphatiques, puis transportée avec lenteur, et finalement déposée dans le poumon et quelques autres organes.

§ II

LE TUBERCULE.

Le rôle, que je viens d'assigner au tubercule, m'impose l'obligation (sans craindre quelques répétitions inévitables) de lui consacrer de plus amples développements.

Le mot *tubercule* a été introduit, dans la langue médicale, par Celse qui donnait ce nom à toute petite tumeur, quelle que fût d'ailleurs sa nature ; les traducteurs d'Hippocrate s'en servirent pour rendre l'expression grecque φύμα, et voilà comment on a pu attribuer, au père de la médecine, la connaissance de l'état anatomique que nous appelons aujourd'hui tubercule.

Péter [1] divise en quatre périodes l'histoire doctrinale un peu confuse de la tuberculisation.

Dans la première, qui comprend les temps hippocratiques jusqu'à Galien, on désigne sous le nom de *Phyma* tout ce qui est purulent, et même une tumeur quelconque.

La deuxième période, qui s'étend de Galien à la fin du XVIIIe siècle, ne regarde comme tubercules que les tumeurs scrofuleuses et tuberculeuses : on admet, implicitement, une maladie spécifique dérivant d'un vice particulier. Pour les uns, c'est la scrofule; pour les autres, c'est la phthisie pulmonaire (Morton, Portal, Fr. Hoffmann, Hufeland, Baillie, Vetter (de Vienne). Morton, dans sa *Phthisiologie*, précisa le premier la succession des altérations pulmonaires dans la phthisie, et assigna un rôle spécial au tubercule (infarctus pulmonaire dû à un exsudat du sang) dans la production de la maladie.

La troisième période peut être dénommée période de Bayle et de Laënnec: Bayle distingue nettement le tubercule de la scrofule; pour lui, la phthisie tuberculeuse est caractérisée par la présence d'une matière jaune, de consistance analogue à celle de certains fromages, et qui, en se ramollissant, produit des cavernes: par contre, dans la phthisie granuleuse, les poumons sont farcis de granulations miliaires, transparentes, dont la grosseur varie d'un grain de millet au grain de blé.

Laënnec trace du tubercule une description dans laquelle se trouve, implicitement et explicitement, tout ce que l'on peut dire, et tout ce que l'on dit du tubercule. Il établit qu'il n'y a pas deux produits distincts, le tubercule et la granulation; ni deux phthisies différentes, la tuberculeuse et la granuleuse; mais un seul tubercule, une seule phthisie, avec des phases différentes dans leur évolution [2].

---

[1] *De la Tuberculisation en général*, 1866.
[2] *Traité d'Auscultation médiate*, t. II, p. 14.

La quatrième période constitue la période contemporaine :

La critique moderne tend à rejeter la nature tuberculeuse de l'infiltration décrite par Laënnec. Cette altération anatomique n'est dans les poumons et dans les glandes lymphatiques, qu'un produit de phlegmasie, qu'un état tuberculoïde.

J'ai déjà constaté que les médecins français, en général, considèrent le tubercule comme le produit d'une exsudation morbide ; tandis que les médecins allemands le regardent comme la conséquence d'une métamorphose, d'une dégénérescence atrophique des éléments normaux de nos tissus (néoplasie à structure cellulaire de Virchow).

La divergence d'opinions, sur la question de physiologie pathologique, se reproduit et s'accentue sur la question de nature et d'aspect.

Pour les uns, le tubercule est organisé et contient des cellules à noyau [1] ; pour le plus grand nombre à l'instar de tous les produits d'excrétion, il ne présente aucun des attributs de l'organisation [2].

---

[1] Péter résume ainsi les idées de Virchow (*Pathologie cellulaire*). « Le tubercule ne provient pas d'un exsudat ; c'est une néoplasie, résultant d'une production exagérée de cellules du tissu conjonctif, dans l'intérieur desquelles se développe un nombre également exagéré de noyaux. Dans la masse ainsi formée, les cellules, devenues trop nombreuses, finissent par s'étouffer les unes les autres, en même temps qu'elles compriment et oblitèrent leurs vaisseaux nourriciers : elles meurent alors d'asphyxie et de faim. Une fois mortes, les cellules avec leurs noyaux deviennent ce que deviennent les cadavres enfouis, elles passent à l'état graisseux, elles se transforment en *gras de cadavre*, et ce phénomène n'est qu'un fait de cadavérisation. On aurait donc tort de considérer l'état caséeux (c.-a.-d. graisseux), comme l'état caractéristique du tubercule ; il n'est que l'indice de la dégénérescence de celui-ci. Cette transformation graisseuse, étant propre à tout tissu dans lequel la vie a cessé, ne saurait servir à caractériser l'un d'entre eux. »

[2] « Pour nous, le tubercule nous semble produit par un état du fluide nourricier qui rappelle le degré de dégradation que ce fluide subit lorsque, n'étant plus représenté par le sang, la lymphe et la sérosité, qui sont les trois aspects sous lesquels il se produit chez les animaux supérieurs, il arrive à n'être plus constitué que par une humeur sarcodique contenant

Quant à l'aspect de la matière tuberculeuse, j'ai déjà rappelé que, pour ceux-là, le tubercule est caractérisé par un élément histologique spécial ; pour ceux-ci, par une matière amorphe.

Il a son siége dans le tissu interstitiel du poumon, et la matière tuberculeuse ne se développe, jamais, ni dans l'intérieur des vésicules, ni dans l'épaisseur des cellules épithéliales [1].

Voilà comment j'envisageais toutes ces questions dans un travail, qui remonte à quelques années (*Influence des pays chauds sur la marche de la tuberculisation*) [2], que d'aucuns jugeront un peu vieillot, mais qui présentera (je l'espère du moins) quelque intérêt pour ceux de nos confrères qui voudront y trouver le reflet des idées médicales qui régnaient, en Italie, avant l'invasion du Germanisme !

Le tubercule pulmonaire est un produit morbide accidentel, sans analogues dans l'état sain, qui se développe dans

quelques cellules plasmiques. En effet, partout où se développe le tubercule, la circulation s'arrête, l'irritabilité s'éteint. » (Laveran.)

Mandl regarde ces productions « comme privées de toute organisation, et composées uniquement par une subslance amorphe solide, qui résulte de la coagulation d'une matière précédemment dissoute dans le sang, puis exsudée. »

[1] Broussais assigne pour siége, aux tubercules, les ganglions et les vaisseaux lymphatiques du poumon ; Carswel, Magendie et Cruveilhier, les vésicules aériennes ; pour Andral, le tubercule peut se développer dans tous les tissus des poumons (vésicules, bronches, tissu cellulaire). Le tissu cellulaire libre et celui qui entre dans la structure des divers organes, lui paraissent être l'élément anatomique où le tubercule est le plus ordinairement sécrété.

Trois opinions sur la nature du tubercule : l'une consiste à le regarder comme un produit accidentel doué d'une existence propre (Bayle, Laënnec, Louis) ; l'autre le représente comme un produit sécrété par les tissus, et y déterminant des désordres à la manière des corps étrangers ; il n'est d'abord que du pus d'une nature particulière (Magendie, Cruveilhier, Andral, Bouillaud, Boulland, Carswell, Lallemand) ; la troisième fait dépendre le tubercule d'une inflammation du poumon (Broussais, Baron). Elle a très-peu de partisans.

Delafond croit les tubercules formés par les éléments du sang déposés au sein des lobules pulmonaires.

[2] In *Revue médicale*, 1857.

l'organisme sous deux formes ou variétés [1] : la grise et la jaune, formes qui se retrouvent parfois sur le même sujet, parfois sur des sujets différents.

La grise est de beaucoup la plus commune, de forme ovoïde, d'une dureté assez semblable à celle des cartilages, du volume d'un grain de millet ou de chènevis, elle traverse ordinairement ses propres périodes jusqu'à son ramollissement et son expulsion : la jaune est opaque, d'une faible consistance, d'une coloration foncée et plus volumineuse. Il est souvent impossible de déterminer si la masse de tubercules, qui résulte de la réunion de plusieurs éléments, a été primitivement grise ou jaune.

Quoi qu'il en soit, les tubercules se déposent dans les tissus sous trois formes principales :

1re *Tubercules miliaires* isolés, parsemés çà et là, au milieu des lobes supérieurs des poumons.

2me *Agrégation de tubercules* plus ou moins groupés aux sommets, répandus avec une certaine régularité, liés ensemble ou séparés par du tissu pulmonaire.

3me *Infiltration tuberculeuse* dans laquelle les produits accidentels farcissent tout ou partie d'un lobe du poumon, en constituant ainsi une masse compacte.

Le mode de développement influe sur le mode de distribution : s'il est rapide, la distribution dans le parenchyme est plus égale ; s'il est lent, les tubercules tendent à s'accumuler aux sommets et à la surface des poumons [2].

[1] « Le tubercule peut se présenter sous deux formes distinctes :

« Le tubercule miliaire, et la granulation grise : mais il n'y a là qu'une différence de volume, et non point de nature.

« 1º Tous deux sont, à leur début, des nodosités grises, demi-transparentes ; tous deux deviennent opaques, du centre à la circonférence, et tous deux se ramollissent.

« 2º Tous deux résultent de la prolifération des cellules plasmatiques du tissu conjonctif et de la prolifération des noyaux de ces cellules, et tous deux ne deviennent opaques et ne se ramollissent que par la mort, rétrograde alors, de ces éléments histologiques. » (Peter.)

[2] « On trouve çà et là dans le poumon, des masses tuberculeuses, d'un blanc jaunâtre, beaucoup plus pâles, plus ternes et moins distinctes de

La structure et la composition élémentaire du tubercule sont diversement appréciées, mais en termes généraux l'on peut dire qu'il est formé d'une matière parfaitement inorganisable : d'un côté la fibrine, la caséine, la graisse et une petite proportion d'albumine, de l'autre des chlorures et phosphates de soude, des carbonates et phosphates de chaux, de l'oxyde de fer [1].

Les données de l'examen microscopique varient avec les différentes périodes du développement. Récemment sécrété, le tubercule ressemble à une exsudation inflammatoire, de nouvelle formation, présentant dans une masse grisâtre et amorphe une multitude de granulations [2] ; à une époque

la substance du poumon que les tubercules crus ordinaires. Ces masses sont irrégulières, anguleuses, et n'ont jamais la forme à peu près arrondie des tubercules ordinaires. » (Laënnec.)

[1] Thénard a trouvé les tubercules pulmonaires crus, composés sur 100 parties :

Matière animale...........................	98,05
Muriate de soude, phosphate et carbonate de chaux	1,85
Oxyde de fer, traces.......................	99,90

Félix Boudet a eu l'heureuse pensée d'analyser et le parenchyme pulmonaire et le tubercule ; le parenchyme pulmonaire est principalement formé, comme la chair musculaire, de fibrine, d'albumine, de tissu cellulaire susceptible de se transformer en gélatine, de matières extractives, d'acide lactique libre, de phosphate calcaire, de sels alcalins solubles, mais il renferme, de plus, des acides oléique et margarique, libres et combinés à la soude, une matière particulière qui offre tous les caractères de l'acide cérébrique et enfin de la cholestérine, toutes substances qui n'ont pas été signalées dans la chair musculaire.

Le tubercule pulmonaire ne s'en distingue par aucun produit spécial, sauf des différences dans les proportions de leurs principes ; le chlorure de sodium abonde dans la matière tuberculeuse, tandis que le phosphate de chaux s'y rencontre en faible quantité ; la cholestérine, par contre, existe en quantité dix fois plus grande que dans le poumon.

[2] « C'est toujours un corpuscule rougeâtre ou blanchâtre semblable à un petit fragment de fibrine. » (Monneret.)

Kühn a vu les tubercules naissants constitués par une agglomération de petits corps irréguliers, jaunâtres, unis entre eux par des filaments hyalins ramifiés ou anastomosés.

Schrœder van der Kolk, «au moment où les granulations commencent à paraître, elles sont formées par des cellules pleines de lymphe coagulable, et plus dures que les cellules environnantes. »

plus avancée, il a un aspect de lait caillé, et sa substance moins amorphe, granulée, renferme des cellules opaques de forme sphérique, ovale ou allongée :

Lorsqu'il est en voie de ramollissement, les cellules sont très-visibles, parfaitement isolées, ovales, transparentes, pendant que les granules sont plus distincts :

Enfin après sa complète destruction, les cellules irrégulièrement pressées ensemble, nagent dans un fluide légèrement trouble, contenant des débris de productions épithéliales, et parfois des corpuscules de pus.

Quelle est la marche, ou, pour mieux dire, quelles sont les métamorphoses successives de cette sécrétion morbide et sans organisation ? Ou ce dépôt reste à l'état latent, et n'éprouve aucun changement, par suite de l'absorption successive de ses parties aqueuses ; ou bien il fait naître par sa présence, à la manière d'un corps étranger, une irritation des tissus circonvoisins conduisant, plus tard, au développement, puis à la fonte du produit accidentel.

La présence dans le tubercule d'un nucléole central avait fait croire qu'il possédait lui-même, avec un certain degré de vitalité, les germes de son déclin ; mais depuis, on a constaté qu'il agit bien comme un corps étranger, sur les tissus environnants[1] : en excitant une inflammation suppurative, qui réagit sur les produits de sécrétion, il favorise le ramollissement de la surface externe à l'intérieur [2].

Quand l'exsudation plastique se dépose sur la circonférence du tubercule, elle l'enveloppe comme un véritable

Selon Dalmazzone, le tubercule se présente d'abord sous la forme d'un petit corpuscule de la grosseur d'une tête d'épingle, rougeâtre, qui acquiert ensuite une plus grande fermeté, et toutes les apparences de la granulation, qui n'est que le second âge du tubercule.

Rochoux a toujours trouvé le tubercule solide dès sa première origine.

[1] Andral soutient que la cause du changement de consistance du tubercule ne réside pas plus en lui-même, que la cause de son accroissement en volume.

[2] Ce n'est qu'accidentellement, par la rupture spontanée des cellules du tubercule, que le susdit ramollissement peut commencer par le centre.

kyste, et l'isole ; mais lorsque la désorganisation a lieu, et qu'elle ne se limite pas aux cellules pulmonaires, qui entourent immédiatement le dépôt morbide, l'effusion s'effectue dans la série des lobules sains. Le premier cas constitue l'hépatisation localisée, c'est-à-dire la mixtion du produit inflammatoire et de l'exsudation tuberculeuse : le deuxième, au contraire, par la marche isolée et indépendante du processus inflammatoire, et de l'exsudation tuberculeuse, donne naissance à la fonte du tubercule, partant à la formation d'une cavité ou vomique.

Qu'elle soit le résultat de la liquéfaction des parois d'une vésicule aérienne, déjà obstruée, ou qu'elle dépende de l'altération d'une vésicule voisine, cette petite excavation se trouvera toujours, tapissée à l'intérieur d'une membrane adventice, mince, jaunâtre, sécrétant constamment (sous l'influence d'une irratation inflammatoire *sui generis*) la matière tuberculeuse [1].

A mesure que disparaît la membrane originelle, une autre membrane se forme à sa place, et de cette manière s'accomplit l'élargissement progressif de la cavité. Quant aux tissus adjacents, ils éprouvent des modifications notables se traduisant par des signes physiques extérieurs.

Lorsque la maladie prend une marche lente ou station-

---

[1] La matière tuberculeuse, une fois ramollie, s'ouvre bientôt un passage dans les bronches, et abandonne la cavité anormale qu'elle avait creusée au sein du parenchyme pulmonaire ; cette cavité est connue sous le nom de *caverne* ou *excavation tuberculeuse*. Le siége le plus ordinaire des cavernes est le lobe supérieur des poumons ; il est très-rare de n'en trouver qu'une seule ; ses parois sont constituées par les divers éléments anatomiques qui entrent dans la composition du poumon. La surface interne des parois est inégale et anfractueuse.

Pour Gendrin « l'inflammation qui siége auprès des cavernes présente les produits mixtes des phlegmasies proprement dites, et de la sécrétion tuberculeuse qui continue à s'opérer à mesure que la substance qu'elle fournit se ramollit. »

Le plus ordinairement, les cavernes renferment un liquide purulent, visqueux, épais, à grumeaux blanchâtres. Ce liquide ressemble, par sa couleur, sa consistance et son odeur fétide, au pus sanieux d'anciens ulcères ou de certaines tumeurs blanches.

naire, la membrane qui tapisse les petites cavités revêt un autre aspect, indice certain des efforts de réparation de la nature médicatrice. Elle acquiert une certaine consistance, et une apparence semi-cartilagineuse ; sa surface est inégale, veloutée, grâce aux vaisseaux sanguins, de nouvelle formation, qui la parcourent.

Les cavités, d'abord sphériques, se déforment peu à peu, soit par l'adjonction de nouvelles cavités, soit par le ramollissement du tissu contigu.

Dans les deux hypothèses, il s'établit des petits canaux de communication ; plus tard les ultimes ramifications des bronches, en venant s'aboucher dans la vomique, en augmentent les dimensions [1].

Schrœder van der Kolk a observé et décrit, sur leurs parois, des nerfs qui s'y répandent en minces fibrilles. Lorsqu'une portion du poumon devient imperméable à l'air, ses vaisseaux fonctionnels normaux s'oblitèrent, et ils sont remplacés par la circulation aortique.

Cet état du parenchyme produit donc nécessairement : d'une part, l'oblitération des ramifications de l'artère pulmonaire ; de l'autre, le développement des dernières divisions des artères bronchiques [2]. De leur côté les artères intercostales et les artères mammaires (internes et externes) reçoivent des anastomoses de formation récente [3].

[1] Schrœder van der Kolk a trouvé que les vaisseaux situés dans le lieu qu'occupe le tubercule, et dans une petite zone ambiante, sont détruits et remplacés, bientôt, par un nouveau système circulatoire. Il a très-bien décrit ces vaisseaux de nouvelle formation.

[2] Il résulte des recherches de N. Guillot :

1° Qu'il se forme un appareil vasculaire particulier autour des tubercules ;

2° Que ce sont les artères de la grande circulation qui s'abouchent avec lui ;

3° Que le sang parcourt son cercle habituel en revenant par les veines pulmonaires ;

4° Que la circulation nouvelle ne peut, en aucune manière, suppléer la circulation pulmonaire, ni servir à l'hématose.

[3] « Les vaisseaux pulmonaires s'oblitèrent de plus en plus ; en même temps, le réseau vasculaire de nouvelle formation se développe chaque

Cette circulation locale, adventice [1], contribue beaucoup, dans certaines circonstances, à limiter la lésion pulmonaire autour du produit tuberculeux ; il se forme une induration spéciale, puis, alors que la matière tuberculeuse est absorbée dans ses éléments inorganiques, il ne reste plus *in situ* que les éléments inorganiques, avec leur aspect crétacé ou calcaire [2].

Les détails qui précèdent m'ont paru indispensables pour bien établir ce fait, du plus haut intérêt, à savoir que la caverne, plus ou moins grande, qui résulte de la fonte d'un ou de plusieurs tubercules, peut arriver à un état de cicatrisation partielle ou complète, et plus tard à son entière disparition, en se confondant avec une substance cellulo-fibreuse de nouvelle formation [3].

Il se passe pour l'oblitération de la vomique, quelque chose d'analogue à ce qui a été si bien observé, et si bien décrit, pour les foyers apoplectiques du cerveau. Dans un cas comme dans l'autre, l'anatomie pathologique a pu démontrer les traces, ou cicatrices, formées par du tissu inodulaire ;

jour davantage ; les adhérences qui s'établissent entre le poumon et la plèvre costale, au moyen de fausses membranes, agrandissent l'étendue de cette nouvelle circulation. » (Compendium.)

[1] Rilliet et Barthez ont trouvé, autour des tubercules miliaires, un lacis vasculaire très-fin, qui paraît manquer autour de l'infiltration jaune.

[2] Lorsque la matière tuberculeuse se transforme en matière calcaire ou plâtreuse, on voit se déposer, au milieu de la substance tuberculeuse, de petits grains blanchâtres, friables, semblables à du plâtre, ou des grains plus durs, pierreux, transparents ou opaques, d'abord très-fins, grossissant et s'agglomérant de manière à prendre la place du tubercule.

La matière calcaire est contenue dans un kyste à parois fibreuses ou fibro-cartilagineuses.

Les concrétions analysées, avec soin, par F. Boudet ont donné, pour 1 gramme :

Sels solubles......... 0,701 (chlorure de sodium, phosphate
                         et sulfate de soude).

Et pour résidu........ 0,295 (70 0/0 de phosphate de chaux,
                         carbonate de chaux, silice et
                         fer).

[3] Rogée admet quatre espèces de cicatrices : 1° avec persistance de la cavité ; 2° avec amas de la matière crétacée ou calcaire qui remplit la cavité ; 3° fibro-cartilagineuse (très-fréquente) ; 4° celluleuse (rare).

à l'absorption des parties liquides, ont succédé les transformations des éléments solides, d'où en est résulté la fermeture et l'oblitération complète de la solution de continuité,

Si la cicatrisation de la caverne est incontestable et incontestée, si les seuls efforts de la nature peuvent amener ce résultat, la guérison de la phthisie devient possible, et le but que l'on doit atteindre consiste uniquement à obtenir, par l'art, ce que l'organisme doit aux seules ressources de sa réparabilité [1].

Nous voilà donc en présence de deux ordres de faits importants :

D'une part, le tubercule peut être rendu inerte, et immobilisé aux diverses phases de son évolution :

De l'autre, les excavations pulmonaires, resserrées, oblitérées (par simple rapprochement de leurs parois), peuvent n'être représentées que par une couche, plus ou moins mince, de substance cellulo-fibreuse, résultant de l'adhérence des surfaces internes.

La guérison s'obtient généralement par l'un des processus suivants : l'absorption, la séquestration, la transformation crétacée, l'élimination [2].

Pour admettre la réalité de l'absorption de la matière tu-

---

[1] Trois opinions distinctes ont été émises au sujet de la curabilité de la phthisie pulmonaire.

1° Les uns ne l'admettent qu'à la condition de voir le tubercule passer par les différentes phases de crudité, de ramollissement, et de cicatrisation de l'ulcère pulmonaire (Bayle, Laënnec, Louis).

2° Les autres affirment que la phthisie pulmonaire n'est curable que dans sa première période, pendant que le tubercule est encore à l'état de crudité. (Fournet.)

3° Une troisième opinion consiste à reconnaître que la phthisie peut guérir à toutes les périodes, et par les procédés les plus différents; par absorption, par séquestration, par induration, par transformation. (Boudet.)

[2] Boudet porte à cinq les différents modes de guérison des tubercules :

1° Séquestration; 2° induration ; 3° transformation en matière noire pulmonaire; 4° absorption; 5° élimination.

La *séquestration* consiste dans le développement d'une membrane particulière, autour des tubercules encore crus ou ramollis.

berculeuse, Hérard s'appuie sur cette observation clinique :

« Dans la presque totalité des cas, les tumeurs ganglionnaires, chez les scrofuleux, sont constituées par des productions tuberculeuses, et souvent, néanmoins, ces tumeurs disparaissent sans s'ouvrir et sans suppurer. »

La séquestration et la transformation crétacée sont trop bien établies pour exiger, ici, de plus amples détails.

L'élimination suppose nécessairement le ramollissement préalable, l'inflammation ulcéreuse du parenchyme pulmonaire, et la formation d'une plaie communiquant avec les bronches. Dans cette terminaison, le travail réparateur affecte plusieurs formes distinctes, et la cicatrice peut être celluleuse ou fibro-cartilagineuse, avec persistance de la cavité, ou avec amas de matière crétacée.

Natalis Guillot à Bicêtre, et Beau à la Salpêtrière, dans les autopsies pratiquées sur les vieillards, ont trouvé, en proportion très-considérable, au sommet des poumons, des traces d'affections tuberculeuses anciennes, des cicatrices de cavernes.

Rogée, sur cent vieilles femmes, a vu 51 fois des produits crétacés, indices d'un travail de réparation organique spécial.

E. Boudet, sur sept personnes décédées à Paris, en a rencontré 5 chez lesquelles les poumons offraient, à l'autopsie, des tubercules à l'état latent, mais en trop petit nombre pour exercer, pendant la vie, une influence fâcheuse sur l'état général.

Sur 140 autopsies pratiquées dans le service de Prus, un tiers a offert des cicatrices avec froncement du tissu pulmonaire; les sommets des poumons flétris, ratatinés, indurés, parsemés de tubercules à tous les degrés depuis la granulation jusqu'à la substance crétacée; d'anciennes cavernes persistantes, ou demi-cicatrisées et tapissées d'une véritable muqueuse.

Dans certains cas l'on pouvait suivre les diverses poussées éruptives des tubercules, et comprendre ainsi les temps d'arrêt, si remarquables, que la phthisie pulmonaire peut offrir dans sa marche.

H. Bennet a constaté les mêmes signes anatomiques de la guérison spontanée et radicale de la phthisie, sur de nombreux vieillards morts à la Salpêtrière sans traitement spécial.

Qui de nous n'a rencontré des lésions analogues sur des individus qui ont succombé à la suite de maladies accidentelles ?

Dans un travail sur le *diagnostic de la méningite avec l'ophthalmoscope*, Bouchut cite les observations d'enfants qui n'avaient présenté aucun phénomène morbide du côté des voies respiratoires, pendant le cours de la méningite, et chez lesquels on avait trouvé à l'autopsie «des poumons remplis de granulations grisâtres demi-transparentes avec quelques tubercules crus. »

« Des poumons siége d'un grand nombre de granulations tuberculeuses. »

Les granulations tuberculeuses peuvent exister pendant un certain temps dans les poumons sans provoquer des troubles appréciables, et sans que le médecin puisse les retrouver malgré d'actives recherches. La proposition de Niemeyer, « l'absence des troubles respiratoires ou de signes stéthoscopiques prouve l'absence des granulations pulmonaires, » n'est donc pas exacte.

Cazalas, rapporteur à la Société d'émulation, sur une observation de Rinaldi (de Philippeville), *Tuberculose miliaire aiguë intermittente*, démontra que l'état pathologique du zouave en question était complexe ; que l'affection devait porter pour titre *Fièvre intermittente typhique cérébro-spinale entée sur un organisme tuberculeux ;* que ces cas étaient fréquents en Afrique, où, sous l'heureuse influence du climat, la tuberculisation, originaire d'Europe, restait fréquemment indéfiniment latente.

Il me paraît inutile d'insister sur les cas nombreux offerts par l'observation clinique.

Tous les tuberculeux ne meurent pas, et le plus souvent cette guérison, sur place, est due aux seules ressources de la nature médicatrice.

C'est surtout pendant le cours d'une médication thermo-minérale, que le stéthoscope et le plessimètre viennent révéler les modifications successives qui s'opèrent dans le parenchyme pulmonaire, et les transformations heureuses que subit l'élément anatomique.

En résumé, et d'après tout ce qui précède, j'ai le droit d'affirmer que l'anatomie pathologique et l'étude clinique démontrent, d'une manière péremptoire, la guérison spontanée de la Tuberculisation.

CHAPITRE II

Tous les travaux modernes récents tendent à établir la multiplicité des causes de développement de la phthisie pulmonaire. Louis et Bouchardat tout en affirmant, avec l'autorité de leur nom, que l'étude des causes de cette terrible maladie constitue le point le plus important de son histoire, reconnaissent qu'il en est aussi le plus obscur. Les auteurs du *Compendium de médecine pratique* ont adopté pour l'exposition de cette étiologie, l'ordre suivant :

A. Causes prédisposantes ; B. Causes déterminantes.

A. Les premières comprennent : 1° l'inoculabilité ; 2° la contagion ; 3° les climats ; 4° les localités et la loi d'antagonisme ; 5° l'hérédité ; 6° la constitution et l'habitude extérieure ; 7° le tempérament ; 8° l'âge ; 9° le sexe ; 10° les professions ; 11° les causes hygiéniques (saisons, habitations, alimentation, vêtements, travail, causes morales).

B. Les causes déterminantes se trouvent dans : 1° les professions ; 2° les causes hygiéniques (froid) ; 3° les causes pathologiques (affections inflammatoires des organes de la respiration, fièvres éruptives, diabète, scrofule).

Damaschino dans sa thèse d'agrégation les divise ainsi :

1° Causes physiologiques, somatiques ou internes, c'est-à-dire conditions étiologiques inhérentes à l'individu ;

2° Conditions hygiéniques ou causes externes conduisant à la misère physique et à la misère morale ;

3° Causes pathologiques ; rapports de la tuberculose avec

les autres états morbides (maladies diathésiques, maladies générales aiguës ou chroniques, maladies antagonistes).

Pour Peter, les conditions par lesquelles se produit ce trouble profond de la nutrition, qui constitue la phthisie pulmonaire, sont :

1° Les mauvaises conditions d'ordre physique ;

2° Les mauvaises conditions d'ordre physiologique ;

3° Les mauvaises conditions d'ordre psychique ;

4° Les mauvaises conditions d'ordre pathologique, amenant la misère physiologique, et résultant de l'excès dans la dépense, et de l'insuffisance dans la réparation.

Il n'y a pas lieu d'attacher grande importance à ces diverses classifications, parce qu'aucune d'elles ne correspond à la plus ou moins grande fréquence de la cause productrice, à la profondeur plus ou moins étendue de son action.

Je suivrai dans ce chapitre (sauf quelques additions indispensables) l'ordre indiqué par les auteurs du *Compendium*, en donnant des développements plus circonstanciés aux diverses questions, d'après leur valeur intrinsèque, et d'après les études qu'elles ont suscitées dans ces dernières années.

A. Causes prédisposantes. 1° *L'inoculabilité.* — Les questions relatives à l'inoculabilité et à la contagion de la phthisie pulmonaire sont du plus haut intérêt au double point de vue pratique et social. C'est à Villemin que revient le mérite d'avoir posé la première d'une manière scientifique [1].

Dans un pli cacheté, ouvert à l'Académie de médecine en

[1] L'article de Boisseau : *Quelques mots sur l'inoculation du tubercule au point de vue historique*, montre que les idées de contagion, de spécificité et de virulence de la phthisie sont fort anciennes, et relate les expériences entreprises sur ce sujet à la fin du dix-huitième siècle et au commencement du dix-neuvième par Bayle, Kortum, Hébréard, Salmade, Lepelletier (de la Sarthe), Goodlad, Deygallières, Erdt, Richerand, Guersant. La plupart étaient faites avec des produits scrofuleux, mais l'opinion la plus répandue, regardait alors la phthisie comme une manifestation de la scrofule. Le plus souvent les résultats furent négatifs. En 1839, le Dr Malin rapporta des faits précis de la transmission de la

1865, il annonçait en ces termes sa découverte : *Cause et nature de la tuberculose*.

La phthisie pulmonaire (comme les maladies tuberculeuses en général) est une affection spécifique : sa cause réside dans un agent inoculable ; l'inoculation se fait très-bien de l'homme au lapin [1].

La tuberculose appartient donc à la classe des maladies virulentes, et devra prendre place dans le cadre nosologique à côté de la syphilis, peut-être plus près de la morve et du farcin.

Le volume de Villemin *Études sur la tuberculose*, et sa deuxième note à l'Académie de médecine *De la propagation de la phthisie*, se résumaient dans ces conclusions :

1° Le tubercule et les matières de l'expectoration des phthisiques se comportent comme les substances virulentes [2]. Ils reproduisent la tuberculose par l'inoculation et par l'absorption des voies naturelles (digestion et respiration). Les crachats rejetés depuis plusieurs heures et desséchés ne perdent pas cette propriété.

2° La phthisie doit être transmissible. La propagation peut et doit se faire par des produits émanés des individus malades.

A l'exemple de Villemin, d'habiles expérimentateurs, William, Marcet, Lebert et Wyn [3], ont vu des altérations pulmonaires très-variées succéder aux inoculations ; Patersen,

phthisie pulmonaire aux animaux domestiques, par des produits d'expectoration tuberculeuse.

[1] Les inoculations sur les animaux ont été faites successivement au moyen des granulations, des produits caséeux, des crachats et du sang. Les deux premières substances sont, presque au même degré, inoculables de l'homme aux animaux, et des animaux aux espèces voisines.

[2] Albers rapporté cinq observations, où l'on voit la matière tuberculeuse déposée à la surface du derme dénudé, produire de petites élévations dures, rugueuses, ayant tous les caractères physiques des tubercules. (*Journal des connaissances méd.*, 2° année.)

[3] Lebert avance, en outre, que toute matière organique ou inorganique, introduite dans les tissus vivants, peut aboutir à une production tuberculeuse.

Zalloni, Demet et Parascheva [1], inoculèrent avec le même succès des tubercules aux lapins, soit en se servant de parcelles de pneumonie caséeuse, soit au moyen de granulations semi-transparentes.

Dans leurs expériences, Hérard et Cornil ont parfaitement inoculé la granulation, c'est-à-dire la lésion spécifique et caractéristique du tubercule, mais ils n'ont pas réussi à inoculer les produits inflammatoires caséeux qui se développent autour des granulations. Était-ce préoccupation de doctrine ?

D'autres savants, Vulpian, Pidoux, Paul, Béhier, Vogel, Clark, Sanderson et Simon, Wilson-Fox, n'acceptèrent pas les résultats de Villemin, parce qu'ils avaient réussi à déterminer chez les lapins et les cobayes des nodosités, des îlots caséeux, avec d'autres matières en putréfaction, et même par un simple traumatisme.

Feltz nie ces tubercules d'inoculation ; ce ne sont pas de vraies granulations, mais simplement des infarctus ou abcès, résultant d'une embolie consécutive à des thromboses veineuses ou lymphatiques.

Clark les distingue des granulations tuberculeuses, parce qu'ils en diffèrent par leur constitution histologique et leur évolution.

Vogel n'est arrivé qu'à des résultats négatifs.

Sanderson et Simon ont obtenu des éruptions granuleuses généralisées, non plus seulement en inoculant du tubercule ou des produits pathologiques, plus ou moins analogues, mais en inoculant du pus de malades atteints de pyoémie, et en déterminant des irritations du tissu cellulaire sous-cutané, par l'application de sétons, et sans introduction d'aucune substance morbide.

---

[1] Ces trois derniers ont poussé la hardiesse jusqu'à déposer la matière du crachat purulent d'un poitrinaire avec cavernes, à l'intérieur de l'incision pratiquée sur la cuisse d'un homme atteint de gangrène du gros orteil par oblitération de la fémorale.

Le gonflement et la caséification des ganglions correspondant à la partie irritée constituent, dans le *processus* pathologique, le chaînon nécessaire par lequel les résultats primitifs de l'irritation sous-cutanée se relient à la tuberculisation des organes internes. Wilson-Fox a procédé d'abord par la méthode de Villemin, puis par l'irritation pure et simple du tissu cellulaire sous-cutané, en insérant de la charpie, ou en passant des sétons sous la peau [1]. Cet habile expérimentateur a constaté en outre que le tubercule, provoqué artificiellement, était un agent de production de la tuberculose expérimentale beaucoup plus puissant que le tubercule de l'homme, ou que toute autre substance morbide.

Il fallut se remettre à l'œuvre, et, après avoir constaté que chez le lapin, en effet, tous les noyaux d'inflammation purulente ont une grande tendance à revêtir l'état caséeux, on entreprit une nouvelle série d'expériences sur d'autres animaux.

C'est ici que viennent se placer les belles recherches de Chauveau (de Lyon) : sur 50 vaches, génisses ou chevaux, il a pu reproduire la tuberculose en inoculant des parcelles de granulations, ou de pneumonie caséeuse prise sur l'homme.

Les autres produits en putréfaction déterminent seulement une inflammation fugace au lieu affecté [2], tandis que, lorsqu'on opère avec des produits tuberculeux, on obtient au point inoculé une véritable tumeur composée de tubercules (siégeant au milieu d'un tissu inflammatoire) et, plus tard, une généralisation de nodules tuberculeux dans les poumons et dans les autres organes [3].

---

[1] Sur cent dix-sept cochons d'inde et douze lapins, ces inoculations ont produit, dans la moitié des cas, des éruptions granuleuses généralisées.

[2] Laënnec s'est inoculé le tubercule; Alibert et Biet, le cancer : de l'absence de phénomènes locaux. ils avaient conclu à l'inoculabilité, mais, par une fatale coïncidence, le premier est mort phthisique, les autres ont succombé à une affection carcinomateuse.

[3] « Il ne s'agit plus ici d'un produit inerte, susceptible d'être engendré

D'un autre travail présenté à l'Académie de médecine
(1868) [1], Chauveau tire l'importante conclusion que : « les
animaux de l'espèce bovine contractent la tuberculose par
infection digestive, comme ils prennent le charbon et la
vaccine, comme le mouton prend la clavelée, comme les
solipèdes prennent la morve, comme l'homme prend la
variole [2]. »

De là découlent ces conséquences :

1° De pareils résultats mettent hors de doute la virulence
et la propriété contagieuse de la tuberculose.

2° Le tube digestif constitue, chez l'homme, comme dans
l'espèce bovine, une voie de contagion, qui est des mieux
disposées, pour la propagation de la tuberculose, et qui
peut-être entre bien plus souvent en jeu que la voie pulmonaire.

3° Si la tuberculose bovine appartient à la même espèce
que la tuberculose humaine, il y a dans l'alimentation, avec
la viande de boucherie, provenant des animaux phthisiques,
un danger permanent pour la santé publique, danger auquel sont surtout exposées l'armée et les classes pauvres, et
contre lequel il importera de prendre des mesures de police
sanitaire.

Colin [3] a contesté immédiatement les expériences de
Chauveau. Pour lui le tubercule n'est pas inoculable par les
voies digestives, et la chair des animaux phthisiques n'offre

par toutes les causes, et à la merci des influences les plus indifférentes.
Le tubercule redevient une entité morbide spéciale, au même titre que
le virus de la variole, de la morve ou de la syphilis. »   (DAMASCHINO.)

[1] *Application de la connaissance des conditions de l'infection à l'étude de la
contagion de la phthisie pulmonaire. — Démonstration de la virulence de la
tuberculose par les effets de l'ingestion de la matière tuberculeuse dans les
voies digestives. — Corollaires relatifs à l'hygiène privée et à l'hygiène publique.*

[2] Parrot a présenté à la Société médicale des hôpitaux les pièces anatomiques relatives à un cas de tuberculisation générale chez un cochon
d'Inde, qui avait mangé de la matière tuberculeuse.

[3] Note *sur la non-transmissibilité de la tuberculose par l'ingestion de la
matière tuberculeuse dans les voies digestives.*

pas les dangers qu'on lui a supposés. H. Bouley a rappelé, séance tenante, de nouveaux essais tentés avec succès par Chauveau et Saint-Cyr sur de jeunes sujets de la race bovine [1].

D'une part les expériences de Raynal l'ayant conduit à des résultats négatifs, je pense qu'il est sage de réserver pour le moment la question.

Ces faits sont certainement de nature à éveiller l'attention des hygiénistes, et à solliciter une surveillance plus scrupuleuse de notre alimentation, mais ils n'autorisent pas à conclure que l'homme, en mangeant la chair d'animaux tuberculeux, peut devenir lui-même phthisique. Il ne faut pas oublier que, même dans les expériences de Warms et Gunther, la série de lapins, nourrie avec de la matière tuberculeuse *cuite*, n'a éprouvé aucun accident morbide.

Quoi qu'il en soit, l'inoculabilité de la phthisie à certaines espèces animales me paraît établie, d'une manière irrécusable, par les travaux de Villemin, Colin et Chauveau [2].

Fort de quelques expériences sur les lapins, sans tenir compte des nouvelles recherches que je viens d'énumérer, Pidoux reprend, dans son ouvrage, les objections de ses discours à l'Académie, et, après avoir fait table rase de cet ensemble de résultats affirmatifs, il arrive à cette étonnante conclusion [3] :

« Il résulte, de tout ce qui précède, que les expériences de Villemin ont servi considérablement les progrès de la phthisiologie en démontrant de plusieurs manières le con-

[1] Les expériences faites en Allemagne par Warms et Gunther à Hanovre ; Leiseving à Dresde ; Zürn à Jena ; confirment pleinement l'opinion de Chauveau et Bouley.

[2] « Les travaux de Villemin et Chauveau ont fait passer la contagion de la phthisie, du domaine de la tradition et de quelques croyances populaires dans celui des faits sérieusement observés. » (DAMASCHINO.)

[3] Chose singulière ! Colin, après avoir « entendu et lu ses trois discours, » l'ayant rangé parmi les adversaires de l'inoculabilité, Pidoux a protesté par lettre devant l'Académie : « Je n'ai jamais attaqué ce fait des inoculations, mais seulement les conséquences qu'on a voulu en tirer pour notre phthisie. »

traire de ce qu'elles devaient primitivement établir. »

J'espère que Villemin ne succombera pas sous ce coup d'assommoir, et qu'il préférera se souvenir des félicitations de ses contradicteurs eux-mêmes, ainsi que des paroles applaudies de Bouillaud : « MM. Villemin et Colin ont bien mérité de la science. »

2° La *Contagion.*— Je passe à la contagion de la phthisie. Affirmée énergiquement par la plupart des observateurs des siècles passés, assez généralement niée plus tard, mais restée toujours dans le domaine des croyances populaires, la doctrine de la contagiosité de la phthisie a regagné rapidement aujourd'hui le terrain qu'elle avait perdu [1].

Au dire de Pidoux, « c'est des résultats d'une prétendue [2] inoculabilité du tubercule aux animaux, qu'on a déduit l'idée que la phthisie tuberculeuse est contagieuse. ». Dans sa jeunesse « on ne connaissait pas ce mot : » les peuples peu civilisés du Midi et de l'Orient « sont seuls imbus de cette erreur et de ces préjugés. »

Historiquement cette assertion n'est pas très-exacte, et je le prouve : sans remonter à l'antiquité, j'observe que les œuvres de Morgagni, Van-Swieten, Morton, P. Franck, Sennert, Rivière, Hufeland, Baumes, Staub, contiennent de nombreux passages où se trouve énoncée et soutenue par des faits l'idée de la contagion.

Voici d'abord l'extrait d'une lettre de Morgagni [3].

« Valsava ayant été menacé de tomber en phthisie, pendant sa jeunesse, il s'ensuit qu'il a fait très-peu d'autopsies sur les cadavres des phthisiques.

« Quant à moi, pour t'*ouvrir toute mon âme*, c'est intentionnellement que j'ai évité ce genre de recherches pendant

---

[1] Devay, Perroud, Bowditch, Guibout, Teissier, Hérard, Michel Lévy, J. Guérin, Bonnet de Malherbe, Briau, J. Cloquet, Barth, Guéneau de Mussy.

[2] Cette épithète jure terriblement avec les termes de sa lettre à l'Académie.

[3] *De sedibus et causis morborum.*

que j'étais jeune ; je veux suivre le même système maintenant que je me fais vieux. Dans le premier cas je voulais
veiller sur moi, dans le second pour veiller sur la jeunesse
studieuse qui m'entoure. »

Je laisse maintenant la parole à Andral [1].

« On a sans doute singulièrement exagéré la facilité de
la contagion de la phthisie pulmonaire, cependant est-il sage
de la nier absolument dans tous les cas?

« Qui pourrait affirmer, avec des preuves suffisantes à
l'appui de son opinion, qu'une maladie qui ne saurait jamais
être considérée comme purement locale et qui, à mesure
qu'elle avance, présente l'image d'une sorte d'infection de
toute l'économie, n'est pas susceptible de se transmettre,
dans le cas où des *contacts très-rapprochés et continuels*
exposent un individu sain à absorber les miasmes qui se
dégagent, et de la muqueuse pulmonaire et de la peau des
malades?

« Tout ce que je puis dire, sans prétendre décider, en dernier ressort, une aussi grave question, c'est que, dans le cours
de ma pratique, j'ai été plus d'une fois frappé de voir des
femmes commencer à présenter les premiers symptômes
d'une phthisie pulmonaire, peu de temps après que leur mari,
dont elles avaient partagé la couche jusqu'au dernier moment, avait succombé à cette maladie.

« Une pareille question sera toujours scientifiquement très-
difficile à résoudre ; en raison de la grande fréquence de la
phthisie, l'on aura toujours à citer des faits contraires à ceux
dont je viens de parler ; et pour ces derniers, on pourra
facilement en diminuer la valeur en disant que les personnes
qui deviennent phthisiques, en pareil cas, avaient à le devenir, mais, pratiquement, ces faits ont peut-être assez d'importance pour qu'ils engagent à faire prendre quelques
précautions aux personnes qui ont des rapports journaliers

---

[1] Notes *in Traité de l'auscultation* de Laënnec, t. II, p. 179.

avec les phthisiques, surtout dans les derniers temps de leur maladie. »

Quelle clarté de langage, quelle abondance de raison !

Avant de quitter ce sujet, je veux signaler les travaux d'Anglada, Bruchon, Perroud, Bergeret (d'Arbois) et Fonssagrives.

« Observez un phthisique à la dernière période de la maladie, dit très-judicieusement Anglada [1], ne retrouvez-vous pas *a priori* les modifications et les altérations humorales dont la présence se lie si étroitement au mode contagieux (sueurs visqueuses, selles fétides, crachats purulents et sanieux, haleine brûlante s'exhalant d'une poitrine altérée)? »

Voici les principales conclusions de Bruchon [2].

La phthisie pulmonaire peut se communiquer à la longue, d'individu à individu, sous l'influence de la cohabitation et des rapports intimes qui en sont la conséquence.

La transmission s'effectue, ordinairement, du sujet le plus âgé au plus jeune, et dans la grande majorité des cas de l'homme à la femme.

Les influences qui contribuent à amener ce résultat sont : l'identité de conditions hygiéniques ; l'absorption fréquente des exhalaisons morbides que dégage le sujet malade ; la fécondation par ce dernier. »

Perroud [3] a cherché à déterminer pourquoi cette contagiosité s'exerce plus souvent du mari à la femme que de la femme au mari ; il admet qu'indépendamment de la transmissibilité, possible par l'haleine et les sueurs, il faut encore tenir compte d'un autre élément : l'infection du fœtus auquel le mari peut avoir communiqué le germe tuberculeux.

Mais le fait, parfaitement reconnu par G. de Mussy et

---

[1] *Traité de la contagion*. Paris, 1851.
[2] *De la transmission de la phthisie pulmonaire sous l'influence de la cohabitation*. In *Revue médicale*, 1859.
[3] *Traité de la tuberculose*.

Guibout, suppose-t-il l'intervention d'un virus? Peut-il s'expliquer par les conditions de l'hérédité rétrograde dont parle Devay? Ou n'est-il pas plus simple et plus raisonnable de faire entrer, en ligne de compte, les qualités particulières de la femme dont le dévouement est plus tendre et surtout plus persévérant?

Les cas de phthisie recueillis par Bergeret d'Arbois[1], dans les petites localités où il avait pu suivre la filiation, me paraissent des plus probants.

Fonssagrives, dans un article écrit avec cette hauteur de pensées et de raisonnement qui lui est habituelle, se rattache carrément à la doctrine de la contagiosité.

Relevant avec énergie les craintes et les scrupules de Pidoux[2], il proclame la nécessité d'éclairer, d'une manière complète, l'opinion médicale, de poser les bases d'une prophylaxie individuelle plus intelligente, à savoir :

— Éviter par de simples précautions les émanations nuisibles qui se dégagent des crachats des tuberculeux.

— Exclure de l'atmosphère, dans laquelle ils respirent, les sujets prédisposés à la phthisie par leur âge ou leur débilité.

— Pouvoir déconseiller, avec plus d'autorité, les mariages qui offrent des périls spéciaux au point de vue de la transmission.

— Se servir de l'expression banale de l'insalubrité d'une atmosphère de malade, acceptée par tout le monde, pour interdire autant que possible la cohabitation.

J'adhère d'une manière formelle à l'argumentation sage et modérée de Fonssagrives, comme j'avais adhéré en 1864 à celle d'Andral, au cours d'une discussion qui s'était enga-

---

[1] *Annales d'hygiène publique.*

[2] « J'avoue que je me serais épouvantablement trompé, si la certitude de la spécificité et de la virulence devait sortir de ces recherches.... Quel malheur ne serait-ce pas qu'un pareil résultat... si la phthisie est contagieuse, il faut le dire tout bas. » (PIDOUX.)

gée devant la Société médicale du 3ᵉ arrondissement de Paris. J'ai combattu alors les idées anticontagionnistes trop absolues de mes savants confrères Duparcq, Géry fils et Vernois, en apportant mon contingent d'observations.

On se préoccupait donc de cette intéressante question avant la découverte de Villemin ?

Tout compte fait, j'aime mieux la seconde manière de Pidoux, quand il avoue que la contagion peut jouer dans la phthisie « un second rôle, un rôle quelconque. »

J'attache une grande importance à ces quatre cas « dans lesquels la maladie s'est développée chez des sujets qui n'en paraissaient pas affectés, pendant qu'ils donnaient des soins assidus à des phthisiques, et qui n'ont présenté les premiers symptômes de la tuberculisation pulmonaire, que plusieurs mois après la mort de ceux qui les auraient infectés[1].

Si la contagion de la phthisie est possible à un degré quelconque de probabilités, la prudence et la logique imposent une série de précautions pour préserver les individus, et un ensemble de mesures pour se conformer aux enseignements de l'hygiène publique et sociale.

3° Les *Climats.* — Bien que l'influence des climats sur la production de la phthisie pulmonaire ne soit pas douteuse, il faut commencer par reconnaître, avec Louis et Clark, que la climatologie n'a pas encore fourni, jusqu'à présent, un ensemble de données positives pour l'étude de l'étiologie et de la fréquence de la maladie.

C'est pour arriver à des résultats moins contestables, que j'ai consacré à ces recherches de longues années d'observations et de voyages. (Climat d'Alger, — climat du midi de la France, — la Corse et la station d'Ajaccio.) Je me bornerai actuellement à établir quelques principes généraux

---

[1] « Si la phthisie était contagieuse, ajoute l'auteur, on est porté à croire que cela crèverait les yeux ; — qu'on interroge mille phthisiques, on n'en trouvera pas deux, je ne dis pas contagionnés, mais qui se soient exposés à l'être. » Toujours le pour et le contre : deux pas en avant et un en arrière !

réservant, pour un chapitre subséquent, tout ce qui se rattache au problème thérapeutique.

Jusqu'à ces derniers temps, les auteurs prétendaient généralement que la phthisie appartient aux climats tempérés, qu'elle est presque inconnue dans les contrées situées aux deux extrêmes de la température, d'une part la Russie (Laponie), l'Islande, la Suède, la Norwége, le Canada supérieur ; de l'autre, les Indes, la Perse, les îles de l'Océanie ; mais dès recherches statistiques rigoureuses sont venues renverser ces assertions, en démontrant, qu'en principe, la maladie se montre sous toutes les latitudes [1].

Seulement, des circonstances météorologiques spéciales, des modifications profondes apportées dans la vie organique et dans l'existence sociale des individus, établissent parfois une immunité relative. D'après Andral, il y a peu de phthisiques dans les pays où règne habituellement une température très-basse, et où cette température ne change pas brusquement, de même qu'il y a peu de phthisies dans les localités où la température est très-élevée, où les variations sont rares et peu considérables.

Par contre, la maladie acquiert le maximum d'intensité dans les contrées où se produisent continuellement de grandes et irrégulières variations de température.

Bricheteau et Fourcault, en faisant jouer un rôle prédominant à l'humidité, soutenaient que la phthisie est rare dans les climats secs (froids ou chauds), tandis qu'elle est au contraire fréquente dans les climats humides, quelle que soit d'ailleurs la température.

Pendant qu'Annesley, Johnson, Costallat, admettent que les hommes et les animaux qui sont transportés d'un pays chaud dans un pays tempéré ou froid, succombent en grand nombre à la phthisie [2], Levacher, Copland, Dujat, cons-

---

[1] Ubiquitaire, comme disent les Allemands.

[2] Rayer a rappelé que le renne, le singe, le lion et le tigre deviennent également tuberculeux dans nos climats.

tatent que les mêmes effets funestes sont engendrés dans l'organisme par le passage d'un séjour froid à un séjour tempéré ou chaud.

Louis fait observer qu'aux îles Ioniennes, où la température subit des variations brusques et considérables de température, la phthisie n'est pas plus fréquente qu'à Malte, si renommée par la douceur et l'égalité de son climat. Finalement, aux auteurs qui attribuent au froid une influence prépondérante sur l'explosion de la phthisie, Rochard, Collas, Dutroulau, Le Petit, Foussagrives, viennent opposer des faits démontrant à l'évidence, que le climat de la zone torride est un terrain très-favorable au développement de la tuberculose[1].

Pour s'orienter au milieu de ces opinions divergentes, il convient de déterminer préalablement les effets de l'influence climatérique sur les organes respiratoires.

Dans les pays septentrionaux, en raison de l'abaissement de température, l'air est plus vif, plus condensé, partant, plus chargé d'oxygène, sous un même volume. De là s'ensuit une respiration plus active, une plasticité plus grande du sang, qui prédispose l'organisme aux maladies congestives et aux inflammations.

Ce sont ces conditions de l'hématose, cette activité permanente du travail respiratoire, conséquemment cette riche sanguification, qui déterminent l'une des causes de l'immunité dont jouissent les habitants du nord de l'Europe.

Dans les pays méridionaux, au contraire, la dilatation plus considérable de l'air, sous l'influence d'autres conditions météorologiques, rend l'atmosphère ambiante moins riche en oxygène, partant la respiration est moins active : le sang tend à s'appauvrir, et l'appauvrissement du sang réagit sur le système nerveux pour le rendre plus impressionnable.

[1] Aux Antilles, à la Jamaïque, à Cayenne, au Brésil, à Taïti, au Sénégal, la phthisie atteint les noirs aussi fréquemment que les blancs.

4

Cette plus grande faiblesse de l'hématose sous les tropiques trouve son explication dans l'ingénieuse expérience de Lavoisier, établissant que la consommation d'oxygène dans la respiration augmente ou diminue avec la température du milieu ambiant. Barral, Vierordt, Valentin, Letellier, l'ont répétée sur l'homme et sur les animaux.

Le jeune homme de Barral ne consommait en juillet et août (sous une température moyenne de + 20° 8) que 31^{gr},782 d'oxygène par heure, tandis qu'en décembre et janvier (sous une température de — 0° 54), il consommait par heure 44^{gr},229 d'oxygène. On peut donc voir, dans l'état de l'hématose chez l'habitant des pays intertropicaux, les conditions les plus favorables à la production de la phthisie[1]; c'est-à-dire : 1° la langueur et la lourdeur habituelles, susceptibles de créer, ou, tout au moins, d'aider la prédisposition ; 2° l'activité forcée, susceptible de faire éclater la maladie en déterminant des affections inflammatoires (bronchites, pleurésies, pneumonies aiguës); 3° les troubles des fonctions digestives et assimilatrices, conséquences d'une nutrition plus abondante, indispensable pour réparer les pertes exagérées des sécrétions intestinales et perspiratoires.

Dans un mémoire couronné par l'Académie de médecine, et sur lequel je reviendrai plus tard, Rochard (de Brest) avait posé en principe « que les pays chauds, envisagés dans leur ensemble, exercent une influence fâcheuse sur la marche de la tuberculisation pulmonaire et en accélèrent le cours. »

Cette manière de voir a été vivement contestée, et à bon

---

[1] La raréfaction de l'air, dit Cazalas, résultant, soit de la latitude, soit de l'altitude, favorable selon les uns, et défavorable selon les autres, aux phthisiques, n'a pas, en général, à moins d'être extrême, d'influence notable sur la marche de la maladie, et l'on peut dire que d'ordinaire, à température également élevée et également uniforme, les stations des montagnes, à cause de la pureté de l'air, doivent être préférées aux stations des vallées ou des plaines.

droit, par cela seul qu'elle était trop absolue, et que son auteur l'étendait aux stations chaudes de nos latitudes tempérées.

Tous les observateurs sérieux reconnaissent parfaitement la fâcheuse influence des pays situés sous la zone torride ; mais, plus on s'éloigne de l'équateur, plus on trouve des exceptions notables.

Les rapports des médecins militaires anglais établissent péremptoirement que l'état des soldats affectés de phthisie pulmonaire, dans les stations tropicales, s'aggrave constamment pendant les fortes chaleurs. Il en est de même dans les Indes occidentales et orientales.

Dundas, qui a exercé vingt-cinq ans à Bahia (Brésil), et qui recevait les phthisiques que les médecins d'Europe, sous l'influence des doctrines du jour, envoyaient dans cette contrée tropicale, a constaté que les malades empiraient et mouraient invariablement plus vite que s'ils fussent restés chez eux [1].

Pour prouver que l'assertion de Rochard, vraie pour les contrées tropicales, devient paradoxale pour l'Égypte, l'Algérie, et toutes les stations méditerranéennes, Cazalas s'appuie sur les statistiques de l'armée française [2] (1862 à 1869).

En France, sur un effectif de 2,394,000 militaires de tous grades, l'armée de terre a fourni aux hôpitaux 628,000 malades ou 26,23 pour 100 de l'effectif.

En Algérie, sur 496,450 hommes, 262,300 malades, soit 52,81 pour 100. Ce nombre plus considérable tient sans doute en grande partie au climat ; mais il est certain que les

---

[1] D'après Dujat, Levacher et Copland, ce n'est qu'aux débuts de l'affection pulmonaire, que l'on peut utiliser, pour des Européens, dans une certaine mesure, et pour un temps relativement court, le séjour des Antilles et des Indes occidentales.

[2] Ces statistiques ont une grande valeur, parce qu'elles ont été recueillies sans idée préconçue, sans un but spécial déterminé, au point de vue de l'hygiène générale.

conditions exceptionnelles de guerre et de fatigue auxquelles les soldats sont particulièrement soumis en Afrique, n'y sont pas étrangères.

Pour ce qui concerne plus spécialement notre sujet :

En France, sur un effectif de 2,394,000 hommes, on a compté : malades, 628,000, dont 14,214 cas de phthisie, 0.60 pour 100 de l'effectif; 2.26 pour 100 des malades.

En Afrique, sur 496,450 hommes, 262,000 malades et 1,732 phthisiques, ou 0.35 pour 100 de l'effectif ; 0.65 pour 100 des malades.

Donc, dans l'armée, la phthisie pulmonaire est moins fréquente en Algérie qu'en France[1].

Les mêmes résultats se retrouvent dans la population civile indigène ou européenne.

A l'effet de tenir compte des erreurs de diagnostic, Cazalas fait porter sa comparaison sur les affections de poitrine en général.

France. Effectif : 2,394,000 hommes ; 628,000 malades ; 124,293 cas d'affections de poitrine, ou 5.194 p. 100 de l'effectif ; 18 p. 100 des malades.

Afrique. Effectif : 496,450 hommes ; 262,200 malades ; 18,903 affections de poitrine, ou 3.80 p. 100 de l'effectif ; 7.20 p. 100 des malades.

Donc, toutes choses égales d'ailleurs, dit Cazalas, les maladies de poitrine en général, et la phthisie pulmonaire en particulier, sont plus fréquentes en France qu'en Algérie.

Donc, ajouterai-je, tous les climats chauds ne sont pas funestes au *même degré*.

Toutefois, ce qui n'est pas sujet à contestation, c'est la rapidité de marche de la maladie en général, et de la phthisie pulmonaire en particulier.

[1] Hôpital de Metz, 134 phth. sur 3,940 mal., soit 9.40 sur 100.
— Val-de-Grâce (Paris), 34 — 3,366 — 2.82 —
— du Dey (Alger), 30 — 4,548 — 0.65 —
Donc la phthisie est plus fréquente à Metz qu'à Paris, plus fréquente à Paris qu'à Alger.

Ce fait pathologique, entrevu par plusieurs de mes confrères, m'a tellement frappé pendant mes séjours en Algérie, que je l'ai soumis à un examen des plus attentifs.

Sur tout le littoral africain, dès que la tuberculose se déclare, elle évolue avec une effrayante rapidité, soit par les conditions hygiéniques particulières où se trouvent les individus, soit en raison même de cette marche plus rapide de la maladie.

La pneumonie comme l'affection du foie, le rhumatisme comme la névrose, ont une évolution précipitée et caractéristique ; impossible pour le praticien de retrouver dans leurs phases et leurs périodes, les divisions et les degrés de nos traités classiques. Dès qu'apparaît la congestion pulmonaire, l'induration et le ramollissement entrent en scène.

Cela doit, nécessairement, tenir aux conditions particulières d'une atmosphère, par sa nature stimulante et sthénique pendant l'hiver, hyposthénisante et désorganisatrice au moment des chaleurs persistantes de l'été [1].

Chez les phthisiques *torpides*, la saison d'été, en faisant prédominer les complications gastro-entériques, précipite l'issue fatale, et les *éréthiques* cherchent en vain à ce moment l'air tiède et humide indispensable à leur bien-être.

A mon arrivée en Afrique (octobre 1859), Miguerès m'avait montré une vingtaine de malades atteints de phthisie à des degrés divers.

En raisonnant d'après mes idées françaises, je leur assignais dans mes pronostics plusieurs mois d'existence ; mais au mois d'avril, j'ai malheureusement constaté l'exactitude des prévisions de mon confrère. — Dans l'espace de six mois j'avais vu périr ceux même que j'espérais revoir l'année suivante.

Mitchell, dans son intéressante brochure sur le climat

[1] Dans les climats chauds la saison de la plus grande mortalité correspond toujours à celle de l'extrême chaleur.

d'Alger reconnaît aussi que les chaleurs de l'été hâtent sûrement la marche d'une tuberculose avancée.

Pour rendre ma pensée plus évidente, je n'hésite pas à transcrire ici les conclusions de mon rapport officiel :

« La phthisie existe à Alger chez les immigrants comme chez les indigènes, mais la maladie y est beaucoup plus rare qu'en France, et sur le littoral de la Méditerranée.

« L'augmentation de la phthisie chez les indigènes (israëlites, nègres, musulmans) tient à des circonstances exceptionnelles, à des causes indépendantes de la climatologie.

« L'heureuse influence du climat d'Alger est très-appréciable pour conjurer les prédispositions, et combattre les symptômes qui constituent le premier degré de la phthisie.

« Cette influence est contestable dans le deuxième degré de la tuberculose, alors surtout que les symptômes généraux prédominent sur les lésions locales.

« Elle est fatale au troisième degré, dès qu'apparaissent les phénomènes de ramollissement et de désorganisation. »

Afin de compléter ces notions générales, j'ai besoin de démontrer que l'immunité d'un lieu, relativement à la phthisie, n'est point une circonstance apte à juger, d'une manière absolue, l'influence favorable de ce lieu pour la prophylaxie et le traitement de la tuberculose.

Schnepp avait formulé avec une certaine complaisance l'opinion contraire : « que, pour le médecin comme pour le malade, un guide sûr et logique pour juger la bonté d'un climat à l'égard d'une maladie déterminée, c'est le chiffre des décès qui ont lieu par suite de cette même espèce morbide [1]. »

J'ai combattu de tout temps cette doctrine en démontrant qu'elle est complétement erronée et toujours en opposition directe avec les faits cliniques et l'observation rigoureuse.

---

[1] Schnepp, *Le climat d'Égypte*. Paris, 1865.

Alors même que la phthisie ferait des ravages sur les populations indigènes du Caire [1] et d'Alger, il est certain que le séjour de ces villes peut être favorablement utilisé pour les immigrants venus du nord de l'Europe.

La *phthisis florida*, à marche rapide ou galopante, est très-répandue sur tout ·le littoral de la Méditerranée, à Nice, à Menton, à Ajaccio, aux îles Baléares, et cependant personne ne peut contester aujourd'hui la valeur thérapeutique de ces stations hivernales.

L'existence de la phthisie à Madère, qui a préoccupé outre mesure Burgess, Heineken, Mason, s'explique par cette circonstance que la classe pauvre de l'île (celle qui est la plus éprouvée), se trouve dans les conditions de la plus affreuse misère, et la misère prédispose à toutes sortes d'affections, principalement à celles des voies respiratoires.

Tous les historiens ont reconnu que la phthisie était rare en Afrique ; les premiers travaux de nos médecins militaires ont très-justement constaté cette immunité.

Aujourd'hui la phthisie figure dans la population immigrante comme chez les indigènes, quoiqu'en proportion moindre que sur les côtes de la Provence.

Je crois avoir prouvé que cela tenait à des causes spéciales indépendantes du climat, à savoir : le mépris des lois de l'hygiène ; l'influence de notre conquête sur les mœurs indigènes, Arabes ou Israélites, Turcs ou Nègres, ils n'ont emprunté jusqu'ici à notre civilisation que ses éléments de libertinage et de démoralisation, et les préceptes intelligents de la Bible, comme les lois du Koran si sages, si précieusement adaptées au pays, à leur constitution physique, à leur tempérament moral, sont devenus pour tous lettre morte.

La tendance de la population juive d'Alger à s'habiller à

---

[1] « Je ne sais, m'écrit A. Villemin, sur quelle malheureuse veine a porté l'observation de Schnepp pour avoir conclu « que la phthisie « sévit en Égypte dans la population indigène, et qu'elle fait des ravages « effrayants parmi les étrangers. » Chez les fellahs la maladie est rare. »

la française, à remplacer les bas de laine, les larges culottes et le turban par nos habits étriqués, par notre coiffure si incommode sous un soleil brûlant, a déjà produit les plus fâcheux résultats.

Dans ce nouvel accoutrement l'Israélite aisé passe de longues heures dans des tabagies, au milieu des excitations d'un jeu effréné, de boissons alcooliques généralement frelatées.

En sortant de cette atmosphère chaude et peu oxygénée, il s'expose facilement aux vicissitudes atmosphériques qui engendrent les bronchites et les pleurésies.

Rentré au logis malade, par insouciance ou par avarice il ne réclame l'intervention du médecin qu'au dernier moment. L'installation de la chambre laisse du reste beaucoup à désirer : peu ventilée, inondée de la fumée de tabac, et de celle plus épaisse qui s'exhale des petites lampes à huile infecte, elle cause une impression désagréable et pénible à la personne qui y pénètre le matin de bonne heure : qui ne reconnaît là des causes puissantes d'affections graves de la poitrine, et comment s'étonner alors des chiffres fournis par la statistique?

De tout ce qui précède, il me sera permis de tirer quelques déductions générales.

L'existence de la phthisie pulmonaire dans une contrée, n'est pas une raison certaine de la fâcheuse influence que peut exercer son climat, sur des personnes qui ont contracté des maladies de poitrine, sous une latitude plus septentrionale.

L'influence fâcheuse des pays chauds, situés sous les tropiques, sur la marche de la phthisie, est aujourd'hui parfaitement démontrée.

Il faut proscrire d'une manière absolue, dans les cas de tuberculose confirmée, les climats à température trop élevée, uniforme et constante [1].

---

i Je citerai plus tard des localités très-chaudes, exemptes de grandes

La phthisie fait explosion sous des influences qui se jouent de la température moyenne d'une localité, et qui sont d'autant plus pernicieuses que la température est plus élevée [1].

Les dispositions topographiques d'un pays et les conditions de son anémologie, peuvent contre-balancer, d'une manière efficace ou nuisible, les caractéristiques climatériques afférentes au degré de chaleur et d'humidité.

Cela nous explique pourquoi, dans une même station d'hiver, les divers quartiers peuvent présenter des différences notables, au point de vue d'un séjour salutaire.

Les changements brusques de température, et les variations trop instantanées des autres éléments météorologiques, déterminent constamment des effets pernicieux sur l'organisme.

Pour l'appréciation du meilleur climat dans un cas donné de phthisie, le médecin doit se préoccuper avant tout des faibles écarts de la température de jour et de nuit, et, toutes choses égales d'ailleurs, dans nos climats tempérés de l'Europe, donner la préférence à ceux qui offrent le moins de variations au double point de vue de la fréquence et de l'étendue.

Milne-Edwards, James Clark, Ancel, après avoir insisté sur les inconvénients d'une trop grande uniformité des conditions climatériques, proclament la nécessité et les bons effets des variations modérées de température, d'humidité et de pression atmosphérique.

4. *Loi d'antagonisme.* — C'est aussi à un médecin militaire, Boudin, que revient l'honneur d'avoir formulé cette loi pathologique, de l'antagonisme de la phthisie pulmonaire,

variations thermométriques, et de perturbations trop étendues de l'atmosphère, et où pourtant la phthisie est à la fois commune et d'une marche rapide.

[1] Dans ces conditions, les grands courants atmosphériques du nord et du nord-ouest, et les abaissements thermométriques et barométriques agissent d'une manière plus immédiate sur l'économie en général, et en particulier sur les fonctions respiratoires.

avec les fièvres intermittentes et les fièvres typhoïdes [1].

En vertu de ce principe, une diathèse ou un état morbide confère à l'organisme l'immunité (plus ou moins prononcée contre certaines manifestations pathologiques). Voici les propositions de Boudin :

1° La phthisie pulmonaire, tout égal d'ailleurs, est plus rare parmi les habitants des localités marécageuses.

2° Les localités dans lesquelles se montre la phthisie sont remarquables par la rareté des fièvres intermittentes *endémiques*.

3° Par suite de la suppression des marais ou de leur conversion en étangs, on a vu l'endémicité des fièvres intermittentes être remplacée par la phthisie pulmonaire, dans certaines localités où cette maladie était inconnue précédemment [2].

Parmi les faits (recueillis dans les pays marécageux ou à étangs desséchés) les plus concluants, l'auteur cite les suivants :

A Madras, sur 17,220 malades en 1841, il n'y a eu que 14 décès par phthisie ;

A Mœlmyne (Indes) et à Rangoun, la proportion a été de 16 phthisiques sur 989 ; 1 sur 299 ;

A New-York, pas d'exemple de phthisie développée sur place ;

En Afrique, la phthisie est très-rare à Bône (Moreau), tandis qu'elle est très-fréquente à Constantine (Antonini).

L'existence de l'antagonisme a été constatée à Hyères (Barth) ; à Strasbourg (Hahn) ; à Aigues-Mortes (Tribe) ; dans les plaines de la Camargue (Brunache) ; dans la Nièvre (Crozant).

---

[1] Il est juste de reconnaître qu'avant Boudin, Well avait assuré que la phthisie ne sévissait point là où l'on rencontre des fièvres intermittentes et *vice versa* : d'autre part, dès 1828, Nepple avait annoncé que la phthisie pulmonaire attaquait rarement l'habitant des marais de la Bresse, tandis qu'elle était très-fréquente dans les pays de coteaux de cette province.

[2] *Traité de géographie et de statistique médicale.* Paris, 1857.

Les chiffres fournis par Wilson montrent que la phthisie diminue à mesure que les fièvres deviennent plus fréquentes, et *vice versa*.

La rareté de la phthisie dans les contrées marécageuses, même lorsqu'elles ont subi, par les travaux des hommes, des transformations capables de modifier quelques-unes des conditions de leur climat, est un fait incontestable ; mais cet antagonisme, je me suis efforcé de l'interpréter autrefois par le principe fécond de la dérivation, et par des circonstances climatériques spéciales. Je m'explique :

Dès les premiers temps de la médecine, nos maîtres à tous ont reconnu une action dérivative, en vertu de laquelle le système pulmonaire ne se trouve pas affecté, lorsque les organes gastro-entériques sont en souffrance.

Si, par la nature de la pathologie spéciale des pays chauds, le foie et la rate sont plus souvent le siége d'affections organiques, on conçoit que les poumons doivent jouir d'une immunité relative.

« Ceux qui ont des hémorrhoïdes, dit Hippocrate, ne sont pris ni de pleurésie ni de pneumonie. »

On rencontre donc peu de phthisiques sur un sol marécageux, par cela seul qu'il s'y développe des affections plus graves dans d'autres systèmes importants du corps.

D'autre part, les conditions d'un certain état d'humidité. d'une température assez élevée, d'un calme notable de l'atmosphère, d'une modération d'expansion dans les phénomènes électriques, n'ont-elles pas pour effets de modifier heureusement les germes et les premières manifestations de quelques-unes des formes éréthiques de l'affection tuberculeuse?

Je passe à deux autres arguments :

Trousseau professait que la fausse chlorose, chez les femmes prédisposées aux tubercules, devient pour elles un

---

[1] *Lettres Africaines*, n° IX, in *Union médicale*.

gage d'immunité, en ce sens que l'appauvrissement du sang rend moins fréquentes les phlegmasies pulmonaires à la suite desquelles se manifeste le produit anatomique[1].

Or, la forme de l'anémie qui dérive de l'infection miasmatique, ne serait-elle pas une des causes qui peuvent influer sur la marche de la phthisie, et rendre rare cette maladie dans les pays palustres? (N. Périer.)

Si l'on rencontre peu de phthisiques chez les habitants des marais, cela tient, en grande partie, à ce que les enfants et les jeunes gens, mal constitués, ont été promptement victimes de l'insalubrité des lieux.

Par la puissance de l'intoxication marécageuse, il survient une substitution de maladie, mais il n'y a pas là d'antagonisme.

Dans mon rapport officiel sur le *Climat d'Alger*, j'ai dû m'enquérir de la valeur des faits allégués par l'éminent hygiéniste; mais après une étude attentive de la question, après un examen consciencieux des statistiques recueillies dans les hôpitaux civils et militaires, je suis arvé à cette conclusion :

« Aux pieds de l'Atlas, et dans le Sahel algérien, la phthisie vit malheureusement en fort bonne intelligence avec les fièvres intermittentes et la fièvre typhoïde. »

Moyenne de huit années, 1852-59. 465,910 âmes. 18,654 décès. 4.07 p. 100.

VILLE D'ALGER.

Fièvres intermittentes.	6.26 p. 100 des décès.	0.25 de la populat.
Fièvres typhoïdes.....	4.93	—	0 20	—
Affections de poitrine.	10.80	—	0.38	—
Phthisies............	7.01	—	0.28	—

Européens............	4.22 p. 100.
Israélites............	2.75 —
Musulmans...........	4.24 —

[1] Jourdanet, qui s'est heureusement inspiré des recherches de Humboldt, sur les altitudes tropicales, a aussi démontré que sur les plateaux mexicains de l'Anahuac (à 2,000 mètres de hauteur) la prédominance des maladies anémiques coïncide avec la rareté de la phthisie.

Statistiques particulières (1857-59), 8,150 décès par toutes causes, 613 par phthisie.

ALGER ET MUSTAPHA.

Maladies de poitrine en général............ 723
Fièvres intermittentes et pernicieuses....... 462
Fièvres typhoïdes....................... 175

Proportion des phthisies aux décès par nationalités.

Européens.......... 7,06 p. 100.
Musulmans......... 6,83 —
Israélites........... 7,22 —

Hôpital civil (Ferrus) :
  Rapport des décès aux malades.............. 1 sur 17,95
  —   de toute maladie aux fièvres.. 1 — 10,37
  —   —   aux phthisies. 1 — 11,77

— Dey (Léonard) :
  Rapport des décès aux malades............. 1 sur 22
  —   aux phthisiques.......... 1 — 16
  —   aux fièvres pernicieuses... 1 — 10
  —   aux fièvres typhoïdes..... 1 — 6

Avant 1840, dit Ewarts, la phthisie était presque inconnue au Bengale, et parmi les causes principales de cette immunité, on plaçait la malaria, l'antagonisme supposé de Boudin ; mais, en étudiant les faits de plus près, Green à Mindnapoor et à Howral ; Goddeve à Cawnpoor ; Welb et Wilson dans les vallées de l'Himalaya, ont parfaitement reconnu son existence.

Sur 454 Hindous admis à l'hôpital du Collége médical, on a eu 285 décès par phthisie.

Et sur 350 chrétiens, 139.

De 1860 à 1867, 729 phthisiques se sont présentés à la consultation de l'hôpital.

Dans ces derniers temps, Chassinat et Funel ont admis l'antagonisme de Boudin.

Les affections catarrhales non compliquées de tubercules, dit Funel, sont avantageusement modifiées et même guéries par le climat sec et chaud de la haute et moyenne Égypte.

L'affection tuberculeuse ou granuleuse trouve dans l'at-

mosphère maremmatique d'Alexandrie, un agent substitu-
tif, qui, malgré l'humidité ambiante, arrête le ramollissement et la fonte du tubercule, en enraye la diathèse.

Quoi qu'il en soit, Michel Lévy s'est inscrit en faux contre
la loi d'antagonisme. Forget a déclaré avoir reçu dans ses
salles d'hôpital, à Strasbourg, 335 fièvres intermittentes
contre 230 phthisies confirmées.

Genest, après avoir compulsé force documents sur
l'armée anglaise, a conclu à la non-existence de l'antagonisme.

Pour Fourcade, Amédée Lefèvre, Monneret et Fleury,
l'existence de la loi formulée par Boudin ne repose que sur
une base non suffisamment assurée.

Gintrac a combattu Boudin avec des chiffres recueillis
dans des localités situées sur les bords de la Gironde, et il a
constaté d'une manière péremptoire que diverses communes
du Médoc, les plus fécondes en fièvres intermittentes, fournissent aussi le plus de cas de phthisie.

Marit et Cazalas, aujourd'hui membres du Conseil de
santé des armées, ont toujours énergiquement repoussé la
doctrine de leur collègue.

Quel n'a pas été mon étonnement de retrouver, dans l'ouvrage de Pidoux, une réminiscence de cet antagonisme
renié aujourd'hui par tous les médecins de notre colonie
française !

Je cite textuellement ce passage d'une pureté de style assez
équivoque :

« Je crois néanmoins que les pays à marais, généralement
peu ventilés, à atmosphère lourde, molle et sédative, ne
sont pas défavorables aux phthisiques, et que les fièvres intermittentes elles-mêmes ne leur nuisent pas, car, après
tout, elles sont le commencement de la cachexie qui existe
bien rarement sans avoir été précédée et amenée par
elles. Or, celle-ci est certainement antagoniste de la

phthisie pour les personnes qui n'habitent pas ordinairement les pays palustres et qui n'y sont pas nées. »

Ces idées plus ou moins paradoxales, en tout cas d'une
application difficile, sont en contradiction formelle avec les
faits.

Dans quelles localités Pidoux établirait-il ses nouvelles
stations marécageuses? à quelle époque de l'année et pour
combien de temps y enverrait-il ses malades? à quelles
formes de phthisie correspondrait plus efficacement ce climat? Faut-il donner la préférence aux maremmes toscanes
ou aux marais Pontins, à nos plaines de la Sologne ou à
celles de la Mitidja?

Boudin y trouvait peu de phthisiques parce que le miasme
palustre et la malaria avaient fait préalablement leur
effrayante moisson, et Pidoux voudrait, de gaieté de cœur,
pour guérir ses clients des Eaux-Bonnes de leur affection
de poitrine, les exposer à une intoxication mortelle autrement grave, autrement rapide[1].

5° L'*hérédité*. — Parmi les causes les plus efficientes de
la phthisie, se dresse en première ligne l'hérédité.

La phthisie est héréditaire constitutionnelle de deux manières. Tantôt des parents tuberculeux transmettent à leurs
enfants la maladie dont ils sont atteints, ou une prédisposition tuberculeuse, c'est l'hérédité dans son sens le plus
restreint et le plus rigoureux; tantôt des parents non tuberculeux, mais placés dans certaines conditions d'âge, de tempérament, de maladie, donnent le jour à des enfants

---

[1] Ceux qui n'ont étudié la fièvre intermittente que dans les hôpitaux
de Paris, ne peuvent se faire une idée de la promptitude et de la profondeur d'action du fléau.

En traversant à cheval, aux premiers jours du printemps, les fermes
de la Mitidja, qui avoisinent la maison Carrée, je fus pris le soir d'un
violent accès de fièvre (*a frigore*) que je parvins à couper par de fortes
doses de sulfate de quinine. En rentrant à Paris, et pendant plusieurs
années, j'ai dû constater, vers la même époque, des réminiscences de
fièvres, qui se sont transformées plus tard en névralgies, et qui ont
toujours exigé l'administration du spécifique.

prédisposés à la phthisie pulmonaire, c'est l'hérédité dans son sens le plus large [1].

Il est difficile de nier l'influence héréditaire de la phthisie, tous les auteurs qui ont traité ce sujet l'ont admise; ils ne diffèrent que sur le degré de fréquence.

Louis n'a constaté la transmission héréditaire que sur le dixième des malades observés par lui.

Lanthois porte la proportion au sixième; Portal aux deux tiers; Roche dit que les enfants des phthisiques sont pour ainsi dire voués à la maladie. Piorry compte 63 phthisies héréditaires sur 269 malades.

Briquet « sur près de 100 phthisiques, un peu moins de moitié avaient eu des tuberculeux probables ou certains dans leur famille, et le tiers avait perdu de phthisie non douteuse leur père ou leur mère. »

Rufz a reconnu la transmission héréditaire, plus ou moins manifeste, 24 fois sur 30.

Hérard et Cornil l'ont notée dans un tiers des cas.

Clark prétend que la phthisie n'est héréditaire qu'en ce sens que les parents transmettent à l'enfant une conformation, une organisation qui le rend plus disposé qu'aucun autre à être atteint de la phthisie.

Denis assure que les tubercules n'existent jamais sur le cadavre avant le cinquième ou sixième mois, mais Richter, Chaussier, Husson, Valleix et Fleury ont vu des infiltrations tuberculeuses chez des enfants morts quelques jours après la naissance.

« Si je n'étais que statisticien, dit Pidoux, si pour moi les chiffres étaient des faits ou des raisons, je serais autorisé à nier l'hérédité.

« Il n'y a guère plus de 25 p. 100 de phthisiques nés de pa-

---

[1] La génération reproduit à la longue les qualités acquises, comme elle transmet du père au fils les caractères de la race.　　(Bérard.)

Fortes creantur fortibus et bonis.　　(Horace.)

rents phthisiques ; les trois quarts sont issus de parents non
tuberculeux.

« Le nombre de phthisiques nés de parents ou de grands
parents arthritiques est très-considérable.

« L'hérédité de la phthisie n'a rien de fatal. Si cette maladie ne se transmettait que légitimement, telle qu'elle est,
et par une filiation directe, si elle était essentielle, il faudrait
désespérer de sa curabilité. »

En parlant de l'hérédité, dans la discussion sur la tuberculose et faisant allusion à ces résultats, Hardy s'est écrié :
« Je m'étonne que M. Pidoux ne l'ait pas rencontrée plus
souvent. »

Dans son ouvrage, Pidoux fait un long parallèle de l'hérédité et de la contagion, qui se termine par ces paroles
sentencieuses :

« Il m'a paru utile de présenter ces considérations au
milieu de l'anarchie des esprits, et des jugements si incroya-
blement divers qu'on porte tous les jours sur les questions
connexes de la contagion et de l'hérédité de la phthisie. »

Je ne relèverai pas tout ce qu'une pareille appréciation
contient d'exagéré. Les esprits pratiques admettent tous
l'hérédité, comme ils admettent la contagion, car ces deux
vérités sont aujourd'hui parfaitement démontrées.

« Que la phthisie des parents, dit Bouchard, transmette
aux enfants une prédisposition à contracter la maladie, ou
qu'elle imprime seulement à leur constitution cette vulnérabilité qui se traduit dès les premières années par cet ha-
bitus spécial dont Arétée de Cappadoce a tracé un tableau si
exact, on est obligé d'admettre que la phthisie pulmonaire
est héréditaire. »

On peut donc affirmer sans crainte, dès aujourd'hui, que
c'est à la transmission héréditaire qu'est due, en grande
partie, la funeste propagation de la maladie. La pathologie
comparée vient à l'appui de cette opinion (Dupuy) ; et Delafond rapporte qu'à Alfort, un bélier phthisique a produit

16 à 20 animaux tuberculeux, dans un troupeau de mérinos.

La prédisposition congéniale aux tubercules, que les parents transmettent à l'enfant, dans l'immense majorité des cas, reconnaît pour cause : l'âge trop avancé ou trop précoce des époux ou de l'un d'eux ; une grande disproportion d'âge entre les époux ; le mariage entre individus lymphatiques ou affaiblis par maladies antérieures ; les mariages consanguins.

Les auteurs ne sont pas d'accord sur le point de savoir si la transmission héréditaire tire surtout sa source de la mère ou du père.

Nasse la place dans la mère ; J. Frank et Briquet, dans le père.

La communauté de la vie entre la mère et le fœtus durant la gestation, la nutrition puisée à la même source pendant neuf mois, établissent des présomptions favorables à cette opinion ; toutefois la force relative des deux organismes qui concourent à la reproduction peut modifier les résultats.

Staub fait remarquer que la propagation héréditaire est favorisée par certaines circonstances (phthisies accidentelles, présence de la scrofule, mariages entre individus issus de la même souche, force relative des époux).

L'influence héréditaire est d'autant moins à craindre, que l'apparition de la phthisie dans la famille remonte à une époque plus rapprochée.

En général, la prédisposition transmise augmente en raison directe du nombre des enfants, de telle sorte que souvent les enfants les plus jeunes succombent avant leurs aînés.

L'hérédité peut être modifiée par de nouvelles conditions climatériques, en voici un exemple frappant :

La phthisie est fréquente en Angleterre, où elle frappe plus particulièrement les classes pauvres ; c'est cette partie de la population qui a émigré de préférence en Australie ; or, en arrivant dans cette seconde patrie, les cas de tuberculose sont devenus extrêmement rares, et des mères qui avaient perdu à Londres des enfants malingres ou scrofuleux, ont

eu le bonheur d'avoir à Sidney une nouvelle famille riche
de santé et luxuriante de formes.

6° *Constitution. Habitude extérieure.* — Existe-t-il une
constitution tuberculeuse, c'est-à-dire une prédisposition
à la maladie, se décelant par une habitude spéciale? La
question est controversée, et nécessite de nouveaux documents, d'autant plus que ceux qui l'admettent, comme ceux
qui la repoussent, n'ont pas établi des distinctions assez
précises entre la phthisie constitutionnelle, héréditaire, et
la phthisie accidentelle ou acquise.

Voici d'abord la description classique et toujours vraie
que donne Arétée : « le nez est effilé ; les pommettes sont
saillantes et leur coloration tranche sur la pâleur du reste
de la face ; les conjonctives sont luisantes et d'un léger
bleu de perle, les joues caves, les lèvres rétractées ; le cou
paraît oblique et gêné dans ses mouvements ; les omoplates sont ailées ; les côtes deviennent saillantes, tandis que
les espaces intercostaux s'enfoncent ; quelquefois la poitrine
semble rétrécie, quelquefois même elle l'est réellement.
Lorsque la marche de la maladie est lente, le ventre est
aplati et rétracté, les articulations semblent plus grosses, les
ongles se recourbent. »

Staub ayant parfaitement résumé les caractères que les
auteurs ont assignés à la constitution tuberculeuse, je lui
emprunte les traits principaux de la description qu'il consacre aux divers âges.

Première enfance. — Organisation très-délicate, extrémités grêles, peau étiolée fine et blanche, cheveux blonds,
yeux bleus vifs et tendres, muscles mous, sans force con-
tractile. Éruption des dents précoce, irrégulière, voix aiguë,
croissance rapide en disproportion avec la force physique.

Prédominance du système nerveux, intelligence précoce,
grâce et gentillesse de l'esprit.

Au moindre exercice, à la moindre stimulation, le cœur

et le poumon précipitent leurs mouvements fonctionnels.

Adolescence. — Tous ces caractères deviennent plus saillants, la prédominance nerveuse est encore plus marquée ; le cou est long, la poitrine étroite, d'où résulte l'aspect ailé des omoplates.

Age adulte. — Corps fluet, élancé ; le jeune homme se tient courbé en avant ; la voix est grêle, criarde ou rauque, indice d'une tendance fluxionnaire de la muqueuse laryngée [1] ; appauvrissement du système sanguin avec prédominance de ses parties séreuses ; peau pâle et terne, muscles flasques, sclérotique bleuâtre [2], système pileux peu développé [3], ongles de formes spéciales.

Pour Laënnec, les sujets ainsi constitués ne forment que le plus petit nombre des phthisiques, et, bien que des auteurs recommandables professent, aujourd'hui, que la constitution est un élément de peu de valeur dans l'étude de la prédisposition aux tubercules, j'accorde une certaine importance à l'opinion d'Andral : « Le plus souvent on trouve dans la constitution de ceux qui sont destinés à succomber à la tuberculose, un ensemble de caractères qui peuvent à l'avance faire prévoir le développement de la maladie [4]. »

Je vais énumérer brièvement quelques dispositions particulières locales :

Taille. — Pour Boyd et Briquet, la taille s'élève au-dessus de la moyenne ; Fournet trouve les résultats obtenus contradictoires et de nulle valeur.

---

[1] « Défiez-vous de ces raucités qui surviennent à l'époque de la puberté, surtout quand elles sont persistantes. »	(G. DE MUSSY.)

[2] La teinte nacrée de la sclérotique témoigne seulement de la minceur de cette membrane qui laisse transparaître la choroïde subjacente.

[3] « Le développement du système pileux, et surtout des poils des membres et du tronc, regardé par le vulgaire comme un signe de force, est souvent observé chez les sujets lymphatiques ou scrofuleux.» (G. DE MUSSY.)

[4] « Le phthisique d'Arétée, que chacun reconnaît et condamne à première vue, appartient au prédestiné, c'est-à-dire à la variété constitutionnelle et diathésique de la tuberculose pulmonaire : chez ceux-là le type est complet, l'extérieur répond à l'intérieur.»	(PIDOUX.)

Même incertitude et mêmes contradictions sur le *poids*, la couleur de la *peau*, des *cheveux* et des *yeux*.

La *conformation de la poitrine* a aussi donné lieu à des assertions de plus en plus discordantes.

Steinbrenner affirme que la constitution tuberculeuse se révèle par une poitrine aplatie, rentrante, resserrée, longue, avec côtes minces, saillantes, courbées, et espaces intercostaux rentrants; par des omoplates en ailes et par un dos voûté.

Fournet trouve dans ses observations 1/3 d'individus à poitrine large, bien conformée, bien développée, et 2/3 à poitrine étroite et aplatie.

Hirtz établit que les proportions normales de la poitrine sont complétement renversées, et que le thorax subit à son sommet un rétrécissement notable.

Briquet, après avoir examiné avec soin les deux circonférences de la poitrine, sur un grand nombre de phthisiques, déclare n'avoir jamais retrouvé les mesures de Hirtz.

Pour Pidoux, « le plus ordinairement dans les phthisies acquises ou accidentelles, rien ne décèle la prédisposition ; on y rencontre toujours des conformations de l'ensemble et du thorax normales, puissantes même. »

La conclusion naturelle à tirer de ces divergences, dirai-je avec Woillez, c'est la nécessité d'entreprendre de nouvelles recherches.

Forme des doigts et des ongles. — Hippocrate et Arétée ont indiqué comme appartenant spécialement aux phthisiques, un état morbide des doigts, une forme particulière connue sous le nom de doigts *hippocratiques* ou doigts en *massue* [1].

Les doigts sont alors constitués par des cylindres qui vont en diminuant, depuis l'articulation métacarpo-phalangienne jusqu'à la base de la seconde phalange; arrivés à ce point,

---

[1] Vaguement décrite par Sauvage, Double, Patissier et Faye, elle a été entièrement passée sous silence par Laënnec, Louis et Andral.

ils grossissent de nouveau jusqu'au milieu de la dernière phalange, et se terminent par un bout large, arrondi en forme de *massue*. Ce développement exagéré résulte de l'hypertrophie du tissu lamineux placé à la base de l'ongle et précisément sous la racine.

Cette déformation en produit une seconde qui porte sur les ongles ; la racine de l'ongle étant soulevée, l'ongle lui-même s'incurve et son bord libre simule une espèce de *griffe*.

Ces dispositions, qui se rencontrent de préférence chez les femmes, ne dépendent en aucune manière des diverses professions [1].

Trousseau a écrit « que la forme hippocratique des doigts est presque exclusivement propre aux tuberculeux, et que tous ceux qui ont la main hippocratique sont tuberculeux, à peu d'exceptions près. »

Briquet, qui a constaté la forme hippocratique des doigts 63 fois sur 70 phthisiques, la regarde « comme un signe précieux de dispositions aux tubercules, » pendant que Fournet est conduit à penser « que cette déformation doit être considérée comme une altération exceptionnelle, sans rapport direct avec la phthisie pulmonaire. »

Alquié déclare que les exceptions ne portent que sur la phthisie accidentelle, mais que « la phthisie constitutionnelle, héréditaire, est toujours accompagnée de la susdite déformation. »

A quelle époque de la maladie se montre-t-elle ?

Doublé, Faye, Blandin et Vernois pensent que la forme hippocratique des doigts n'apparaît que vers la dernière période de la phthisie, et qu'elle est le résultat de l'émaciation, de la diminution croissante de la graisse sous-unguéale.

---

[1] Pigeaux (1832) a trouvé le recourbement des ongles chez 1/10 des malades non phthisiques, et, d'après Vernois, les ongles recourbés se sont montrés 18 fois sur 88 cas entièrement étrangers à la tuberculisation.

Pour Pigeaux, « c'est un signe prodromique, qu'il faut attribuer à un trouble de l'hématose, quelle que soit d'ailleurs la cause de ce trouble. »

L'opinion de Pidoux, que je cite textuellement, n'est pas très-tranchée : « Je n'ai qu'un mot à dire des doigts hippocratiques : quand on ne les observe pas, il faut bien se garder de conclure que l'individu n'est pas phthisique, car ils existent dans le quart des cas tout au plus. Quand ils existent, ils ne dénoncent pas toujours la phthisie. »

Cette seconde assertion est sujette à contestation, et je renvoie Pidoux à Trousseau !

D'après mes observations personnelles, en Algérie et dans les diverses stations méditerranéennes, les phthisiques héréditaires, à forme torpide (et plus spécialement les femmes), présentent *presque toujours* une forme particulière de la main et des ongles.

7° *Tempérament*. — Bien qu'il soit généralement admis que les tubercules se développent de préférence chez les personnes à tempérament lymphatique, Louis, Castelnau, Papavoine, ont mis en doute l'exactitude de cette opinion, parce qu'ils ont rencontré la phthisie chez des individus à tempérament sanguin, bilieux ou nerveux.

Fournet pense que le tempérament *médiocrement lymphatique* est celui qui se retrouve le plus souvent chez les phthisiques.

D'après Andral, les individus qui ont eu des scrofules dans leur enfance, sont disposés à devenir phthisiques dans l'âge adulte, et surtout pendant la durée même de la maladie scrofuleuse.

En général, la phthisie est fréquente sur des individus à cheveux châtains ou blonds, à peau blanche et fine.

8° *Age*. — Les recherches modernes ont toutes confirmé l'aphorisme d'Hippocrate, établissant que le *tabes* sévit de préférence de 18 à 35 ans [1].

[1] « Aucun âge n'est à l'abri de la phthisie, mais on l'observe surtout

Pour ce qui concerne l'enfance, les statistiques de Papavoine ne coïncident pas avec celles de Barthez et Rilliet, parce qu'on n'a pas toujours distingué assez nettement la phthisie pulmonaire d'avec la tuberculisation générale ou locale.

Clark donne l'échelle suivante, en commençant par la plus grande fréquence des tubercules pulmonaires.

$$
\begin{array}{lllll}
\text{De 20 à 30 ans} \ldots & 1409 \text{ morts.} \\
\phantom{\text{De }}30 \quad 40 & — & 1228 & — \\
\phantom{\text{De }}40 \quad 50 & — & 805 & — \\
\phantom{\text{De }}50 \quad 60 & — & 522 & — \\
\phantom{\text{De }}15 \quad 20 & — & 290 & — \\
\end{array}
$$

Les statistiques de Bayle, Louis, Andral, Lombard et Briquet placent la plus grande fréquence de la phthisie entre 20 et 30 ans. Toutefois, les éléments de ces moyennes varient suivant les localités, et suivant les circonstances dans lesquelles elles ont été recueillies.

Voici les résultats que j'ai constatés à Alger :

1° A Mustapha sur 100 phthisiques :

        14   avant   20 ans.
        16   de 20   à   30   —
        70   au delà de   30   —

2° Hôpital civil d'Alger (140 phthisiques) :

        12   avant   20 ans.
        14   de 20   à   25   —
        19   —   25   —   30   —
        96   au delà de   30   —

3° Hôpital du Dey (107 phthisiques) :

        4   de 17   à   20 ans.
        62   —   20   —   25   —
        16   —   25   —   30   —
        25   au delà de   30   —

9° *Sexe*. — Rien de parfaitement établi au sujet du sexe : les chiffres recueillis par les divers observateurs varient se-

aux époques des grandes révolutions organiques, où l'économie, comme ébranlée par le travail qu'elle a accompli, est plus accessible à l'action des causes morbifiques. »   (Guéneau de Mussy).

lon les pays, et, dans un même pays, suivant certaines périodes.

Pour Bayle, la phthisie est à peu près également fréquente dans les deux sexes.

Laënnec, J. Frank, Louis, Benoiston, Staub, Home ont compté plus de femmes phthisiques que d'hommes.

Clark donne les chiffres 17,320 femmes contre 15,271 hommes.

Briquet et Boyd assurent, au contraire, que la maladie se rencontre plus souvent chez les hommes.

Les résultats de mes recherches à Alger, pendant une période de trois ans, m'ont fourni les chiffres de :

Ville :

Européens.	184	hommes.	74	femmes.	
Musulmans.......	53	—	12	—	
Israélites.........	21	—	10	—	[1].

Hôpital civil :

Français...........	54	hommes.	27	femmes.
Espagnols........	14	—	12	—
Indigènes........	10	—	1	—
Mustapha........	80	—	20	—

J'ai donné plus haut les raisons de la plus grande fréquence des phthisies accidentelles chez les indigènes.

10° *Les professions*. — Les ravages effrayants que cause la phthisie pulmonaire, dans les grands centres industriels, parmi les classes ouvrières, ont conduit les médecins hygiénistes, qui ont remis en grand honneur la science de l'étiologie des maladies, à rechercher les causes afférentes aux professions elles-mêmes [2].

Comme les travaux de Benoiston (de Châteauneuf), Julius (de Hambourg), Lombard (de Genève), et Louis Hirt, ont

[1] Les décès par phthisie à Alger sont pour 100 décès :
Européens 7.06. Musulmans 6.83. Israélites 7.23.

[2] Quelque rigueur qu'on apporte à de semblables études, il demeurera toujours difficile de faire la part exacte de chaque influence, au milieu de ce dédale de causes et d'effets.

élucidé ces intéressantes questions dans les limites des plus grandes probabilités, je ne craindrai pas de donner des détails circonstanciés, en réunissant ici tout ce qui se rattache aux professions considérées comme causes prédisposantes et comme causes déterminantes de la tuberculose.

Un premier point parfaitement établi, c'est l'influence funeste des professions sédentaires, recluses, qui n'exigent qu'un exercice limité, et qui s'exercent à l'intérieur, dans des lieux clos, usines et fabriques.

Un second point, non moins incontestable, c'est l'influence nuisible de certaines poussières, et de l'inhalation de plusieurs vapeurs et gaz industriels.

Vers le commencement du siècle, les professions les plus exposées à contracter la phthisie avaient été rangées dans l'ordre suivant :

1° Fabricants d'acides minéraux ;

2° Individus obligés à des efforts de voix ou de respiration (acteurs, chanteurs, verriers, joueurs d'instruments à vent) ;

3° Ouvriers exposés aux vapeurs arsenicales ou mercurielles (faïenciers, peintres, fondeurs, doreurs, miroitiers) ;

4° Ouvriers forcés de respirer des poussières métalliques, végétales ou animales (polisseurs de métaux, plâtriers, tailleurs de pierre, cardeurs de soie laine coton et chanvre, meuniers, chapeliers, charbonniers) ;

5° Ouvriers ayant à exécuter des mouvements étendus et continus des membres supérieurs (boulangers, forgerons, scieurs de bois).

Les statistiques établies par Benoiston (de Châteauneuf) n'offraient pas une valeur assez bien déterminée, parce qu'elles n'indiquaient jamais les proportions de phthisie dans chaque profession, et qu'elles ne tenaient aucun compte des modifications pouvant agir simultanément sur le même individu.

Lombard, en utilisant les recherches de Benoiston et de Julius, a formé deux tableaux :

Dans le premier, il range toutes les professions suivant le chiffre de mortalité fourni par chacune d'elles ; dans le second, il classe ces mêmes professions suivant leur chiffre de mortalité par phthisie.

Professions fournissant un nombre de phthisiques supérieur à la moyenne générale (11.4 sur 100 décès).

Sculpteurs, imprimeurs, chapeliers, polisseurs, soldats, joailliers, tailleurs, menuisiers, perruquiers, écrivains, cordonniers, tonneliers, lingères, cordonnières, brodeuses.

Professions fournissant un nombre de phthisiques inférieur à la moyenne générale.

Carriers, bouchers, fondeurs, boulangers, forgerons, serruriers, maçons, tisserands, cardeuses, matelassières.

Partant de là, Lombard a fixé les proportions de la fréquence de la phthisie pulmonaire dans les diverses professions.

— Les classes pauvres de la société sont deux fois plus accessibles à la phthisie que les classes aisées ou riches.

— La vie sédentaire détermine un beaucoup plus grand nombre de phthisies que la vie active. : : 141 : 89 [1].

---

[1] Desayre a obtenu des résultats analogues en comparant, d'une part, les cantonniers et les charpentiers, de l'autre, les cordonniers et les couturières.

Eugène Paz, dans sa *Gymnastique raisonnée*, donne des renseignements intéressants, sur l'influence qu'exerce l'inégal développement de certains groupes musculaires.

Le maître de danse a les jambes énormes ; mais les bras sont grêles, la poitrine étroite et maladive.

Le portefaix a les bras musculeux, les épaules larges et charnues ; mais les jambes sont raides, la poitrine creusée, conformation qui les prédispose à la phthisie.

Le forgeron et le serrurier se trouvent dans le même cas, par le développement anormal de l'épaule et du bras droit, aux dépens de la partie gauche et des muscles du thorax.

Si sur cent tailleurs, quatre à peine atteignent un âge avancé, il faut en chercher la cause dans leur vie sédentaire et l'attitude de leur corps ; courbés quatorze heures par jour sur leur ouvrage, la respiration se fait

— L'air chargé des émanations de térébenthine, d'huiles dessiccatives, est très-funeste.

— L'air chargé de corps étrangers, de poussières, exerce en général une influence nuisible.

Les tableaux ci-joints résument plus clairement les résultats obtenus par Lombard.

INFLUENCES NUISIBLES.

Émanations de vernis, huiles dessicatives, etc.	369 sur 1,000
Molécules minérales...........................	177 —
Molécules diverses très-divisées.............	152 —
Molécules animales..........................	144 —
Vie sédentaire...............................	141 —
Atmosphère des ateliers.....................	138 —
Air chaud et sec.............................	127 —
Position courbée.............................	122 —

INFLUENCES PRÉSERVATRICES.

Vie active....................................	89 sur 1,000
Exercice de la voix..........................	75 —
Vie passée à l'air libre......................	73 —
Émanations animales.........................	60 —
Vapeurs aqueuses............................	53 —

Il résulte, de ce qui précède, que les professions qui peuvent être considérées, avec le plus de certitude, comme étant, par elles-mêmes, des causes de phthisie, sont celles qui entraînent le séjour dans une atmosphère viciée, et le défaut d'exercice. Il ne faut pas perdre de vue l'intervention d'autres facteurs : (la misère entraînant avec elle une mauvaise alimentation, les excès de travail, le sommeil insuffisant, l'habitation malsaine, les privations de toute espèce, etc.).

Louis Hirt (*Les maladies des artisans*) étudie, avec soin, l'influence sur l'organisme en général, et sur les organes respiratoires en particulier, des diverses poussières et vapeurs ou gaz industriels.

mal, la cage thoracique se rétrécit, les poumons se compriment, et ils sont conduits peu à peu à la tuberculose.

Toutes les poussières, par leur présence continuelle dans les voies aériennes, par l'irritation incessante qui en résulte, prédisposent à des lésions des bronches et du parenchyme pulmonaire, et engendrent par la suite des états morbides à marche fatale.

C'est par pénétration que les diverses molécules arrivent aux tissus des poumons, en écartant les divers éléments anatomiques, et non pas en les déchirant, comme l'avaient pensé quelques auteurs ; « dès lors, elles suivent le courant des liquides extravasculaires, sont fixées en parties par des cellules, par des noyaux, tandis qu'une autre partie est charriée vers la racine du poumon, jusque dans les ganglions du médiastin. » (Hirt.)

Si l'on veut ranger les poussières suivant le degré de malignité, par rapport à la phthisie, on trouve :

A. Les minérales. — *B*. Les métalliques. — *C*. Les animales. — *D*. Les végétales.

Règle générale, les poussières les plus nuisibles sont celles qui proviennent de corps très-durs, réduits en poudre impalpable, à éléments irréguliers.

A. Les poussières minérales sont à molécules aiguës et pointues, ou à molécules rondes et mousses.

La poussière de diamant est l'une des plus dangereuses par la ténuité et l'acuité de ses éléments [1] ; viennent ensuite les poussières des pierres meulières [2], de la pierre ponce, du silex, du marbre, de la withérite, de l'hématite, du granit, du gneiss, du basalte, de l'agate, du mica.

Les poussières de grès sont moins nuisibles, parce qu'elles se trouvent formées, en partie de particules aiguës, en partie de molécules mousses.

Les poussières d'argile, de plâtre, de craie, de serpen-

---

[1] Heureusement elle se développe en petite quantité.

[2] D'après Peacock, l'âge moyen de ces ouvriers ne dépasse pas 26 ans.

[3] Ludwig a constaté que les tailleurs de pierres de grès, qui remplissent les carrières de Königstein (Saxe), sont moins exposés que les marbriers.

tine, d'ardoise, de graphite, sont mousses et partant bien moins dangereuses.

B. Les poussières métalliques, formées de molécules aiguës et pointues, lèsent les tissus, non pas tant par la dureté de ces éléments que par leur finesse ; la plus grossière est la moins dangereuse ; la plus fine, la plus perfide.

La poussière de fer, qui donne chez les maréchaux ferrants, les cloutiers, les couteliers et les serruriers, une moyenne de 11 à 12 phthisiques sur 100 malades, fournit pour les tailleurs de limes, le chiffre très-élevé de 62 p. 100.

La poussière de cuivre agit aussi comme celle de fer, mécaniquement ; celle de plomb, de zinc, à particules rondes et émoussées, n'a pas d'effet très-appréciable sur les organes respiratoires.

C. L'influence des poussières animales est beaucoup plus funeste.

La laine est formée comme le poil d'une enveloppe épithéliale, d'une couche corticale et d'un canal central ; la surface est recouverte comme par de petites écailles.

Les fabrications de draps, et surtout celles de velours de laine, seraient très-dangereuses si les ouvriers, mieux rétribués, n'avaient une alimentation plus réconfortante.

La poussière de cheveux et de poils, alors qu'elle est inspirée, produit des ulcérations sur les dernières ramifications bronchiques. Il en est de même de celle des os (très-fine, contenant des molécules acérées, mélangées à des éléments émoussés).

Les poussières de nacre et de corne sont inoffensives.

D. Les poussières végétales exercent très-peu d'action sur les voies respiratoires. Celles de charbon sont à particules plus ou moins aiguës et tranchantes selon la provenance ; la houille donne des éléments sphériques ou polygonaux avec très-peu d'angles aigus ; le charbon de bois fournit des éléments à aiguilles pointues très-acérées ; la suie est formée par des molécules rondes.

Les poussières de tabac (à corpuscules très-fins, angu-
leux et pointus) ont été regardées par quelques hygiénistes
comme nuisibles, par d'autres comme antimorbides.

La fabrication du coton et de la ouate engendre une
poussière très-ténue qui exige au bout de quelque temps
l'interruption de travail.

Les poussières de lin, de chanvre, de bois, sont formées
de petits éléments plus ou moins ténus, les uns ronds, la
plupart aigus et acérés.

Parmi les poussières à éléments sphériques ou émoussés,
figurent celles de la chicorée, de la garance, des diverses
graminées (seigle, froment, orge et avoine) ; celles de farine
sont peu nuisibles [1].

Non moins importante à étudier est l'action des gaz et
des vapeurs [2].

Malgré l'action spéciale que les gaz et les vapeurs produisent sur l'organisme, on ne les retrouve jamais anatomiquement dans les tissus, parce que leurs molécules
agissent sur les voies respiratoires plutôt chimiquement,
en déterminant une irritation des diverses muqueuses.

La phthisie qui se développe dans ces cas et qui a reçu
de Bühl le nom de *phthisie inflammatoire*, est produite non
pas par un contact immédiat, direct et mécanique (comme
pour les poussières), mais par une action chimique profonde
et énergique.

Les gaz irrespirables (chlore, vapeurs sulfureuses,
nitreuses, de chaux, de térébenthine), produisent la phthisie
18 fois sur 100 cas de maladie [3].

Les gaz irrespirables inspirés purs, asphyxient rapide-

---

[1] Si les boulangers et les pâtissiers n'arrivent pas à un âge avancé, il
faut en accuser les bronchites et les rhumatismes qu'ils contractent dans
leurs travaux pénibles, le corps étant exposé à des variations brusques
de température.

[2] Ces deux mots sont pris ici indifféremment l'un pour l'autre.

[3] Les statistiques de Benoiston et de Lombard sont ainsi confirmées par
celles de Hirt.

ment ; inspirés en très-petite quantité, ils amènent des accidents graves du côté des voies respiratoires.

Ils comprennent : A. Les gaz et vapeurs acides (sulfureuses, sulfuriques, nitreuses). B. Les vapeurs alcalines (ammoniaque). C. Celles de chlore.

A. Les fabricants de chapeaux de paille, en outre de l'acide sulfureux [1] employé pour le blanchiment, respirent une poussière très-dangereuse qui se forme en brossant les chapeaux avec un mélange de chlorure de chaux et de céruse.

Les ouvriers qui blanchissent les tissus d'origine animale (soie, laine, plumes).

Les joailliers sont très-exposés à la phthisie (18.6 p. 100 malades), position assise, inspiration de poussière fine et des vapeurs nitreuses.

Les orfévres et les doreurs sont encore plus atteints (4/5 des malades) à cause des vapeurs mercurielles.

B. L'ammoniaque, qu'engendre la putréfaction des matières animales et que l'on prépare de plusieurs manières, ne suffoque les animaux qu'à l'état de pureté.

C. Les vapeurs de chlore provoquant la toux, la suffocation, le spasme de la glotte, chez les blanchisseurs de coton.

Les gaz toxiques n'ont en général aucune influence au point de vue qui nous occupe, parce que leur action s'exerce sur toute l'économie ; c'est l'analyse seule du sang qui peut révéler la présence du gaz absorbé.

Ces gaz agissent seuls ou mélangés à l'air.

Les plus actifs sont l'oxyde de carbone, l'acide carbonique, l'hydrogène sulfuré.

Les gaz indifférents comprennent l'air plus azoté que respirent les mineurs ; l'air chargé d'hydrogène (usine oxy-

---

[1] Des expériences de Carminati, Eulenberg et Hirt, il résulte que c'est un gaz qui paralyse le nerf vague et ses terminaisons pulmonaires, «excite d'abord, puis paralyse les centres nerveux respiratoires. »

hidrique de New-York) ; et le gaz des marais (triste série des fièvres intermittentes ou paludéennes).

Les vapeurs d'iode, de brôme et de zinc sont inoffensives, celles des huiles grasses ou essentielles peuvent être désagréables à l'odorat, mais elles n'altèrent pas la santé des ouvriers.

Par contre les vapeurs de térébenthine, lorsqu'elles sont inspirées en grande quantité, produisent des troubles, du côté de la respiration et de la circulation.

(Vernisseurs, peintres, teinturiers, fabricants de vernis.)

Les vapeurs de pétrole constituent un poison énergique.

Les diverses industries, vivant au milieu des vapeurs animales qui se dégagent des matières organiques en putréfaction, n'ont à redouter qu'une odeur très-désagréable.

Dans quelques cas, ces vapeurs semblent agir favorablement sur certaines maladies chroniques des poumons.

Je passe actuellement à l'influence des professions, comme causes déterminantes de la phthisie pulmonaire. Les maladies qui se développent par l'action nuisible des poussières sont : la bronchite chronique ou catarrhe des bronches, l'emphysème, la pneumonie, la phthisie pulmonaire. Quelle que soit leur forme, quelle que soit leur marche spéciale, elles convergent toutes vers ce terme funeste, la tuberculisation.

Le catarrhe chronique des bronches est sans contredit l'affection la plus fréquente ; d'après leur malignité, on peut ranger les poussières qui l'engendrent dans l'ordre suivant : végétales, métalliques, animales et minérales.

Quand la bronchite chronique a duré quelques années, elle développe assez souvent l'emphysème pulmonaire. Dans ces cas, ce sont surtout les poussières minérales qui y prédisposent, puis viennent les végétales, et enfin sur la même ligne les animales et les métalliques. Il n'y a pas de poussière qui, par elle-même, produise l'emphysème sans bronchite antécédente [1].

---

[1] L'asthme nerveux, succédant à l'inhalation des poussières d'Ipé-

La pneumonie est rarement engendrée par l'inhalation directe des poussières; d'ordinaire elle se greffe sur un catarrhe chronique persistant. Les végétales semblent être les plus nocives, et l'on retrouve dans les crachats le corps du délit.

La phthisie pulmonaire est plus fréquente chez les ouvriers soumis à l'inhalation des poussières, alors qu'ils ont une profession sédentaire, nécessitant une même position du corps [1]. Comme je l'ai dit plus haut, d'après les recherches de Lombard et de Hirt, les poussières les plus nocives sont les minérales et les métalliques, viennent ensuite les poussières animales et les végétales.

Hirt décrit sous le nom de *pneumonoconiosis* les affections qui en résultent : je crois devoir les passer brièvement en revue, afin de pouvoir mieux apprécier les récentes recherches.

L'*anthracosis* (Pearson, 1817) résulte de l'inhalation des diverses poussières de charbon. Le signe pathognomonique, c'est l'expectoration des crachats charbonneux (les particules de charbon étant les unes libres, les autres renfermées dans des cellules).

A l'autopsie la coupe du poumon présente un aspect noirâtre ; l'on voit sur certains points des amas de poussière charbonneuse, mais il est rare de trouver des cavernes [2].

Les médecins anglais [3], décrivent sous les noms de *mélanose*, de *Blak phthisis*, de *phthisie mélanique*, cette maladie déterminée par la simple pénétration dans le poumon, des molé-

cacuanha, d'avoine, de foin, ne peut guère dépendre d'une action directe de ces molécules sur les bronches.

[1] Clarck doute fort que les irritants locaux puissent donner lieu au développement des tubercules pulmonaires.

[2] « Le métier de charbonnier, où *l'action constante* de la poussière de charbon sur les voies respiratoires, ne donne pas lieu au développement habituel de la phthisie pulmonaire ou de l'emphysème (TRÉBUCHET, — VERNOIS). Les ouvriers mouleurs en bronze, qui se servent exclusivement du poussier de charbon, ne sont pas sujets à une maladie spéciale (emphysème ou bronchite), « comme le pensaient Mélier et Tardieu. »

[3] Gregory 1822; Christison ; Marshall-hall ; Graham (1835).

cules charbonneuses suspendues dans le milieu ambiant.

Crocq en Belgique, Genest et A. Tardieu en France, ont parfaitement étudié la marche et la symptomatologie de l'affection. Riembault de Saint-Étienne lui donne le nom de *mélanidie*. La croyance de l'immunité des houillères pour la phthisie repose-t-elle sur des documents bien probants? La statistique établit-elle une distinction assez nette entre la consomption mélanique (phthisie charbonneuse) et la vraie phthisie tuberculeuse?

Au cours d'une discussion à l'Académie de médecine de Belgique « Étiologie de la tuberculose » Boulvin et Graux, d'après Sauveur (de Liége) avaient admis que sur 30 tuberculeux appartenant à différentes professions, on comptait 6 houilleurs; ils corroboraient ainsi l'opinion de Patissier [1] qui regarde la phthisie comme une maladie professionnelle chez les mineurs. François a constaté que son opinion (1818) sur l'immunité des houillères était maintenant partagée par les médecins des populations charbonnières des bassins de Mons, de Hainaut, de Liége, de Decise, (France), de Newcastle. Ce qui semble décisif, c'est que les parents, les frères, les sœurs, des hommes qui hantent l'intérieur des mines, sont au contraire très-fréquemment atteints de phthisie.

Van den Brœck s'est rallié à ces idées en rappelant les statistiques, également confirmatives, de Lombard Tackrak et Forbes.

Pour expliquer cette immunité, Fossion invoque la douceur et l'uniformité de température de l'intérieur de la mine (15 à 20°). Martens croit à l'heureuse influence de la densité relative de l'air inspiré, (plus d'oxygène à volume égal).

D'autres praticiens ne sont pas éloignés de reconnaître dans l'acide sulfhydrique dégagé, sinon un préservatif, du moins une des causes de l'*anémie*, le véritable fléau des mi-

---

[1] *Traité des maladies des artisans.* Paris.

nes. Les recherches de Hirt me semblent résoudre péremptoirement le problème [1].

La *Siderosis*. — Zenker découvrit le premier la présence du fer (à l'état d'oxyde) dans les poumons des ouvriers travaillant le rouge d'Angleterre. Le signe caractéristique, c'est la présence des stries rouges formées par des corpuscules d'oxyde de fer, reconnaissables au microscope. A l'autopsie on trouva la surface des poumons toute rouge et les lobes supérieurs et moyens parsemés de petits amas rougeâtres et durs. Tout le parenchyme était labouré de petites cavernes à parois en partie lisses, ou rugueuses.

Merkel (de Nuremberg) a trouvé le fer à l'état d'oxyde magnétique. Le plus souvent le fer est mélangé avec la silice (aiguiseurs d'objets en acier, aiguilles, plumes, etc.), et se retrouve dans les crachats. La pneumonie chronique qui en résulte enlève assez rapidement les malades [2].

La *Tabacosis ;* c'est aussi à Zenker que l'on doit la description de cette forme de pneumonie, engendrée par la pénétration dans le tissu alvéolaire de grains très-fins de tabac, offrant à l'autopsie des poumons en partie atrophiés et parsemés de petites tâches brunâtres.

Que penser alors de l'opinion de Ruef prétendant que les ouvriers des manufactures de tabac sont exempts de phthisie, et que chez ceux qui en sont atteints exceptionnellement la maladie marchait moins vite ?

Toutefois, la statistique de Hirt pour les ouvriers en cigares (36,9 p. 100) me paraît très-élevée, et doit tenir à de mauvaises conditions hygiéniques. Lorsque les ouvriers sont assujettis, comme à Paris, à quelques simples précautions (les ateliers étant d'ailleurs convenablement ventilés),

[1] 2 phthisiques sur 100 malades pour les charbonniers; une fraction d'unité (0,8 sur 100 pour les mineurs).

[2] Parmi les forgerons de la manufacture d'armes de Chatellerault, on ne rencontre que peu ou point de phthisiques, par contre les limeurs (limage de fer et de bois) sont très-souvent atteints de tuberculisation (18 sur 600).

ils atteignent aisément un âge avancé, (âge moyen 58 ans).

Je ne crois pas fondée l'observation de Guéneau de Mussy qui attribue à l'action irritante de la fumée de tabac longtemps prolongée, une influence déterminante sur le développement de la phthisie.

L'histoire de *La Chalicosis* a été parfaitement élucidée par les recherches de Jean Bubbe, Peacock, Feltz, Porcher, Greenhow, Meynel. Tous ces auteurs y ont reconnu la symptomatologie de la tuberculose et, à l'autopsie, ils ont constaté l'existence des cavernes, et des masses dures dans lesquelles l'analyse chimique a découvert la silice en quantité notable.

Alison dit que les tailleurs de pierre à Édimbourg, n'arrivent guère jusqu'à l'âge de 50 ans, sans avoir présenté quelques symptômes de phthisie.

Knight n'établit pas suffisamment que l'asthme des rémouleurs de Scheffield *Grinder's asthma* soit constitué par des tubercules pulmonaires ; Holland qui lui donne le nom de phthisie n'en mentionne pas davantage la présence.

En cherchant à déterminer l'action des poussières des meules de grès, Desayre pense que ces grains noirs répandus par myriades au milieu du tissu pulmonaire, produisent l'engorgement puis l'induration, et l'ulcération ; toutefois ces cavernes ne contiennent pas de tubercules. L'auteur dit n'en avoir jamais vu un seul dans les poumons des aiguiseurs [1].

Andral n'admet pas que les *caillouteux* du Berri (tailleurs de pierre à fusil) soient plus exposés à la tuberculose.

L'inspiration de poussières de coton produit la *Lyssinosis*. Cœtsem qui a appelé cette affection, pneumonie cotonneuse, lui reconnaît 3 périodes ; prodromale, marquée par un catarrhe chronique des bronches ; inflammatoire, avec signes

---

[1] En étudiant les habitudes des tailleurs de grès et des rémouleurs de Scheffield, on a pu constater que ceux-là étaient surtout atteints, qui parlaient en travaillant ou respiraient la bouche ouverte.

de pneumonie, mais avec crachats spéciaux contenant de petits corps floconneux visibles à la loupe; de marasme.

D'une enquête médicale sérieuse, Villermé avait conclu que les désordres observés à l'autopsie « n'étaient pas toujours à beaucoup près ceux de la phthisie. »

Les recherches de Parent Duchâtelet sur les batteurs et les cardeurs de matelas, les coupeurs de poils de lièvre et de lapin, les chapeliers arçonneurs, les plâtriers, les bluteurs de noir animal, l'ont conduit à admettre que « tout individu bien portant peut vivre impunément dans une atmosphère infecte, et tellement chargée de poussière qu'à peine on peut y voir; mais que tout individu déjà phthisique ou disposé à la phthisie ne peut y exister. »

Hunter et Ure vont plus loin et assurent que les ouvriers employés dans les manufactures de coton et de laine sont épargnés par la scrofule et la phthisie.

Je ne saurais trop recommander l'examen attentif du tableau ci-joint dressé par L. Hirt, à la suite des recherches les plus consciencieuses. C'est sans contredit le document le plus probant que possède la science sur cette importante matière.

Faute de conclusions indiscutables, et pour montrer, une fois de plus, combien sont complexes les influences qui agissent sur une profession donnée, je crois devoir apporter mon petit contingent de faits précis, recueillis dans les prisons de Paris (Mazas, Madelonnettes, La Santé) au milieu de conditions très-favorables de bonne observation.

Les détenus y sont, en effet, soumis à une surveillance médicale incessante, qui permet de constater, jour par jour, l'état de santé et de maladie, en appréciant, à leur juste valeur, l'intervention des modificateurs hygiéniques.

Et tout d'abord, je ne puis partager l'avis des auteurs qui regardent l'emprisonnement en général, et le système cellulaire en particulier, comme conduisant à la phthisie pulmonaire.

Fréquence relative de la phthisie chez les ouvriers travaillant dans la poussière.

I. — Poussière métallique.

sur 100 MALADES.	Souffrent de phthisie.
Aiguiseurs d'aiguilles....	69,6
Tailleurs de limes........	62,9
Lithographes............	48,5
Fabricants de passoires..	42,1
Rémouleurs.............	40,4
Mouleurs...............	36,9
Horlogers..............	36,5
Fondeurs en caractères...	31,9
Graveurs...............	26,3
Teinturiers.............	25
Vernisseurs............	25
Peintres...............	24,5
Imprimeurs.............	21,6
Teinturiers.............	19,7
Ferblantiers...........	14,1
Epingliers.............	12,5
Couteliers, cloutiers.....	12,2
Serruriers.............	11,5
Maréchaux-ferrants......	10,7
Fondeurs de cuivre.....	9,4
Ouvriers en laiton.......	6

II. — Poussière minérale.

sur 100 MALADES.	Souffrent de phthisie.
Tailleurs de silex.	80
Tailleurs de meules......	40
Tailleurs de pierres.	36,4
Plâtriers...............	19
Ouvriers en porcelaine...	16
Potiers................	14,7
Charpentiers.........	14,4
Maçons	12,9
Ouvriers en diamants.....	9
Ouvriers en ciments......	8,10

III. — Poussière végétale.

sur 100 MALADES.	Souffrent de phthisie.
Ouvriers en cigares......	36,9
Tisserands.............	25
Cordiers..............	18,9
Menuisiers............	14,6
Carrossiers............	12,5
Pâtissiers.............	11,6
Meuniers.............	10,9
Boulangers..........	7
Ramoneurs...........	6,5
Charbonniers.........	2
Mineurs..............	0,8

IV. — Poussière animale.

sur 100 MALADES.	Souffrent de phthisie.
Brossiers..............	49,1
Coiffeurs.............	32,1
Tapissiers.............	25,9
Pelletiers.............	23,2
Tourneurs............	16,2
Fabricants de harnais....	12,8
Boutonniers..........	15
Chapeliers...........	15,5
Fabricants de draps.. ...	10

Mes études sur Mazas [1] ont été publiées à une époque, où les écrivains éminents qui patronnaient, chez nous, les systèmes américains, avaient voix prépondérante dans les conseils du gouvernement ; malgré leur résistance, malgré l'ardente opposition de Lélut, j'ai pu voir triompher mes idées, par la confirmation de mes statistiques et par l'adoption des réformes que j'avais proposées.

Ces circonstances donnent plus de valeur aux deux conclusions qui suivent :

1° La première application du système cellulaire faite, en France, dans les conditions les plus favorables d'installation, d'organisation, de surveillance administrative, a fourni des résultats déplorables au point de vue du nombre des aliénations mentales, du nombre des suicides [2] ;

2° Le nombre des malades et des décès a été plus considérable dans les prisons en commun qu'à Mazas ; quant à la nature des maladies (dans les prisons soumises aux deux systèmes), à leurs caractères, à leur proportion respective, je n'ai pas constaté de différence bien sensible, seulement je puis affirmer que les engorgements glandulaires et scrofuleux se développent à Mazas plus promptement chez les individus qui n'en avaient jamais été atteints ; et qu'ils prennent un volume plus considérable chez ceux qui en possédaient les premiers germes [3].

Les observations que j'ai enregistrées à la prison de la Santé, cette maison modèle, qui possède un quartier cel-

---

[1] Mazas, *Études sur l'emprisonnement cellulaire* et la *Folie pénitentiaire*, 3ᵉ édit., Paris, 1857.

	Mazas (système cellulaire).	Madelonnettes (prison en commun).
[2] Suicides...............	1 sur 12,000...	1 sur 971
Tentatives de suicide....	1 — 765......	1 — 0

C'est-à-dire que les suicides ont été douze fois plus nombreux qu'à Mazas !

[3] Maladies :

Vieille-Force.. ⎰	maisons en commun ⎱	24 pour 100 détenus.
Madelonnettes.		18,05 — 100 —
Mazas..........	système cellulaire...	11,71 — 100 —

lulaire (500 cellules), et un quartier de travail en commun (600 détenus), confirment pleinement les résultats qui précèdent.

Dan ces divers établissements, pendant une direction médicale de 24 ans, j'ai rencontré des engorgements glandulaires et scrofuleux, mais je n'ai pas constaté un seul cas de phthisie pouvant être attribué à la réclusion.

Les inconvénients professionnels [1] ont toujours été facilement amoindris, ou entièrement écartés, par un ensemble de mesures hygiéniques d'une application facile.

En étudiant de près les prisonniers, tourneurs en cuivre [2] et ceux travaillant aux papiers colorés par la préparation arsénicale, dite vert de Schweinfurst [3]; j'ai réuni les éléments de deux mémoires encouragés par la Commission des arts insalubres de l'Académie des sciences.

Je les résumerai en quelques mots pour montrer l'importance de l'hygiène professionnelle préventive, quand elle peut maîtriser la malpropreté et la négligence des ouvriers.

L'atelier de tourneurs en cuivre était installé aux Madelonnettes, dans une chambre peu vaste, au rez-de-chaussée, assez mal aérée, éclairée par deux fenêtres grillées. Les détenus tournaient des pièces de cuivre, et les limaient afin de livrer au commerce des petites serrures, des verroux, des boutons de porte, etc. — En entrant, on apercevait la poussière de cuivre voltiger fine et légère, briller en montant, et descendant à travers un rayon lumineux.

Voici maintenant les conclusions de mon premier travail :

— Un individu peut vivre dans une atmosphère chargée de poussière de cuivre, sans altération appréciable de sa santé.

---

[1] Ouvriers occupés à trier des légumes, à préparer des plumes de volailles et de gibier, cordonniers, tailleurs, chaussonniers, papetiers, etc.

[2] De la non-existence de la colique de cuivre. (In *Ann. d'hygiène*, 1858.)

[3] Existe-t-il une affection propre aux ouvriers en papiers peints qui manient le vert de Schweinfurst. (In *Ann. d'hygiène*, 1858.)

— L'inspiration de la poussière de cuivre ne produit aucun accident.

— L'ingestion de la poussière de cuivre donne lieu à quelques troubles des voies digestives, avec malaise général.

— La colique de cuivre, telle qu'elle est décrite par les auteurs du dix-huitième siècle (Desbois de Rochefort et Combalusier), et plus près de nous par Blandet, Michel Lévy, Corrigan et autres, n'existe pas.

Je passe au second :

Dans une salle située au rez-de-chaussée des Madelonnettes, salle spacieuse et parfaitement aérée, étaient réunis une soixantaine de prisonniers pour la fabrication d'abat-jour peints en vert, de ballons, de petites lanternes coloriées. Aux premiers jours, il était survenu des inconvénients, mais une surveillance plus active et des précautions raisonnables, les avaient fait bientôt disparaître. Après une année d'observations, je pouvais arriver aux conclusions suivantes :

1° Il existe une affection professionnelle propre aux ouvriers qui manient le vert arsénical de Schweinfurst ;

2° Elle est caractérisée par la manifestation de vésicules, pustules, plaques muqueuses et ulcérations, situées sur les parties du corps exposées au contact immédiat de la matière colorante ;

3° Ces accidents sont locaux, *sans retentissement sur l'organisme*, sans troubles des systèmes circulatoires et assimilatifs ;

4° Ils ne présentent aucune gravité ;

5° Leur développement peut être arrêté par des précautions hygiéniques (ablutions fréquentes, bains, gants, division du travail) ;

6° Leur existence est utilement et promptement combattue par un traitement spécifique (lotions d'eau salée sur les parties, que l'on saupoudre immédiatement de calomel à la vapeur).

Puisse cette étude, un peu trop minutieuse peut-être, mais à coup sûr intéressante, inspirer à d'autres observateurs la pensée de compléter, d'après le nouveau programme de Hirt, les importantes recherches de Benoiston, de Lombard et de Parent Duchâtelet.

11° *Causes hygiéniques. — Saisons.* — Il est généralement admis que les saisons froides et humides prédisposent à la phthisie, et favorisent le développement des tubercules pulmonaires ; malheureusement, il est difficile, je dirai même impossible, d'étayer cette opinion sur des données statistiques probantes, car personne ne peut connaître le moment précis de l'invasion du mal. Celles fournies par Briquet ne sont pas plus précises, que celles invoquées par Louis.

La prétention de quelques auteurs de vouloir déterminer l'influence des saisons sur le développement de la tuberculose, par le chiffre de la mortalité aux différentes époques de l'année, n'est sérieusement pas admissible.

Trébuchet avait constaté qu'à Paris, les mois les plus meurtriers étaient mars, avril et mai, tandis que septembre, octobre et novembre se trouvaient les mois les plus favorables.

Les statistiques de la mortalité algérienne ont fourni 324 cas de phthisie en été et 312 en hiver.

Bertherand a compté :

en 1856   22 cas en hiver 86 en été.
en 1858 133   —   94   —

Mes relevés à Alger et à Mustapha, que je ne donne qu'à titre de simples renseignements, se traduisent par les proportions ci-jointes :

Automne	26	Printemps	19
Hiver	35	Été	20
Total	61	Total	39

Mitchell admet aussi que l'hiver est pour les phthisiques, qui habitent Alger, la saison la moins funeste.

Incertitude des statistiques; résultats variant suivant les pays, voilà donc notre bilan scientifique sur cette question.

Habitations. — Fourcault admet, et avec raison selon moi, que les habitations basses et humides, privées de rayons solaires, encombrées, trop étroites, non aérées, favorisent le développement des tubercules pulmonaires.

On a vu (dit A. Latour) des familles entières s'éteindre par la tuberculose, dans des huttes creusées à plusieurs pieds au-dessous du niveau du sol, construites en murs de terre et recouverts d'un chaume à moitié pourri, qui donnait passage aux infiltrations des eaux pluviales.

Pour déterminer l'influence fâcheuse des habitations, il faut de toute nécessité invoquer l'intervention de plusieurs facteurs; j'ai déjà parlé des uns, j'apprécierai les autres à leur juste valeur, en parlant du traitement hygiénique.

Alimentation. — Si, comme je me suis efforcé de le démontrer, l'origine de la phthisie trouve sa raison d'être dans un trouble grave de la nutrition, tout ce qui se rattache à la bonne ou à la mauvaise alimentation, doit agir comme cause prédisposante.

D'après les principes de la physiologie moderne de la nutrition, la nourriture azotée ou albuminée se transforme en muscles et en force par la digestion et l'assimilation, tandis que la nourriture carbonatée, graisseuse et amylacée se trouve brûlée, et crée par cette combustion même, la chaleur animale.

Fick et Wislicenus (de Zurich), E. Smith et Franckland (de Londres), Haughton (de Dublin), ont entrepris une série d'expériences pour préciser l'origine de la force dépensée par les animaux. Les recherches de ces savants physiologistes paraissent établir que la production de la force musculaire dépensée par les animaux et par l'homme, n'est pas tant le produit des aliments azotés, que le produit sur la combustion lente des aliments carburés.

Avec cette théorie, la formation de la chaleur animale

par la combustion du carbone des aliments, s'accompagne du développement de la force, dont les muscles ne sont probablement que les instruments et non les créateurs.

Si donc la nutrition tire plus de force et de puissance de la graisse que de la viande [1], il n'est plus vrai que la viande veut dire énergie musculaire, et les céréales et les substances grasses représentent seulement la chaleur. Ainsi s'explique la nature omnivore de l'homme, la force physique de l'Hindou, qui se nourrit principalement de riz, et celle du paysan irlandais qui consomme tant de pommes de terre [2].

Par des faits observés sur les glycosuriques et les vaches laitières, Bouchardat a prouvé, que la continuité dans la perte, en proportion considérable, des aliments de calorification, conduit à la tuberculose.

Par d'autres faits recueillis sur les singes, les noirs transportés du centre de l'Afrique dans les pays froids, les prisonniers arabes internés en France, l'éminent professeur d'hygiène a démontré que la continuité dans l'insuffisance des aliments de calorification, eu égard à la température extérieure, et aux besoins de l'organisation, engendre la phthisie pulmonaire.

Voici du reste l'énoncé de cette formule étiologique :

« La continuité dans l'insuffisance de la production de chaleur, ou de l'exhalation d'acide carbonique, eu égard au besoin de l'organisation, conduit à la tuberculisation pulmonaire.

Si le but principal de l'hygiène est d'allonger la vie en prévenant les causes de la maladie, soit les prédisposantes ou éloignées, soit les excitantes ou déterminantes, il faut de toute nécessité, au moyen des aliments de calorification,

---

Les chasseurs de chamois du Tyrol supportent mieux la fatigue en se nourrissant de graisse de bœuf qu'avec le même poids de viande maigre.

[2] Comparez les enfants des villes mangeant 20 kilog. de viande toutes les semaines, aux enfants des paysans nourris de pommes de terre, de farine de maïs, d'avoine et de lait.

mettre en harmonie la consommation avec la dépense.

Les auteurs qui ont attribué une grande influence aux aliments végétaux dans la production de la phthisie, ne se sont pas aperçus que les faits sur lesquels ils s'appuyaient pouvaient être diversement expliqués.

Si les vaches de nos étables et les singes de nos ménageries deviennent facilement tuberculeux, cela tient moins à la nourriture, qu'au défaut du grand air et de l'exercice, à l'inobservance d'autres conditions hygiéniques[1].

Les lions et les tigres dont la nourriture est exclusivement animale, n'échappent pas aux atteintes de la tuberculose.

Andral faisait remarquer dans ses leçons, que la nourriture des Anglais est certainement plus animale que dans les autres contrées de l'Europe, et cependant la phthisie est de beaucoup plus fréquente dans les Iles Britanniques.

Vêtements. — L'instinct et l'expérience des siècles enseignent à l'homme, dans chaque contrée, quels sont les vêtements les plus adaptés à sa constitution physique. En s'éloignant de ces sages préceptes, l'on s'expose aux plus sérieux inconvénients.

Lorsque nos soldats sont arrivés en Algérie, ils ont été surpris de voir les Arabes couverts, en plein été, de leurs larges vêtements de laine; tous à l'envi voulaient conserver leurs étoffes légères de fil et de coutil, mais bientôt les indispositions et les fièvres sont venues les prévenir qu'il fallait adopter les usages des indigènes.

Il serait difficile de contrôler, par la statistique, l'assertion de Sydenham affirmant « que la mode de changer d'habits a tué plus de monde que la poudre à canon, » mais il est incontestable que la pensée de l'hippocrate anglais se reportait, en écrivant ces lignes, à des faits analogues à ce que je viens de signaler. Les premières troupes débarquées

---

[1] Chez les vaches laitières, pour augmenter la sécrétion lactée, ne va-t-on pas jusqu'à diminuer la perspiration cutanée en laissant la peau de l'animal souillée de crottes et de saletés.

aux Indes n'avaient-elles pas fait de même un pénible apprentissage.

Dans les pays chauds, les vêtements de laine, en contact immédiat avec la peau sont indispensables : d'une part la laine agissant comme absorbant ; de l'autre par le frottement qu'elle exerce sur la peau, elle entretient une stimulation salutaire des vaisseaux capillaires qui s'épanouissent à sa surface.

Pendant toute la saison d'hiver, les malades qui se rendent dans le Midi doivent être constamment couverts de flanelle, de la tête aux pieds ; mieux vaut supporter un peu de chaleur que de s'exposer à voir s'arrêter brusquement la perspiration insensible du système cutané.

On ne saurait trop leur recommander aussi d'avoir toujours à leur portée un vêtement supplémentaire (plaid ou paletot) afin de se garantir des variations de température, variations parfois plus facilement éprouvées par le corps, qu'indiquées par le thermomètre.

Quelques praticiens ont prétendu que l'usage des corsets chez les femmes était une cause fréquente de lésion pulmonaire, mais Louis, qui s'est livré à ce sujet à une enquête minutieuse, conclut en ces termes :

« L'influence des corsets sur la phthisie, et en général celle des choses qui nuisent au développement du corps, est d'autant plus douteuse que l'affection tuberculeuse se trouve à peu près également fréquente chez les sujets d'une constitution forte, et chez ceux qui ont une constitution faible. »

L'influence des corsages ouverts ou décolletés n'est pas mieux déterminée que la précédente.

Travail. Causes morales. — Les travaux excessifs physiques ou intellectuels, les veilles prolongées, les profonds chagrins, les agitations morales, doivent produire incontestablement une action déprimante sur l'organisme, mais contre l'avis de Laënnec, je ne pense pas qu'elles exercent une influence directe sur la production de la phthisie accidentelle ou acquise.

Guéneau de Mussy après avoir constaté que les peines de l'âme et les passions tristes, dépriment la force vitale et favorisent le développement de toutes les maladies organiques, ajoute que Lorry « a merveilleusement décrit la marche de la phthisie mélancolique ».

Cette opinion me semble tant soit peu exagérée, et je me permets de croire que les mélancoliques en question étaient, tout au moins, entachés d'un vice héréditaire.

Nier l'influence du moral sur le physique, en restreindre même l'action, serait chose déraisonnable, mais faire intervenir les mouvements de l'âme dans la production d'un tubercule ou d'une néoplasie, ne me paraît pas chose démontrée par la saine observation.

Je n'admets pas davantage cette autre assertion de G. de Mussy.

« Les excès de tout genre, les excès vénériens en particulier, et ces déviations des facultés génériques si communes dans les maisons d'éducation, doivent être rangés parmi les causes prédisposantes ou occasionnelles de la tuberculisation. »

Ces termes sont trop absolus ; ces honteuses aberrations produiront toujours des désordres graves, la dépression des manifestations physichiques, l'abrutissement, le crétinisme moral, la débilité et la déformation corporelles, mais à moins de prédispositions héréditaires ou constitutionnelles bien accentuées, elles n'engendreront jamais la phthisie pulmonaire.

Il me paraît superflu de rechercher avec de Mussy si les tuberculeux sont plus ou moins portés aux plaisirs vénériens. C'est là une question complexe, très-secondaire du reste, qu'il est impossible de juger par la statistique, et qu'il est difficile de résoudre au moyen de l'observation clinique.

Grossesse. — L'influence que peut exercer la grossesse

sur la marche de la phthisie est diversement appréciée. Favorable pour les uns, elle est constamment fatale pour les autres.

Ici, comme dans les questions qui précèdent, il faut tenir compte, avant tout, des idiosyncrasies individuelles, et de la nature de l'affection pulmonaire.

Pidoux divise la grossesse en deux périodes. Pendant la première [1] (*de concentration et de spasme*), la phthisie est enrayée et muette. Cette période de la gestation qu'il appelle aussi *période nerveuse ou hystérico-hypocondriaque* « suspend et enchaîne les symptômes ; la femme est tuberculeuse et ne paraît pas phthisique. »

La deuxième période *expansive et vasculaire* se trouve caractérisée « par une direction tout opposée des mouvements fluxionnaires ».

« Les tubercules pulmonaires sortent de leur torpeur, se raniment et commencent à reprendre leur évolution subinflammatoire quelque temps engourdie. »

Je ne vois pas ce que viennent faire l'hystérie et l'hypocondrie dans cet acte tout physiologique de la grossesse ! aussi laissant à des confrères plus favorisés le soin de contrôler ces idées, à coup sûr très-originales, je me borne à dire ce que j'ai constaté dans maintes circonstances : dans les phthisies héréditaires, la grossesse un moment enrayée, reprend après l'accouchement, sa marche progressive, tandis que dans les phthisies accidentelles, la grossesse opère le plus souvent une diversion très-salutaire sur l'altération des poumons, en favorisant la guérison de la maladie. L'allaitement, est sans nul doute, une cause très-active d'épuisement, et cependant, comme l'avait remarqué Morton, et comme j'ai pu m'en assurer à plusieurs reprises « on voit des femmes débiles se fortifier par l'accomplissement répété des devoirs de la maternité. »

[1] De la conception jusque vers le quatrième mois.

7

Je ne puis admettre avec Guéneau de Mussy, que les grossesses répétées « soient pour beaucoup de femmes la cause occasionnelle de la phthisie, d'autant plus que la fécondité est loin d'être toujours en rapport avec l'énergie de la constitution ».

L'étiologie de la phthisie pulmonaire que j'appellerai directe, est assez variée, malheureusement assez riche, sans qu'il soit nécessaire d'invoquer des causes qui, en somme, n'exercent qu'une action d'affaiblissement ou de dépression.

Pour rendre ma pensée plus compréhensible, je suis heureux de citer ce passage d'un discours de Béhier à l'Académie de médecine : « La misère, le froid habituel, la débauche surtout la débauche génitale, le séjour dans un air confiné, les travaux excessifs et continus, toutes ces circonstances vicieuses qui dépriment profondément l'individu, sont de nature à rendre l'économie qu'elles frappent, apte à ne produire, sous le coup de causes accidentelles, qu'une néoplasie pauvre et viciée dès le début.... Mais il y a encore autre chose, quelque chose de plus, et cela nous l'ignorons ».

B. *Causes déterminantes.* — Nous retrouvons ici la plus grande partie des causes déjà signalées comme causes prédisposantes de la phthisie pulmonaire.

Je me suis assez longuement étendu sur les *professions* pour ne plus avoir à y revenir.

Dans l'appréciation des causes dites *hygiéniques*, il ne faut pas perdre de vue les inconvénients d'étudier isolément l'influence des différents modificateurs, car c'est toujours sur leur ensemble que doit se concentrer l'attention du médecin hygiéniste [1]. Je prends par exemple l'action du froid ; *à priori* il paraît très-aisé d'établir avec exactitude son in-

---

[1] « La débilitation et l'affaiblissement de la force organique, une incitation anomale locale, dit avec beaucoup de raison G. de Mussy, me paraissent être les causes prédisposantes ou occasionnelles les plus puissantes et les plus saisissables de la tuberculisation ; ce sont ces deux termes fondamentaux du théorème pathogénique de cette affection, d'où nous déduirons le théorème thérapeutique ou prophylactique. »

fluence, mais dans la pratique il est très-difficile de l'isoler des autres causes productrices ; de là les nombreuses contradictions des auteurs.

Briquet reconnaît au froid une influence bien marquée sur le développement des tubercules pulmonaires [1].

Flourens a conclu d'expériences faites sur des poulets, que le froid exerce sur les poumons des animaux une action directe et constante, (d'autant plus grave et plus prompte que l'animal est plus rapproché du moment de la naissance) et qu'il engendre une inflammation chronique, la phthisie pulmonaire [2]. De leur côté Andral, Louis, Fournet et Clark n'ont jamais pu constater cette influence avec une certitude scientifique.

Dans une discussion remarquable à l'Académie de Médecine de Bruxelles, Fossion a soutenu que « la phthisie est habituellement le résultat du refroidissement des organes de la respiration » en ce sens qu'elle détermine l'explosion de la diathèse tuberculeuse [3].

A ce mode d'action, l'orateur rattache un grand nombre d'influences réputées favorables au développement des tubercules, pour en distraire d'autres, réputées contraires au même *processus* pathologique. « Si les causes débilitantes, la misère, le chagrin, le sédentarisme, une nourriture insuffisante, sont de nature à provoquer la tuberculisation, c'est qu'elles tendent à refroidir les poumons. »

L'âge où se déclare ordinairement la phthisie est celui où l'appareil respiratoire subit l'évolution qui doit parfaire son développement ; alors l'organe est *excité*, et si cet or-

---

[1] Chez 35 malades sur 109, un refroidissement brusque et bien senti a été le point de départ de la maladie.

[2] Académie des Sciences (1828).

[3] Par réfrigération du poumon, Fossion entend surtout un abaissement de la température du tissu même de l'organe, sous l'action topique de l'air inspiré « le froid pour déterminer la phthisie, doit agir directement et immédiatement sur le tissu pulmonaire, et amener une réfrigération de sa substance. »

gane éprouve une diminution dans sa température normale « soit par l'insuffisance de matériaux réparateurs et combustibles, soit par l'influence du froid extérieur, il va s'y déposer de la matière tuberculeuse » c'est pour cela que le passage d'un climat chaud à un climat froid, détermine si aisément la phthisie.

Causes pathologiques. — En thèse générale, toutes les maladies graves convergent vers un état de débilité qui peut favoriser les manifestations tuberculeuses chez des individus déjà prédisposés, mais il n'est pas facile de déterminer l'influence directe, immédiate, que peuvent exercer certaines maladies des voies respiratoires, sur le développement de la phthisie par le fait d'une stimulation morbide.

Dès le commencement de ce siècle, cette question de savoir si les tubercules sont ou ne sont pas consécutifs aux affections phlegmasiques de l'organe pulmonaire, a été vivement débattue.

Broussais défendait l'opinion traditionnelle du rhume négligé ou mieux du rhume dégénéré. « L'inflammation catarrhale du poumon peut, quand elle se prolonge par l'action continuelle des causes qui l'ont produite, imprimer aux vaisseaux lymphatiques du viscère une impulsion qui les fait dégénérer en tubercules, ou qui fournit des dépôts de matière tuberculeuse. »

Bayle, Laënnec, Clark, Louis, au contraire, regardaient le développement des tubercules comme primitif, spontané, tout à fait indépendant des affections phlegmasiques des organes respiratoires.

Laënnec n'accorde à la bronchite aucune influence sur le développement des tubercules pulmonaires :

Pour Clark, la bronchite ne peut que hâter l'évolution morbide de tubercules pulmonaires préexistants.

Dans tous les cas de phthisie aiguë observés par Louis, les bronches étaient parfaitement saines. Le catarrhe pulmonaire aigu et un peu intense, débute toujours par la base des poumons, tandis que les tubercules se développent constamment au sommet de ces organes.

« L'apparition fréquente des rhumes, dit Fournet, leur marche longue et rebelle, la grande disposition des malades à les contracter, ne sont, lorsqu'ils existent, que des effets organiques placés sous l'influence de la cachexie tuberculeuse générale, ou du travail de tuberculisation déjà établi dans les poumons. »

Pour donner une idée de la difficulté de la question, je vais donner un extrait des opinions d'Andral à deux époques différentes.

« En résumé, écrivait-il en 1834, l'observation des symptômes, les ouvertures des cadavres, les raisonnements fondés sur l'analogie, me semblent concourir à démontrer que, dans la très-grande majorité des cas, le développement des tubercules pulmonaires est précédé par des congestions sanguines à divers degrés ; de telle sorte que les cas où ces congestions ne peuvent être appréciées, sont véritablement exceptionnels. »

Actuellement l'illustre maître professe que « à l'instar de toute sécrétion normale, la sécrétion du tubercule est précédée dans le poumon d'un travail de congestion sanguine, active, variable par son siége et par les désordres fonctionnels auxquels elle donne lieu. Mais cette congestion ne suffit pas pour produire les tubercules ; seule, elle ne peut pas plus rendre compte de leur formation, que de celle des nombreuses altérations qui peuvent frapper un organe enflammé.

Pour que, sous l'influence d'une congestion sanguine, des tubercules se développent dans le poumon, il faut qu'il y ait une prédisposition spéciale. Il est incontestable qu'on peut voir se développer les inflammations les plus diverses par leur durée, par leur intensité et par leur siége, sans que le tubercule en soit la suite. »

Pour Beau, ces opinions contradictoires se réduisent en

somme à des hypothèses de pathogénie [1]. « L'observation clinique, la seule base raisonnable constate que le plus ordinairement, les symptômes de tuberculisation apparaissent après les symptômes d'une affection des organes respiratoires. »

Après avoir relaté des observations très-intéressantes de laryngite (*a frigore*) ; de trachéite, (femme mouillée par la pluie en allant au travail) ; de bronchite, (entrepreneur exposé à un froid assez vif) ayant été le point de départ de la phthisie pulmonaire, il se résume en ces termes : « l'explosion des symptômes de la tuberculisation, a lieu très-souvent après l'explosion des symptômes ordinaires du catarrhe des voies aériennes. »

D'autre part, l'influence tuberculigène des laryngo-bronchites produites par les poussières délétères, est bien plus active que celle des inflammations catarrhales produites par les refroidissements. La tuberculisation se montre comme lésion secondaire et consécutive aux différentes lésions de l'appareil laryngo-pulmonaire.

Dans un remarquable et récent travail, A. Baréty[2] démontre que l'adénopathie trachéo-bronchique (modification pathologique des ganglions des bronches et de la partie inférieure ou intra-thoracique de la trachée), et la phthisie bronchique ou ganglionite tuberculeuse, se montrent souvent comme complications de la phthisie pulmonaire [3].

La *Phthisis a peripneumonia* de Morton, ne repose que sur des hypothèses pathogéniques. L'irritation chronique des cas rapportés par Broussais, n'était autre chose que la

---

[1] Beau. De la Tuberculisation pulmonaire dans ses rapports avec les affections locales des organes respiratoires. In *Gazette des hopitaux.*

[2] L'Adénopathie trachéo-bronchique en général, et en particulier dans la scrofule et la phthisie pulmonaire (Paris 1871).

[3] « On est exposé à tous les âges, à mourir par le fait d'altération des ganglions médiastins, soit que l'on souffre et succombe par les progrès seuls de cette altération et par le retentissement qu'elle a sur toute l'économie, soit que l'on succombe par les altérations diverses de voisinage que les ganglions trachéo-bronchiques peuvent produire. » (Barety).

toux qui accompagne le premier degré de la phthisie, car la pneumonie a toujours été secondaire.

Bouillaud croit établir l'existence de la phthisie pneumonique sur l'observation de 13 cas; mais dans aucun, cette pneumonie primitive n'a pu être constatée avec certitude.

Piorry déclare que l'inflammation aiguë du poumon, générale ou partielle, avec ou sans prédisposition à la phthisie pulmonaire, peut donner lieu, si elle persiste, à la production du tubercule. Rilliet et Barthez professent qu'une phlegmasie, et spécialement la pneumonie aiguë, peut se terminer par un dépôt tuberculeux chez des individus originellement prédisposés aux tubercules.

Bayle et Laënnec ont combattu ces appréciations avec énergie, parce qu'ils n'ont trouvé que bien rarement des tubercules chez les sujets succombant à une pneumonie aiguë.

« Aujourd'hui, dit Andral, je reste convaincu qu'il n'y a aucun lien nécessaire entre la production de la matière tuberculeuse, et l'existence d'une irritation antécédente qui amènerait à sa suite une congestion, puis un tubercule. Seule, et sans le concours d'une autre cause, l'inflammation, quels que soient sa durée, son intensité, son siége, ne saurait créer la matière tuberculeuse; ce qui détermine la formation de celle-ci, c'est la disposition innée ou acquise, dans laquelle l'inflammation ou la simple hypérémie trouve l'organisme. »

Carswel, Clark, Fournet partagent complétement les opinions de Bayle, Laënnec et Andral. Louis et Grisolle, les corroborent par des recherches statistiques [1].

La lésion organique qui produit l'hémoptysie peut-elle être la cause des tubercules pulmonaires ?

---

[1] La phthisie pulmonaire ne succède immédiatement à la pneumonie que dans un trentième des cas.

Existe-t-il une *Phthisis ab hemoptoe* ?

Cette doctrine, comme dit Peter [1], trouve ses vieilles lettres de noblesse dans les écrits d'Hippocrate, de Morton, de Frédéric Hoffmann.

Fournet s'est efforcé de replacer l'hémoptysie et la congestion active du poumon, parmi les causes déterminantes des tubercules pulmonaires. « Tout porte à penser que la préexistence de l'hémoptysie aux tubercules du poumon est un fait très-rare. »

Alors que selon Laënnec, « aucun fait positif ne prouve que l'hémoptysie puisse par elle-même déterminer les tubercules. » Alors que Broussais lui-même reconnaît que la congestion pulmonaire n'est point une cause de tuberculisation.

Les autorités, les raisonnements, les observations, écrit Dubois d'Amiens, prouvent que la phthisie ne peut pas être engendrée par l'hémoptysie.

Louis et Clark pensent de même que l'hémoptysie est toujours l'effet des tubercules.

Andral reconnaît actuellement, qu'aucun fait ne démontre la possibilité pour la matière tuberculeuse, de se produire au milieu d'une masse de sang épanché dans le poumon. Il est convaincu que, chez la très-grande majorité des phthisiques, les poumons contiennent déjà des tubercules à l'époque où a lieu la première hémoptysie. « En résumé, dirai-je avec Peter, d'une part, il est incontestable que la tuberculisation, envisagée à son point de vue le plus général, s'effectue, dans les tissus et les organes, sans hémorrhagie préalable et nécessaire de ceux-ci ; et que le plus souvent, la tuberculisation peut avoir lieu dans le poumon sans hémoptysie préalable.

---

[1] « En étudiant la tolérance des poumons pour les tubercules, on voit qu'ils peuvent résider pendant un certain temps à l'état de granulations, sans exciter de réaction périphimyque dans le parénchyme circonvoisin. »

Il est incontestable, d'autre part, que l'hémoptysie s'observe sans tuberculisation pulmonaire consécutive dans les cas d'affections du cœur.

Donc l'hémoptysie a besoin pour se produire de la prédisposition organique. »

Pleurésie. — Broussais et après lui Fournet, pensent que l'irritation peut se transporter directement ou par sympathie de la plèvre au poumon, et produire ainsi des tubercules; mais Bouillaud déclare qu'il n'a pas rencontré un seul cas, dans lequel la tuberculisation du poumon se soit opérée consécutivement à une pleurésie simple.

Les recherches de Louis, Andral, Rilliet et Barthez ont démontré que la phthisie pulmonaire ne succède que très-rarement à la fièvre typhoïde.

Les opinions sont contradictoires pour ce qui concerne la scarlatine, la rougeole et la variole.

Je pense avec Louis que toute espèce d'excitation, tout mouvement fébrile de quelque violence et de quelque durée, peut exercer une influence sur le développement des tubercules.

Diabète sucré. — La coïncidence de la phthisie pulmonaire et du diabète sucré est extrêmement fréquente, mais tout porte à croire que ces deux affections se développent simultanément sous l'influence des mêmes causes.

Il me semble difficile d'admettre l'influence de l'*aliénation mentale.* Si un grand nombre de déments et de lypémaniaques succombent à la phhtisie, il faut en rechercher la cause dans l'ensemble des modificateurs hygiéniques auxquels ils sont soumis.

La fluxion des organes respiratoires, cause plus ou moins prochaine du dépôt de productions hétéromorphes dans le poumon, peut être l'effet de la suppression d'autres mouvements fluxionnaires (physiologiques ou morbides) de l'organisme. L'arrêt brusque des règles, sous une impression de froid humide; la suppression des lochies au cours d'une affection puerpérale; celle du flux hémorrhoïdal, chez des personnes qui y étaient sujettes depuis plusieurs années [1].

Personne n'ignore combien il est dangereux de guérir une fistule ancienne, ou de tarir brusquement chez une personne prédisposée aux affections de poitrine, un foyer de suppuration.

Quelques auteurs ont placé au nombre des causes déterminantes de la phthisie pulmonaire, la syphilis, le scorbut, les dartres, la goutte et le rachitisme; de là des phthisies syphilitiques, scorbutiques et autres; mais en examinant la question de plus près, on s'aperçoit qu'il n'y a là qu'un rapport de coïncidence, de simple corrélation d'existence.

C'est ainsi que les mêmes causes qui produisent le scorbut, par exemple, peuvent aussi favoriser le développement des tubercules pulmonaires.

La question de savoir quels sont les liens pathogéniques qui unissent la phthisie pulmonaire aux *scrofules* a toujours été fort controversée.

Le reflet de ces divergences d'opinion se retrouve, et dans les diverses dénominations qui ont été données à la maladie elle-même, et dans les traitements analogues qui ont été préconisés pour la combattre.

Lugol avait établi une liaison entre la *scrofule* et la phthisie, en retrouvant chez de jeunes srofuleux morts de maladies intercurrentes, des traces évidentes de tuberculisation.

Hérard et Cornil étudiant la phthisie dans ses rapports avec la scrofule arrivent à ces conclusions :

1° La scrofule et la tuberculose sont deux affections distinctes, aussi bien par leurs caractères anatomiques que par leurs caractères symptomatiques.

---

[1] Hippocrate recommande, quand on est obligé d'exciser les hémorroïdes anciennes, d'en laisser au moins une, pour ne pas faire cesser complétement et brusquement une habitude hémorrhagique invétérée.

Il faut reconnaître néanmoins qu'elles ont entre elles un lien de parenté, et qu'elles sont quelquefois réunies chez le même individu.

2° L'état caséeux est une terminaison spéciale d'inflammation commune à la scrofule et à la phthisie.

3° La phthisie pulmonaire peut se rencontrer chez un scrofuleux, mais moins fréquemment qu'on ne le croit.

§ 2 — SYNONIMIE. — CLASSIFICATIONS.

Le mot phthisie vient du grec φθεω je dessèche, φθινομαι je me consume.

Voici la principale synonymie suivant les auteurs : Ψθισις, φθοή, Hippocrate, Arétée, Galien ; *tabes*, Celse ; *phthisis*, Pline, Cullen, Sauvages, Linné, Vogel, Sagar, Juucker ; *phthisis pulmonaris, scrofulosa*, Morton, Bœrhaave, Swediaur, Frank ; *affectio phthisica, tabes pulmonaris*, Hoffmann ; *hectica phthisis*, Young ; *marasmus phthisis*, Good ; *phthisis tuberculosa*, Pinel ; *pulmonia*, Cirigli ; *exulceratio pulmonum*, Crausius ; *consumptio pulmonum*, Hebenstreit ; *phthisie pulmonaire*, Bayle, Laënnec, Andral, Louis ; *pulmonary consumption*, École anglaise ; *phthisie tuberculeuse*, École française ; *tuberculosis, pneumonie caséeuse*, École allemande.

Phthisies professionnelles, des charbonniers, des remouleurs, des ouvriers maniant le coton, le fer, le lin, etc. [1].

Classifications dans les cadres nosologiques. Linné place la phthisie dans la classe X de la nosologie (*morbidiformes*) ordre premier (*emaciantes*).

Sauvages, dans la classe X *cachexies*, ordre premier *maigreur*.

Cullen, dans la classe des hémorrhagies entre l'hémoptysie et les hémorroïdes.

Pinel, dans la classe V ordre 1er. Lésions organiques gé-

---

[1] Voir l'article : Maladies professionnelles

nérales ; elle est réunie au scorbut, au cancer, aux scrofules.

Bayle qui définissait la phthisie « une lésion du poumon qui tend à produire une désorganisation progressive de ce viscère, à la suite de laquelle survient une ulcération » la divisait en six espèces.

1° Phthisie tuberculeuse ; 2° granuleuse ; 3° avec mélanose ; 4° ulcéreuse ; 5° calculeuse ; 6° cancéreuse [1].

La nomenclature de A. Clark est basée sur les caractères anatomiques [2].

1° *Phthisie spécifique ou granulo-tuberculeuse:* (Granulation grise vraie) : tubercule pigmentaire fibreux ou cellulaire.

2° *Phthisie scrofuleuse ou épithéliale :* Tubercule jaune primitif ; accumulation et dégénération crémeuse, désagrégation des cellules épithéliales.

3° *Phthisie catarrhale ou bronchique:* Ulcération des bronches avec dépôts fibroïdes et cellulaires adjacents, et dégénération crémeuse.

4° *Phthisie pneumonique :* Désagrégation des dépôts récents ou anciens dans la pneumonie vasculaire, lobaire ou lobulaire primitive, ou secondaire simple, ou scrofuleuse.

5° *Phthisie fibreuse (cirrhose, pneumonie chronique ou interstitielle) :* Dépôts fibroïdes avec dégénération crémeuse de portions de poumon résultant d'une irritation mécanique, comme chez les remouleurs, les maçons, les mineurs ; d'une inflammation rhumatismale du tissu interlobulaire, d'une pleurésie chronique, ou d'un état constitutionnel.

6° *Phthisie amyloïde :* Formation circonscrite ou diffuse de cellules infiltrées de matière amyloïde.

7° *Phthisie syphilitique :* Désagrégation crémeuse et infiltration diffuse des nodules du tissu nucléo-fibreux.

---

[1] Les deux premières seules méritent de garder ce nom : les autres sont des altérations anatomiques et des maladies tout à fait différentes.

[2] *Leçons au collége des médecins de Londres*, 1867. Cette nosographie est trop compliquée.

8° *Phthisie hémorrhagique :* Dégénération crémeuse et désagrégation des nodules du sang extravasé.

9° *Phthisie embolique comprenant les dépôts pyogéniques et les suppurations :* Dégénération crémeuse et désagrégation des dépôts de matière grise ou jaune résultant d'embolies pulmonaires venant du foie, des lymphatiques ou des veines.

Pidoux expose en ces termes sa classification naturelle des maladies chroniques.

« Je n'admets que trois maladies chroniques, capitales, initiales ou primitives, la scrofule, l'arthritis et la syphilis. Toutes les autres peuvent en sortir par substitution régressive ou dégénération (directement ou par abâtardissement ou métissage). A l'autre extrémité de l'échelle des maladies chroniques, je range les maladies finales ou organiques altérant l'organisation dans sa base (germe développé, blastème).

« Entre les capitales et les ultimes, se placent les maladies chroniques, mixtes, série infiniment multiple et nuancée, parmi lesquelles la phthisie tuberculeuse occupe une des places les plus importantes. »

« Je regarde la phthisie pulmonaire comme la moins originale ou la moins primitive de toutes les maladies chroniques, et la tuberculisation, en général, comme l'altération organique la moins spécifique et la plus commune. »

A propos de la discussion sur la tuberculose, j'ai déjà montré comment ces idées avaient été combattues par Béhier, Hérard, Hardy et Briquet.

A la société d'hydrologie, les distinctions de Pidoux ont rencontré une opposition plus énergique dans les discours de Hérard, Buron, Durand Fardel et Bouyer.

La phthisie paraît à Hérard aussi capitale, aussi primitive, aussi originale, que l'arthritisme, la scrofule et la syphilis ; de même l'hérétisme est aussi initial que l'arthritisme.

Buron a demandé à Pidoux la raison de cette singulière contradiction. Pour vous. l'arthritisme engendre la phthisie ;

le tubercule sort de la goutte, puis en même temps, vous proclamez l'existence d'un antagonisme entre l'arthritisme et la phthisie ! La phthisie est l'expression finale des affections arthritiques, et vos eaux sulfureuses de Bonnes n'auraient d'effet salutaire qu'en faisant rebrousser chemin à cette marche pathologique, après avoir appelé à votre aide des eaux alcalines.

Durand Fardel reproche à son éminent confrère de trop négliger les applications pratiques.

« Vous avez pris le hasard pour loi ; ces rapports que vous avez observés ne sont que des coïncidences, n'existent que dans votre théorie, et nullement dans la nature. »

Bouyer considère comme « une spéculation philosophique, comme un écart de génie » cette doctrine des antagonismes pathologiques, abritée sous le drapeau *fantaisiste* de l'herpétisme et de l'arthritisme, aboutissant, en dernier lieu, par un travail évolutif, à la phthisie son couronnement légitime.

Quel que soit le plus ou moins bien fondé de ces critiques, il est incontestable que les praticiens qui ne se payent pas de mots sonores et apocalyptiques, ne comprendront jamais comment cette affection à léthalité si redoutable, la phthisie, puisse se trouver reléguée dans la classe des maladies mixtes « maladies chroniques[1] dont on ne meurt pas, et qui ne sont ni l'arthritisme, ni le scrofulisme, ni le syphilisme francs ».

[1] En rendant compte à l'Académie de médecine d'un mémoire de Gaillard de Poitiers « *Essai sur les familles pathologiques* » Pidoux avait déclaré « qu'une maladie aiguë pure et simple, ne peut pas plus passer d'elle-même à l'état chronique, qu'elle ne peut être aiguë ou non, constitutionnelle et chronique, ou constitutionnelle tout à la fois. »

Bouley constate qu'il a entendu avec surprise Pidoux déclarer qu'une maladie chronique ne procède jamais d'une maladie aiguë.

Ricord, de son côté, soutient qu'en général les maladies chroniques procèdent d'une maladie aiguë, et en représentent la prolongation plus ou moins étendue, avec des modalités caractéristiques dans les symptômes et dans les lésions.

Chauffard et Gubler viennent au secours de leur ami, dans l'embarras, en plaidant les circonstances atténuantes, et Pidoux de répondre « nous nous entendrons l'hiver prochain. »

La classification de J. H. Bennet comprend une dizaine de variétés parmi lesquelles les plus importantes sont l'aiguë, la générale, la chronique, l'accidentelle, etc.

C'est ici le moment de signaler la distinction de Pidoux, en phthisie des riches et en phthisie des pauvres : « La phthisie des pauvres offre moins de variétés, est beaucoup plus simple. Le travail démesuré, la privation prolongée des choses nécessaires à la vie, les excès de tout genre, en un mot la misère hors de nous, finit par amener la misère en nous. La phthisie des riches est consommée, absolue, ou incomplète ; elle peut être consommée dans sa diathèse, et n'être qu'au début de son premier degré ; réciproquement il y a des phthisiques au troisième degré dont la phthisie est incomplète. »

Il faut avouer que cette distinction n'a pas rencontré beaucoup de partisans.

Tout le monde reconnaît bien que la phthisie que l'on observe dans les hôpitaux diffère sensiblement de celle que l'on rencontre dans la clientèle de la ville, ou des stations thermales ; mais cela tient essentiellement à des circonstances inhérentes aux conditions hygiéniques des malades. La nature même de la maladie n'est pas en question !

Je crois que l'on peut se borner à reconnaître deux grandes variétés :

La phthisie pulmonaire, héréditaire ou constitutionnelle ;

La phthisie accidentelle ou acquise.

Chacune d'elles peut être aiguë, subaiguë ou chronique : et présenter deux formes principales, la forme torpide et la forme éréthique.

La forme *torpide* greffée sur une constitution lymphatique ou scrofuleuse, représente l'alanguissement et la dénutrition. Les impressions y sont obtuses, la force vitale manque pour résister à la naissance et aux progrès du mal.

La forme *éréthique* animée par l'élément sub-inflammatoire avec les réactions de l'élément nerveux, devient plus nuisible dans ses effets, plus rapide dans sa marche par les sympathies étendues et violentes qu'éveille l'excitation.

Pidoux n'accepte ni ces dénominations, ni les idées qu'elles représentent. « Dépêchez-vous, dit-il, de vous servir de ces jolis mots pendant qu'ils ne sont pas encore banals. Le monde va bientôt les prendre, parce qu'ils sont légèrement romantiques, et surtout parce qu'ils ne signifient rien. »

Malgré cet ostracisme autoritaire, les mots torpides et hérétiques qui, déjà, avaient été accueillis très-favorablement à la Société d'hydrologie, ont été adoptés par la majorité des praticiens des stations hivernales, et hydro-minérales. Je les ai employés dans mes études sur les climats d'Alger, d'Ajaccio et du midi de la France ; j'en ai trouvé partout les applications pratiques, et au chapitre : CLIMATS, je montrerai que cette distinction essentielle constitue la vraie boussole des études climatologiques, au point de vue de la thérapeutique.

D'ailleurs ces mots torpides et éréthiques expriment si bien deux modalités, distinctes et capitales, de toutes les affections de l'organisme, que Pidoux les retrouvera, malgré lui, sous sa plume, dans ses périphrases imagées, alors qu'il s'agit de conseiller un séjour d'hiver de préférence à un autre.

CHAPITRE III

J'aborde actuellement, sans préambule, la partie essentielle du Traitement de la Phthisie pulmonaire.

Comme l'indique mon Introduction, dans le groupement des diverses médications et des innombrables agents curatifs, je me suis efforcé de tenir compte et de leur valeur absolue, et de leur importance relative, en raison des travaux scientifiques que les unes et les autres ont provoqués, en raison aussi des discussions animées qui en ont été les conséquences.

Quelque arbitraire que puisse paraître aux classiques de la profession ce *modus agendi*, j'ai la conviction qu'il facilitera beaucoup les recherches de mes jeunes lecteurs.

Loin de moi la prétention de signaler ici tous les produits pharmaceutiques, mis en œuvre sous les formes les plus variées, dans le passé comme dans le présent.

Je parlerai, avec plus de complaisance, de ce que je crois connaître le mieux, c'est-à-dire des médicaments et des agents thérapeutiques, dont j'ai expérimenté moi-même les effets et les résultats, soit dans mes fréquentes pérégrinations, soit dans les infirmeries des prisons de la Seine, confiées à ma direction.

Du reste, pendant ces longs mois de travail, j'ai toujours eu présentes à l'esprit, sans pourtant m'en émouvoir outre mesure, ces sages réflexions d'Amédée Latour.

« Il n'y a pas d'autre alternative, pour celui qui affirme sa croyance, que de passer pour un ignorant ou un spéculateur… Ceux qui ne croient à rien sont seuls les sages et les purs! »

A ceux de mes confrères qui désireraient consulter une classification didactique, je proposerais la suivante, tirée du *Compendium de Médecine pratique.*

TRAITEMENT DE LA PHTHISIE.

A. Prophylaxie.

B. Traitement rationnel. { α. Traitement contre l'altération tuberculeuse.
β. Traitement palliatif contre symptômes et complications.

C. Traitement empirique.

A. 1° Prévenir les prédispositions congénitales;

   2° Combattre le tempérament lymphatique;

   3° Éloigner les causes occasionnelles.

B. α 1° Médications internes (fer, iode, iodures, huile de foie de morue, etc.).

   2° Médications externes (exutoires, exhalaisons forcées, thoracocentèse, etc.).

  β 1° Traitement palliatif (alimentation, exercice, habitations, voyages).

   2° Traitement des symptômes (toux, expectoration, hémoptysies, diarrhée, fièvre, etc.)

C. Émissions sanguines — vomitifs — chlorure de sodium — goudron — créosote — digitale — sels alcalins, etc., etc.

Hugues Bennett (d'Édimbourg), après avoir placé l'origine de la Phthisie pulmonaire dans un trouble de la digestion, produisant un appauvrissement du sang et des exsudations tuberculeuses dans le poumon, indique comme déductions ces trois indications capitales :

A. Améliorer le trouble de la nutrition ;

B. Favoriser l'absorption de l'exsudation déjà déposée ;

C. Prévenir par l'hygiène le retour d'exsudations nouvelles.

A. Pour améliorer la nutrition, il faut produire l'assimilation d'une grande quantité de matières grasses (huile de foie de morue, analeptique par excellence).

B. Pour favoriser l'absorption des exsudats et calmer la fièvre symptomatique, on doit employer dans les formes aiguës de petites doses d'antimoine, des diurétiques, du sulfate de quinine, dans les formes chroniques des topiques révulsifs.

C. Pour prévenir les exsudations nouvelles, il importe — d'une part d'éviter les circonstances susceptibles de détériorer la constitution ; — d'autre part, d'employer les ressources variées de l'hygiène et de la thérapeutique (bon climat ; exercice modéré; ventilation convenable; alimentation nutritive).

§ 1. — L'ATMOSPHÈRE.

> Il n'y a que deux choses qui devraient nous préoccuper ici-bas, c'est la vertu et la santé.
>
> LEIBNITZ.

Si cette sage maxime doit être prise en considération par les gens qui jouissent habituellement d'une bonne santé, elle mérite de fixer, d'une manière plus spéciale, l'attention des personnes souffreteuses ou malades qui portent dans leur organisme les germes de maladies essentiellement longues et chroniques.

L'observation exacte des lois et des prescriptions de l'hygiène est d'autant plus utile que ces lois comprennent les conditions corporelles et mentales les plus favorables au parfait développement de l'économie.

Qui ne voit en effet l'importance que cette branche des connaissances humaines tend à prendre dans notre existence sociale.

Hygiène publique ou hygiène privée, elle poursuit un but commun et identique, le bien-être de l'homme ; et, grâce à ses progrès, la moyenne de la vie humaine, qui, avant la grande Révolution, était en France de vingt-huit ans trois quarts, s'élève de nos jours à trente-six.

Il ne s'agit pas d'échapper, par l'hygiène, à la loi fatale de la destruction et de la mort, mais, en suivant ces enseignements, de trouver les moyens d'atteindre le dernier terme *le plus tard possible*, et de vivre en attendant dans les *meilleures conditions possibles* de santé.

Du moment où l'altération générale qui produit la tuberculose pulmonaire, résulte de causes perturbatrices générales et multiples, toute la série des agents hygiéniques doit jouer un rôle considérable dans le traitement de la maladie.

C'est à leur salutaire intervention qu'il faudra demander les modifications organiques susceptibles d'enrayer la marche de l'affection, et de favoriser l'action du traitement médical.

Pour procéder avec ordre dans cette détermination, je vais d'abord rechercher la manière d'être de l'homme au milieu de l'atmosphère, c'est-à-dire de cette masse d'air qui entoure la terre de tous côtés, et dans laquelle s'agitent tous les êtres vivants répandus à sa surface [1].

Pression atmosphérique. — Nous sommes tellement liés à l'atmosphère par des rapports incessants, non interrompus, que les divers principes constants et accidentels qui la constituent agissent sur nous d'une manière immédiate.

[1] Cette exposition formera l'introduction naturelle du chapitre consacré à la climatologie.

Dans toutes les phases des maladies chroniques, une atmosphère limpide, un ciel sans nuages, un soleil radieux exercent, sur les fonctions végétatives et sur le moral, l'influence la plus bienfaisante.

L'air atmosphérique (pesant et élastique) exerce sur tout le corps une pression constante, qui se mesure par les hauteurs de la colonne mercurielle du baromètre, et se traduit par des effets notables sur l'organisme.

Le point du baromètre où s'accomplit, avec la plus entière perfection, le jeu des organes et des fonctions vitales, varie entre $0^m,760$ et $0^m,765$. Si aux bords de l'Océan la hauteur barométrique est de $0^m,760$, à Quito (Pérou), elle descend à $0^m,553$, à Antisance (Andes), à $0^m,470$; et comme malgré cette énorme différence, les êtres organisés n'y sont pas moins bien portants, il faut admettre qu'il s'opère, dans ces circonstances, une sorte d'acclimatement, une adaptation particulière des individus aux conditions physiques qui les entourent.

Au niveau de la mer, le poids de l'atmosphère sur une surface de un centimètre carré est de $1^{gr},033$, ce qui représente pour un homme de taille moyenne un poids de 16,000 kilog.; à mesure que l'on s'élève dans les montagnes, le poids de l'air tend à baisser, et à une hauteur de 1,000 mètres environ (baromètre à $0^m,700$), cette diminution atteint le chiffre de 2,000 kilog. Il résulte, de là, que les poumons, sous des volumes identiques et pour des ampleurs thoraciques égales, reçoivent dans ce séjour un air qui a perdu plus de un huitième de sa densité et de son poids normaux.

Les conditions de condensation ou de raréfaction de l'air constituent des modificateurs de l'économie d'autant plus énergiques qu'ils agissent sur elle à son insu.

Je dirai plus tard comment elles ont été utilisées par la thérapeutique; pour le moment, je me borne à constater que l'air condensé accroît l'énergie et la vigueur des organes, que l'air raréfié conduit à l'affaiblissement des forces musculaires.

Il est donc logique de considérer la pression atmosphérique comme le régulateur suprême du jeu et de la santé des poumons. L'expérience de tous les temps a montré que les phthisiques sont plus souffrants et plus menacés quand elle diminue (et en proportion de cette diminution) ; qu'ils se trouvent, par contre, plus forts et plus à l'aise quand le baromètre est au beau fixe [1].

Un autre fait, d'observation traditionnelle, c'est que les époques équinoxiales sont généralement funestes aux poitrinaires, tandis que les meilleurs temps pour eux se trouvent aux solstices d'hiver et d'été [2].

TEMPÉRATURE. — Les physiciens appellent température, l'impression plus ou moins sensible que fait éprouver au corps humain la masse d'air qui l'environne, selon qu'elle est plus ou moins chargée de vapeur. Cette impression se mesure par le thermomètre.

En parlant de la constitution des climats, je montrerai que cet élément météorologique domine tous les autres, car les mutations atmosphériques que détermine sa périodicité annuelle, constituent dans leur succession régulière les quatre saisons.

Actuellement je fais observer qu'il y a très-souvent une discordance entre la température réelle d'un lieu et la sensation éprouvée par l'organisme, par cela seul que nous ne jugeons des influences de chaud et de froid que par leurs

---

[1] Sous notre latitude et dans nos climats tempérés, les variations extrêmes du baromètre sont de 60 millimètres environ ; par conséquent la pression atmosphérique sur les muqueuses pulmonaires sera plus forte de 80 grammes par centimètre carré quand le baromètre est haut, c'est-à-dire au beau fixe, et de 80 grammes moins énergique quand l'instrument est très-bas, c'est-à-dire à grande pluie ou tempête.

[2] C'est aux équinoxes que se produisent les plus grands écarts du baromètre. C'est aux solstices que ses oscillations sont les moins amples.

relations avec les températures dont nous avons contracté l'habitude [1].

La température la plus favorable pour les maladies chroniques de la poitrine doit osciller entre les chiffres 12° et 20° en moyenne du jour. Physiologiquement, ce degré de chaleur permet et facilite l'équilibre des fonctions, qui produit la santé.

Une température plus basse, surtout lorsqu'elle est prolongée, donne lieu à des accidents du côté des organes respiratoires et des reins ; une température plus élevée engendre des affections des voies digestives et du foie.

Quelques auteurs, trop imbus des idées thérapeutiques de Broussais, avaient pensé qu'un degré de chaleur uniforme, jour et nuit, serait le plus favorable pour le traitement des maladies chroniques de la poitrine.

L'observation a prouvé que c'était là une erreur manifeste. Toute la nature animée éprouve dans les vingt-quatre heures des changements de température, qui s'accentuent davantage au milieu du jour et aux dernières heures de la nuit.

Ce changement est essentiel au bien-être des plantes comme à celui des animaux.

ÉTAT HYGROMÉTRIQUE [2]. — L'état hygrométrique de l'air étroitement lié à la température et presque sous sa dépendance, joue un rôle important dans l'étiologie de nos maladies ; et la quantité de vapeur d'eau contenue dans l'air, à un moment donné, constitue l'une des causes principales

---

[1] Dans un rapport officiel sur le *Climat d'Alger*, 1860, j'avais appelé l'attention des observateurs sur ce fait climatologique :

« Sensation de vicissitudes atmosphériques, brusques et instantanées, que le valétudinaire éprouve à certains moments du jour, et qui sont rarement en rapport avec les degrés de température indiqués par le thermomètre, et avec les oscillations ordinaires du baromètre. »

[2] L'état hygrométrique de l'air, c'est le rapport qui existe entre la quantité de vapeur d'eau contenue dans l'air, et celle qui s'y trouverait au point de saturation.

des modifications qui surviennent dans les transpirations pulmonaires et cutanées.

L'air chaud et humide exerce une action débilitante sur l'ensemble des fonctions. L'air sec est toujours vital, actif, tonique.

C'est surtout dans les affections chroniques de la poitrine qu'il faut tenir compte de ces conditions ; quand les poumons sont sains, et qu'il faut donner plus d'énergie aux organes, plus de richesse au sang artériel, il importe d'introduire un air sec ; mais lorsqu'il y a lésion plus ou moins profonde de la trame pulmonaire avec congestion et irritation successives, le concours intelligent d'un certain degré d'humidité est indispensable pour modérer la suractivité de l'air que l'on inspire.

Il est des jours, dit Daniell, où les hommes les plus robustes éprouvent de l'oppression et de la langueur, tandis que, dans d'autres, ils ont le sentiment d'une certaine exaltation vitale, et d'une énergie musculaire exagérée.

Ces effets s'expliquent par la plus ou moins grande normalité de la transpiration insensible de tout le corps ; favorisée par un air sec, elle est contrariée par une atmosphère surchargée de vapeur d'eau [1].

Sir J. Clark considère l'humidité, comme l'une des qualités physiques de l'air les plus nuisibles à la vie humaine. Toutefois je montrerai, au CHAPITRE VIII, le rôle important qu'elle joue pour modifier les conditions climatériques de certaines stations médicales, et leur donner une action plus ou moins sédative et calmante dans certaines formes déterminées de l'affection pulmonaire.

Dans mon mémoire de 1857, j'avais déjà insisté sur ce point, « une atmosphère moite et humide réprime l'évaporation insensible du corps ; les conditions contraires l'activent ; un phthisique débilité, languissant, avec sécrétions

---

[1] Peut-être aussi l'électricité joue-t-elle un certain rôle dans la production du phénomène ?

profuses, demande avec raison un air sec et tonique ; un phthisique doué d'une suractivité des fonctions réclame un air doux et humide [1].

ANÉMOLOGIE. — Personne n'a jamais contesté l'importance de l'air en mouvement.

Les vents, ces grands arbitres des changements atmosphériques, exercent une influence directe sur la salubrité des lieux, l'assainissement des villes, la présence de la pluie, la nature des climats. Ils sont des modificateurs si actifs de l'organisme, que leur apparition, leur intensité, et leur direction, peuvent avoir un rapport immédiat avec la manifestation de certaines constitutions médicales.

C'est surtout quand on étudie l'anémologie d'une localité au point de vue de son importance thérapeutique, qu'il faut en pondérer avec soin toutes les manières d'être et de se produire, car, selon leur direction, ils sont bienfaisants ou funestes.

ÉLECTRICITÉ. — Indépendamment des agents que je viens de passer en revue, il existe dans l'atmosphère d'autres phénomènes qui ont aussi une action directe et immédiate sur les fonctions de l'organisme en général, et sur celles du système nerveux en particulier.

Ces phénomènes (électriques, magnétiques), qui jouent un grand rôle en météorologie, ne conservent pour le climatologiste qu'une importance secondaire, parce que leur influence sur les êtres organisés, mystérieuse et difficile à définir, ne peut être déterminée avec précision par des instruments de physique.

Les fluctuations périodiques ou accidentelles de l'électricité, quoique peu saisissables, impressionnent le système nerveux et la sensibilité générale, se traduisant chez les con-

---

[1] L'augmentation de poids que le corps acquiert en une heure, en passant d'un air sec dans un air humide, a été évaluée à 500 grammes environ.

valescents et les valétudinaires par des douleurs vagues et définies.

Je n'ai pas craint d'affirmer que les phénomènes électriques doivent jouer un rôle important dans la marche accélérée de certaines affections, qui se développent en Algérie.

§ 2. — AIR PUR.

> Rien ne contribue plus efficacement à renforcer la constitution, à la rendre capable de supporter les vicissitudes atmosphériques, que la respiration constante d'un air pur. Rien aussi ne tend plus à affaiblir et à relâcher l'organisme, à le rendre impressionnable au froid ou à l'humidité, que la respiration d'un air impur. »
>
> Sir S. Clark.

L'hygiène du corps réclamant plus spécialement un air pur et renouvelé, une nourriture saine et abondante, un exercice rationnel, un calme de l'esprit, j'examinerai ces diverses questions avec tous les détails qu'elles comportent. Au premier abord, il paraît superflu de recommander, dans une maladie de langueur, la respiration d'un air pur et constamment renouvelé; mais, si théoriquement, la valeur de cet aliment atmosphérique est universellement acceptée par les médecins de tous les pays, pratiquement, elle est sans cesse négligée.

Bennet m'a fait voir à Menton la manière insensée dont se conduisaient, à cet égard, certains confrères allemands valétudinaires eux-mêmes, et d'ailleurs très-instruits.

Au mépris de tous les enseignements de l'hygiène, et de toutes les données de la physiologie de la respiration, le malade commence par se renfermer dans une chambre inondée de bourrelets, chauffée par un poêle en fonte, dont on tourne la clef (dès que le bois est réduit en braise) pour retenir la chaleur et conserver une température uniforme de 18 à 20 degrés.

Ainsi claquemuré, respirant un air surchauffé, empoisonné, déjà respiré par lui et ses amis, toussant, crachant, le malheureux verse à chaque expiration, dans l'atmosphère de la chambre, des vapeurs d'eau qui ont séjourné au milieu des foyers purulents du poumon.

Alors arrivent les sueurs froides, les suffocations, l'insomnie; pour remédier à ces symptômes, il prend, à force, des opiacés, morphine, codéine, etc., mais ceux-ci ne font que paralyser, de plus en plus, les nerfs pulmonaires sensitifs, et favoriser l'asphyxie.

Dans ces conditions, si le pauvre exilé quitte son appartement pour sortir à l'air libre, il est exposé au premier souffle de vent froid, aux moindres variations atmosphériques; de là pleurésies, angines, bronchites, etc.

Par contre, les malades de Bennet, tout aussi souffrants, mais vivant, nuit et jour, dans un air frais et pur, constamment renouvelé, se trouvaient très-rarement atteints par de pareils accidents.

Et à ce sujet un mot d'abord de la physiologie de la respiration : Si l'on observe un homme adulte respirant avec calme dans la position debout ou assise, on voit que l'acte respiratoire se répète de 15 à 20 fois par minute (1,200 par heure, ou 28,800 dans les 24 heures). A chaque inspiration, cet homme absorbe 500 centimètres cubes d'air (un demi-litre), et à chaque expiration, il expulse, à peu près, le même volume.

Quelle que soit la température extérieure, l'air expiré est toujours plus chaud, parce qu'il prend la température du sang (soit de 36 à 40 degrés[1]). Il est en outre saturé de vapeur d'eau.

L'air ordinaire contient environ 21 parties d'oxygène et 79 d'azote, plus 3 centièmes d'acide carbonique pour un

---

[1] Ceci explique pourquoi plusieurs personnes enfermées dans une même pièce, élèvent la température de l'appartement : chacune d'elles y verse 20 fois par minute un demi-litre d'air chauffé à environ 40 degrés.

total de 100 [1]; tandis que l'air expiré contient 4,7 parties d'acide carbonique, et 15 à 16 d'oxygène seulement ; la proportion d'azote ne subissant que peu de changement. Il suit de là que l'air qui a été respiré a gagné 5 p. 100 d'acide carbonique, et perdu 5 p. 100 d'oxygène.

De 120 à 130 mètres cubes d'air passent ainsi en 24 heures à travers les poumons d'un homme adulte à l'état de repos.

A cette masse d'air, on ajoute donc, en respirant, 5 p. 100 d'acide carbonique, et on lui enlève 5 p. 100 d'oxygène. Il en résulte que la quantité de gaz absorbée par l'organisme ou rejetée, est de 6 mètres cubes par jour [2].

Donc, si un homme est enfermé dans une chambre close, ayant la forme d'un cube de 2 mètres de côté environ, chaque particule d'air de cette chambre aura passé par ses poumons dans l'espace de 24 heures, et le quart d'oxygène qu'elle contenait aura été remplacé par l'acide carbonique.

La quantité de carbone éliminée dans les 24 heures est assez nettement représentée par un morceau de charbon pur pesant 150 grammes [3]. La quantité d'eau qui sort des poumons dans les 24 heures varie beaucoup, mais peut être

[1] Lavoisier a découvert le premier que l'air renferme deux gaz, l'un éminemment propre à entretenir la combustion et la respiration, l'oxygène ; l'autre éteignant les corps en combustion, suffoquant les animaux, l'azote.

Les travaux de Dumas et Boussingault ont fixé la composition de l'air à 20,8 d'oxygène et 79,2 d'azote en volume ; ou bien à 23,015 d'oxygène et 76,440 d'azote en poids.

L'acide carbonique se trouve constamment dans l'air en proportion variable de 0,01 à 0,05.

[2] Gréhant, par des expériences très-précises, a reconnu que les deux tiers seulement de l'air inspiré sont directement utilisés dans le poumon ; et que la portion d'air absorbée se distribue uniformément dans toute l'étendue des bronches, et jusque dans les vésicules pulmonaires.

[3] D'après les calculs de Béclard, l'homme rend environ 444 litres d'acide carbonique dans les 24 heures à raison de 18,5 litres par heure.

Il absorbe, par heure, 21 litres d'oxygène, soit 504 litres par jour. Dumas pense qu'un adulte brûle, tant en carbone qu'en hydrogène, une quantité équivalente à 10 grammes de carbone par heure, soit 240 grammes pour les 24 heures.

considérée, en moyenne, comme d'un peu plus d'une demi-livre (soit 300 grammes)[1].

Indépendamment des principes ci-dessus énoncés, l'air atmosphérique contient des gaz, révélés par les analyses des chimistes modernes[2], et des principes variables (poussières, gaz industriels, effluves, miasmes), d'une nature inappréciable ou mal appréciée.

Je viens de prouver que la respiration de l'homme altère l'air d'une enceinte close en lui enlevant l'oxygène, qui se combine au sang, et en le remplaçant par une quantité notable d'acide carbonique et de vapeur d'eau.

D'après les études de Péclet[3] (s'inspirant des travaux de Lavoisier, Séguin, Humboldt et Gay-Lussac), le volume d'air nécessaire au fonctionnement normal et régulier de la respiration chez un homme adulte, partant, à l'assainissement des lieux habités, doit être de 6 mètres cubes par heure. Dumas en demande 8 à 10.

Lorsque cette quantité d'air manque par défaut de renouvellement indispensable, l'acide carbonique augmente, et cette augmentation donne la mesure de l'insalubrité de l'espace confiné ; à la faible dose de 1 p. 100, le gaz acide carbonique rend le séjour d'une chambre insupportable, et fait naître une sensation de malaise.

D'autre part, les vapeurs aqueuses que l'homme émet par

[1] La quantité d'évaporation d'eau produite par tout le corps est évaluée à environ 800 grammes en 24 heures.

[2] Fresenius, Boussingault et Barral y ont constaté la présence de l'acide nitrique et de l'ammoniaque, et Schœnbeinn celle de l'ozone.

Chatin évalue à 1/45 de milligramme, la quantité d'iode contenue dans 4,000 litres d'air.

Daniell a trouvé, à l'embouchure de certaines rivières, des atomes d'hydrogène carboné et sulfuré.

[3] Paul Savi a aussi constaté que de l'hydrogène sulfuré et de l'hydrogène carboné se dégagent des terrains des Maremmes Toscanes (masses séléniteuses imprégnées de soufre et de chlorure de sodium).

Barral a découvert la présence du phosphore dans les eaux pluviales, ce qui implique l'existence de matières phosphorées dans notre atmosphère.

la transpiration pulmonaire et cutanée, se mêlent à l'air et s'y dissolvent.

Pour Péclet, elles sont accompagnées d'atomes ou molécules de matières animales qui ne tardent point à communiquer à l'air une mauvaise odeur.

En résumé, le confinement de l'air dans un espace restreint, et son défaut de ventilation régulière ont pour effets immédiats :

1° De frustrer son atmosphère de la quantité d'air indispensable à l'hématose ; 2° de la spolier d'une certaine proportion d'oxygène ; 3° d'y accumuler l'acide carbonique ; 4° d'en accroître nécessairement la température ; 5° de lui enlever, par ce fait, son humidité naturelle ; 6° de remplacer cette humidité par les effluves, et les matériaux impurs des transpirations pulmonaires et cutanées et souvent des sécrétions morbides.

Les résultats successifs sont l'action délétère du gaz acide carbonique sur l'encéphale, et la formation de miasmes putrides qui sont portés par les respirations successives dans le torrent circulatoire.

Les effets de cet empoisonnement spécial de l'économie se traduisent naturellement par les phénomènes de céphalalgies, nausées, vomissements, malaise général, syncope.

Pour remédier à ces inconvénients, Arnott a imaginé un appareil aussi simple qu'ingénieux ; son *chimney ventilator*, qui produit une ventilation très-efficace, consiste dans une ouverture à valvules communiquant à la cheminée près du plafond de la chambre. Cette valvule est si bien ajustée, et si bien équilibrée, qu'elle peut à la fois laisser pénétrer dans la cheminée le libre courant d'air (qui se forme dans cette région supérieure de l'appartement) où domine l'air impur[1], et s'opposer au retour de la fumée.

[1] Lassaigne, Orfila et Leblanc ont constaté que l'air le plus vicié ne réside pas tout dans les régions inférieures. L'acide carbonique, au sein de l'air confiné, se répand d'une manière à peu près égale dans les couches supérieures et inférieures de l'enceinte close.

Au moyen de cet appareil, l'air de la chambre à coucher d'un malade peut être maintenu dans un très-grand état de pureté la nuit comme le jour[1], c'est donc en parfaite connaissance de cause qu'en étudiant la meilleure installation d'une chambre à coucher, Londe insiste sur les recommandations suivantes : « point de lampe, point de feu, point d'animaux, point de fleurs. »

Je ne crains pas d'affirmer que nos chambres à coucher sont construites sur de mauvais principes. Leur petite dimension, leur peu d'élévation, les rend très-insalubres, surtout lorsque d'épais rideaux et de longues tentures, en enveloppant soigneusement le lit, s'opposent au renouvellement de l'atmosphère. Il en résulte que nous respirons un air vicié pendant la plus grande partie de la nuit, c'est-à-dire le tiers de notre vie ; de la sorte la période de repos, si utile pour relever notre vigueur intellectuelle et corporelle, devient une source de maladies.

Le sommeil, dans ces circonstances, est très-souvent troublé, et il est toujours beaucoup moins réparateur ; à la force et à l'activité succèdent une lourdeur et une langueur, que la personne ne surmonte qu'en séjournant quelques instants à l'air libre dans une atmosphère plus pure[2].

Voici un exemple frappant de l'utilité du *chimney ventilator*.

Dans une école de Norwood contenant 600 élèves, la scrofule faisait de grands ravages que l'on attribuait à une insuffisance de nourriture ; Arnott, chargé d'une enquête sur les causes de la maladie, ayant trouvé la nourriture bonne et abondante, reconnut que la ventilation des salles laissait beaucoup à désirer. Ayant fait entreprendre, d'après son

---

[1] En général, pour assurer une ventilation efficace, il faut admettre la libre entrée de l'air à la partie inférieure de la chambre, et lui laisser une issue facile à la partie supérieure.

[2] L'habitation du phthisique doit être située au midi ou au levant ; assez spacieuse et bien percée pour que l'air y soit toujours pur, facilement renouvelable, et que les rayons du soleil y puissent pénétrer.

système, des travaux pour le renouvellement constant de l'air, la scrofule disparut promptement. Aujourd'hui onze cents élèves vivent, en parfaite santé, dans l'espace occupé autrefois par 600 enfants maladifs et scrofuleux.

Toynbee, en cherchant l'origine des affections scrofuleuses, qui sévissaient sur la classe pauvre des paroisses de Saint-James et de Saint-Georges, la retrouva aussi dans les mauvaises conditions d'une ventilation imparfaite et de la respiration d'un air impur et vicié. Des travaux appropriés à la circonstance amenèrent une amélioration notable.

Les funestes résultats d'une ventilation défectueuse ressortiront des deux faits relatés par H. Bennet et Hind du Canada.

En me promenant à cheval dans les montagnes de l'Écosse, écrit Bennet, après avoir passé par plusieurs villages de cabanes misérables, construites de tourteaux, de branches et de boue, et ouvertes à tous les vents, j'arrivai à un joli village moderne : les maisons étaient solidement bâties en pierres de taille, couvertes en ardoises, et sur une éminence.

Comme je félicitais le propriétaire de cette installation qui mettait ses tenanciers à l'abri des intempéries des saisons, je fus surpris d'apprendre que ces maisons étaient les plus malsaines de sa propriété, les paysans qui les habitaient étaient beaucoup plus fiévreux et maladifs que ceux qui vivaient dans les cabanes.

Pour me rendre compte d'une pareille anomalie, j'examinai attentivement les constructions, et je constatai que les maisonnettes étaient si bien construites, que l'air extérieur ne pouvait entrer que par la porte ou les fenêtres, et les fenêtres avaient été toutes clouées par les habitants.

Évidemment ils créaient sur place les éléments des maladies qui les atteignaient, et l'état sanitaire devait être meilleur dans la misérable cabane ouverte aux vents, que dans la bonne maison fermée à l'air.

Dans son ouvrage sur le Labrador, Hind raconte que la

phthisie est à peu près inconnue aux habitants de ce pays
sauvage, vivant à l'aventure sur ses plaines et ses montagnes,
dans des tentes faites de branches de sapin, imparfaitement
revêtues de peaux d'animaux, plus ou moins ouvertes à l'air
extérieur.

Quand ces mêmes indigènes descendent jusqu'à la rivière
Saint-Laurent pour prendre part aux pêches qui se font
dans ces parages, ils occupent des maisons bien construites,
et, étant bien payés, ils se nourrissent convenablement. Cependant la plupart, en peu de temps, deviennent phthisiques et meurent misérablement parce qu'ils vivent dans des
demeures calfeutrées, en y respirant un air vicié et insuffisant.

§ 3. — RÉGIME ALIMENTAIRE.

Personne ne saurait mettre en doute l'utilité d'un régime
alimentaire convenable, et la vérité de cet axiome économique : « chaque contrée du globe produit les denrées alimentaires les mieux appropriées à la constitution de ses habitants. »

Grâce aux nombreux travaux des chimistes et physiologistes modernes, les phénomènes de la digestion et de
l'assimilation sont mieux élucidés, et nous pouvons aussi
mieux déterminer les aliments qui sont les plus adaptés à
l'état de santé et de maladie.

« Créer de la matière organisée, fût-ce celle d'un simple
polype, a dit Bérard, est et sera à tout jamais au-dessus de la
puissance humaine ; mais qu'on donne à l'homme, une
créature vivante, il la modifie, il la pétrit à son gré.

« Pour subvenir à ses besoins naturels, ou factices, il a
transformé les animaux qu'il s'est soumis. Chez ceux qu'il
destine à sa table, il a amplifié les masses charnues et suc-
culentes.

« Chez ceux-là dont il utilise la vitesse, il a élevé la taille,
effilé les membres, élargi la poitrine.

« Ce pouvoir de modifier les êtres vivants, il le fait sentir à ses semblables ; et tandis que, soumis à certaines pratiques, tel homme acquiert l'énergie musculaire du boxeur, tel autre, obéissant à des règles différentes, est réduit au poids réglementaire du jockey. »

Envisagées dans leur ensemble, toutes les fonctions de l'économie, comme l'enseigne Michel Lévy, se réduisent à deux ordres de mouvements, par lesquels s'opère en elle la rotation perpétuelle de la matière :

Les unes, centrifuges, entraînent, du dedans au dehors, une portion de substance qui provient de l'usure des organes ; les autres, centripètes, restituent au sang les matériaux consommés par la vie, en assurant l'intégrité de masse et de composition du corps. Cette seconde série d'actes physiologiques, qui constitue la nutrition, se compose de deux actes élémentaires simultanés, l'assimilation et la désassimilation.

Parmi les aliments, ceux-ci appelés réparateurs, plastiques ou azotés [1], servent surtout à l'assimilation et réparent les pertes que cause la désassimilation ; ceux-là, désassimilateurs ou respiratoires carbonatés [2], favorisent et règlent la désassimilation.

L'homme emprunte aux deux règnes organiques les matériaux de sa réparation, toutefois certaines matières minérales (sel marin, fer, phosphates calciques), sont en outre indispensables à son régime.

Cette dichotomie chimique indiquée par Dumas et Boussingault a été adoptée par Liebig et Bérard, mais elle n'a pas une signification rigoureuse, puisque Wurtz a constaté qu'un régime suffisant azoté, bien que dépourvu de matières

---

[1] Substances coagulables ou organiques d'origine animale et d'origine végétale, carbonates, sulfates, phosphates, chlorures alcalins, fer de manganèse.

[2] Féculents, gommes, sucres, corps gras, huiles essentielles, principes neutres cristallisables (théine ou caféine), sels et acides d'origine végétale (tartrates, malates, acide citrique, etc.), principes définis volatils, la plupart produits artificiellement, le vin, l'eau-de-vie.

grasses, peut néanmoins engraisser les animaux qui le consomment.

Michel Lévy distingue les aliments, en aliments complets et en aliments incomplets.

Les premiers, toujours caractérisés par la complexité de leur constitution, subviennent à toutes les fonctions d'hématose, fournissant non-seulement les éléments nécessaires à la charpente osseuse et aux liquides de l'organisme, mais encore les matériaux des sécrétions, des excrétions, de la combustion qui produit la chaleur animale (chair des animaux, lait, céréales).

Les aliments incomplets ne sustentent que quelques fonctions, et s'ils sont employés seuls ou alternativement, ils produisent le dégoût, c'est-à-dire une répulsion instinctive pour des substances impropres à l'entretien total de la vie (fibrine, albumine, sucre, gomme, beurre).

Pour utiliser les ressources de l'alimentation, il faut donc en considérer les qualités autant que les doses ; car chaque substance nourrit plus ou moins, mais nourrit à sa manière [1].

En résumé, de tout ce qui précède, découlent ces sages préceptes : 1° pratiquer un système d'alimentation hygiénique, observé avec intelligence et suivi avec persévérance ; 2° garder une certaine sobriété en rapport avec les modalités constitutionnelles de l'individu, et avec ses habitudes ; 3° faire des petits repas, mais souvent répétés, afin d'utiliser sans fatigue toute la puissance digestive [2] ; 4° soigner la préparation des aliments de manière à leur enlever le moins possible de leur substance nutritive ; 5° se souvenir qu'une nourriture ne sera saine et profitable, qu'à la condition d'être mélangée de substances animales et végétales.

Pour les phthisiques, le problème essentiel à résoudre

[1] « En ce qui concerne la quantité des substances alibiles, on doit toujours avoir égard au degré d'énergie de l'estomac.»　　(RIBES.)

[2] « La faculté de digérer, comme toutes les autres facultés, se développe par l'exercice et s'amoindrit par la diète.»　　(RIBES.)

c'est de gagner plus que de perdre, de manière à acquérir les forces nouvelles qui leur permettront de lutter avec plus d'avantages contre le mal, de manière aussi à donner au médecin la possibilité de mettre en œuvre les ressources de l'art thérapeutique.

Tant qu'ils peuvent manger avec appétit, digérer et assimiler avec facilité, ils ont en leur faveur de nombreuses chances de guérison. Lorsque la digestion est troublée dans l'une de ses phases, l'individu est souffreteux, mal à l'aise, et ces dispositions se traduisent principalement par un sommeil agité peu réparateur.

Après avoir établi que le régime des phthisiques doit comprendre tout ce qu'il y a de plus nourrissant et de plus facilement assimilable, je vais passer en revue (avec des détails proportionnés à ce je que crois devoir intéresser davantage mes lecteurs) la longue série des aliments et des boissons auxquels le médecin devra s'adresser de préférence.

Aliments tirés du règne animal. — Les *oursins* (sur le littoral de la Méditerranée) ; les *huîtres* (des côtes de Normandie et golfe de Gascogne) ; le *lait* (que j'étudierai à part) et les *œufs* des oiseaux.

L'*œuf* est un des produits les plus nutritifs, sous un petit volume ; les plus digestibles, les plus salutaires, les plus généralement usités, les plus associables avec les autres substances alimentaires.

Les *poissons*[1] : Les chairs ou muscles des poissons contiennent une quantité considérable de corps gras formés, en proportion variable, d'oléine, de margarine, de stéarine, et, selon Frémy, d'acide oléophosphorique.

Poissons à chair blanche, de consistance moyenne, renfermant moins de graisse et plus digestibles (*daurade, truite, morue fraîche, merlan, turbot, sole, éperlans*).

Poissons à chair dense, colorée, sapide, nécessitant l'ad-

---

[1] La première de toutes les conditions, c'est leur parfaite fraîcheur.

dition d'assaisonnements (*esturgeon, saumon, brochet, maquereau, thon*).

Reptiles : Grenouilles (train de derrière), chair grasse, blanche, délicate, tendre, gélatineuse, analogue à celle de poulet ou de jeunes veaux ; *tortues* d'eau douce (contenant beaucoup de gélatine).

Les *oiseaux* et les *mammifères* fournissent les substances animales les plus riches en principes réparateurs; substances azotées indispensables pour subvenir à l'atrophie des muscles, et à la perte des matières albuminoïdes du plasma, conséquences immédiates de la maladie; oiseaux domestiques : *coq d'inde, canard, pigeon, poule :* oiseaux sauvages ajoutant du relief aux repas : *perdrix, cailles, bécasses, coq de bruyère.*

Ruminants (veau et mouton, bœuf, pris pour type). Chair des plus saines et des plus réconfortantes.

La chair (tissu musculaire) se compose de musculine, d'albumine, de graisse, de gélatine, d'une matière extractive odorante, d'acide lactique, de sels, et de la matière colorante du sang; récente, elle a une réaction acide, elle contient encore en très-petites proportions de la créatine, de la créatinine [1].

Les sels sont représentés par des phosphates alcalins et terreux (phosphate de chaux domine), par des chlorures de sodium et de potassium, et par de l'inosate de potasse (Liebig).

Les parties blanches sont albumineuses (cervelle, ris) ou gélatineuses (tête, pieds).

Les parties grasses (graisses et huiles animales) sont plus usitées comme assaisonnement qu'à titre d'aliments.

Aliments tirés du règne végétal. — Ils se groupent dans trois grandes catégories : A. *Les fruits ;* B. *Les légumes ;* C. *Les céréales.*

---

[1] Verdeil et Robin considèrent la créatine (matière cristallisée soluble dans l'eau et dans l'alcool) et la créatinine comme des principes excrémentitiels.

A. L'élément le plus généralement répandu dans les fruits, c'est le *sucre*.

Toutes les matières sucrées ont une composition chimique représentée par de l'eau et du charbon, se convertissant par l'action des ferments en alcool et acide carbonique, et se présentant à l'absorption de l'organisme sous la forme de glycose.

Je dois ici une mention spéciale au *cacao*, d'abord parce qu'après l'urée il est le principe d'origine organique le plus azoté, en second lieu parce qu'il forme la base du chocolat. On donne le nom de cacao au fruit ou à la graine du cacaoyer, que Linné avait nommé poétiquement *Theobroma* (nourriture divine)[1].

Ces fruits (capsules ovoïdes) contiennent à l'intérieur 25 à 40 petites fèves ou amandes qui nous arrivent de la Nouvelle-Espagne (Caracas, Nicaragua, Guatemala, etc.), et des îles des Antilles.

Les meilleures qualités sont le cacao *caraque* et le cacao *maragnon;* ces amandes renferment une matière grasse, le beurre de cacao[2]. Pelletier et Robiquet y ont découvert un principe cristallisable, la caféine.

B. Les *légumes*, par rapport à leur composition chimique et à leurs propriétés alibiles, se distinguent en légumes à base mucilagineuse, et en légumes féculents.

Leur matière amylacée est constituée par du glycose et de la dextrine.

Les fécules les plus usitées sont : — la *fécule de pomme de terre* (servant de base à toutes les farines alimentaires artificielles) ; l'*arrow-root* qui se prépare aux Indes et aux Colonies, en râpant les rhizomes de certaines variétés de *Maranta*, d'*Arum*, de *Curcuma*, et les racines d'igname ; — le

---

[1] Les Mexicains employaient comme aliment, et en breuvage, la décoction de la graine de cacao légèrement torréfiée et pulvérisée, avec addition d'aromates.

[2] Soluble dans l'éther froid et l'alcool bouillant.

sagou provenant de la fécule du *Cycas circinalis* mélangé avec 50 p. 100 d'eau; — le *salep* fourni par de petits tubercules d'orchis venant de l'Asie Mineure et de la Perse; — le *tapioca* (racine du *Manihot utilissima*), lavée et séchée sur des plaques de fer.

Parmi les végétaux féculents qui, par leur importance alimentaire, sortent de la classe des légumes, et peuvent se prêter jusqu'à un certain point à la panification, je citerai le *lichen*, et le *châtaignier*.

Les lichens (*Lichen islandicus*) et les fucus (*Fucus crispus* ou *Carraghen*, *Fucus serratus* (Chine), *Fucus saccharinus* (Groënland), *Fucus amylaceus* [Albert] fournissent un aliment amylacé.

Les peuples du Nord récoltent ces algues sur les rochers, les conservent dans des barils et les mangent cuites en bouillie ou en salade [1].

Dans la composition que lui assigne Berzelius, la fécule de lichen figure pour 44 pour 100 et la matière amylacée pour 36 pour 100.

Le lichen d'Islande doit ses propriétés à deux principes : 1° un principe amer, le *cétrarin*, tonique assez puissant, qui devrait être employé dans les affections dépendantes de l'atonie du canal digestif; 2° une sorte d'amidon, *lichénine* [2], jouissant de propriétés nutritives lorsqu'il est privé du principe amer.

D'après Olafson, un boisseau de lichen *islandicus* équivaut, pour la nourriture, à deux boisseaux de froment.

Pendant quelques années, les décoctions et les gelées de lichen ont été préconisées par tous les médecins dans les affections de la poitrine.

---

[1] Après les avoir débarrassées de leur principe amer par des lotions préalables, ou à l'aide d'une lessive légère de sous-carbonate de potasse (*procédé Westring*).

[2] Substance blanche, dure et cassante, soluble dans l'eau, avec laquelle elle donne une gelée.

Les fruits [1] du *châtaignier* forment pendant une grande partie de l'année la principale nourriture des classes inférieures des Cévennes, du Limousin et de la Corse.

La châtaigne est essentiellement composée de fécule amylacée, d'une très-petite quantité de gluten et de matière sucrée.

On fait, avec la farine de châtaignes, des pâtes et des galettes qui se conservent assez longtemps.

En la délayant dans de l'eau légèrement salée, elle forme une bouillie très-agréable, surtout en jetant dans l'assiette du lait frais. Plus consistante, elle forme la *polenta*, qui constitue pendant des mois entiers la nourriture des populations agricoles des anciens duchés de Lucques et de Modène, pendant leur séjour d'hiver en Corse pour tous les travaux les plus pénibles de la terre.

Ils ne mangent pas de viande, ils ne boivent pas de vin, ils travaillent dix heures par jour, ils logent le plus souvent dans des cabanes étroites, et cependant ils jouissent d'une parfaite santé et d'une force musculaire énergique.

Quel enseignement pour certaines doctrines sur la nutrition !

C. Les *graminées* jouent un rôle immense dans l'alimentation des hommes. La composition constante des céréales présente :

1° Des substances organiques azotées, *glutine*, *albumine*, *caséine*, *fibrine*, comparables aux produits du même nom, qui existent dans les tissus animaux ;

2° Un principe actif, prédominant dans les parties corticales, analogue à la diastase, ayant la propriété de fluidifier en partie l'amidon chauffé en contact avec l'eau de 75 à 80 degrés ;

3° Des substances organiques non azotées, *amidon*, *dextrine*, *glycose*, *cellulose* ;

___

[1] Péricarpe sec garni d'une ou deux amandes blanches.

4° Des matières grasses et une huile essentielle, *huile fluide*, *graisse* plus consistante, *essence odorante* ;

5° Des matières minérales, *phosphates de chaux et de magnésie, sels de potasse et de soude, silice.*

La plus répandue des graminées est le *froment*, dont les nombreuses espèces fournissent une farine qui, à raison du gluten qu'elle contient, est la plus propre à faire du pain.

Le grain de froment se compose du péricarpe et du grain proprement dit, et celui-ci de deux enveloppes (tegmen, endosperme) et de l'embryon.

Le son de blé provient de la rupture, par froissement, du péricarpe auquel adhèrent les deux enveloppes du grain ; les grandes cellules internes contiennent de l'amidon ; les cellules externes ou du périsperme renferment principalement la *céréaline* et la *légumine* (Mége-Mouriès).

On appelle *farine* des céréales, la poudre que l'on obtient des graines de ces plantes par l'attrition.

La valeur des farines dépend de leur richesse en gluten ; les meilleures en renferment 10 à 11 pour 100 à l'état sec ; au moment de sa préparation, le gluten retient trois fois son poids d'eau.

Les farines contiennent, comme je l'ai indiqué plus haut : 1° des substances appartenant à la famille des produits azotés neutres, qui seuls constituent des éléments assimilables ;

2° Des matières grasses, féculentes et sucrées fournissant à la combustion qui entretient la chaleur animale ;

3° Des sels inorganiques qui dominent dans la composition du système osseux. Tout ce qui concerne le pain et la panification est trop connu pour exiger de ma part d'autres développements.

Le *maïs* (*Zea Mays*) est probablement originaire du nouveau monde ; en France, il sert principalement à la subsistance publique dans les Landes, les Pyrénées, le Jura, le Doubs.

Son fruit diffère des autres céréales par la teinte jaunâtre et l'arome spécial de sa farine ; par sa forte proportion de substance grasse (7 à 9 pour 100 de son poids total).

La farine de maïs est usitée en potages, en bouillie (*polenta*).

Dans les Landes, on la cuit au four dans des terrines (sorte de pain mou). Chez les trappistes d'Algér, j'ai mangé d'excellentes galettes confectionnées avec de la farine de maïs mélangée, par moitié, avec de la fleur de farine.

Louyet a trouvé 1,30 pour 100 de cendres, qui ont fourni : potasse et soude 3,08 ; chaux 1,3 ; magnésie 4,70 ; acide phosphorique 5,01 ; silice 0,08.

Marzari, Balardini et Roussel ont rattaché l'étiologie de la pellagre à l'usage de cette céréale, alors qu'elle est envahie par un parasite fongoïde, le *verderame*.

La dessiccation du grain au four, immédiatement après sa récolte, empêche sa fermentation, prévient la formation du champignon, le détruit s'il existe, et préserve les populations de la pellagre.

L'*avoine* (*Avena sativa*). Pline nous apprend que la farine d'avoine était une nourriture très-usitée et très-estimée chez les Germains.

Cette céréale constitue dans beaucoup de pays la principale nourriture de l'habitant des campagnes.

Le quart de la population de la Grande-Bretagne s'en nourrissait exclusivement il y a cinquante ans. En France, elle est surtout répandue dans les provinces de l'ouest (Bretagne et Normandie).

L'avoine est, après le maïs, la céréale la plus riche en matières grasses [1] ; sa valeur nutritive, comparée à celle de la farine de froment, est ainsi représentée :

	farine d'avoine.	farine de froment.
Éléments plastiques............	10	10
Éléments respiratoires..........	35	50

Payen a trouvé dans cet aliment 3,25 pour 100 de ma-

---

[1] Aussi l'une et l'autre conviennent-elles à l'engraissement des animaux. Les principes aromatiques de l'avoine provoquent l'appétence des chevaux et leur procurent, dans les climats froids et tempérés, une salutaire excitation.

tière minérale, constituée par beaucoup de fer et une quantité considérable de phosphate de chaux.

Cette composition de la farine d'avoine la rapproche très-sensiblement du lait de femme, comme éléments plastiques et respiratoires, comme notable proportion de fer et de phosphates.

Le gruau d'avoine représente le grain dépouillé de ses enveloppes et grossièrement concassé[1]; à l'exemple d'Hippocrate, Sydenham, dans la plupart des affections aiguës, nourrissait les malades avec des décoctions d'avoine et de gruau.

Dans le courant du dernier siècle, deux doyens de la Faculté de Paris, Lémery et Lieutaud, avaient fait de louables tentatives pour répandre cet aliment, trop dédaigné et trop oublié.

Théoriquement, soit par les matières azotées qu'elle contient, soit par les éléments respiratoires qu'elle renferme, soit enfin par les principes minéraux qui la constituent, la farine d'avoine apparaît comme l'un des éléments d'alimentation les plus utiles et les plus nutritifs.

Pratiquement, ses avantages résultent des notions historiques que je viens de rappeler.

L'expérimentation, sur les bases de la science moderne, est venue confirmer ces données théoriques et pratiques.

En 1870, deux médecins distingués de Paris ont présenté à la Société des hôpitaux un mémoire très-intéressant sur l'usage de la farine d'avoine, contenant le résultat d'études minutieuses, d'analyses précises, d'observations importantes.

Les droits d'une stricte justice m'imposent le devoir de rappeler ici les travaux de Dujardin-Beaumetz et Hardy.

Malgré la contrariété qu'ils ont éprouvée de voir leur nom mis en avant dans une exploitation industrielle, d'ailleurs

---

[1] Il sert à préparer des décoctions amylacées et mucilagineuses, des tisanes adoucissantes et nutritives, des potages, etc.

honorable, ces savants confrères doivent se féliciter des services considérables rendus à l'alimentation des jeunes enfants.

Les prospectus se dispersent à tous les vents, comme des feuilles mortes emportées par les brises d'automne, les annonces de la publicité se dissipent en fumée, mais les bienfaits suscités par d'utiles recherches se perpétuent.

Nous avons aujourd'hui la possibilité d'avoir des farines d'avoine de bonne qualité, convenablement préparées, et en quantité suffisante ; en nous fondant sur les résultats de l'observation clinique, nous pouvons même les recommander dans les classes aisées, sans heurter certaines susceptibilités.

Depuis un quart de siècle, A. Latour (in *Union médicale*) avait célébré les vertus des bouillies d'avoine et de maïs, et sa voix ne trouvait pas d'écho. L'étude scientifique de Dujardin-Beaumetz et Hardy a remis en lumière les propriétés de cette alimentation de premier ordre, et de tous côtés elle se propage, au grand avantage des enfants et des valétudinaires.

Farine lactée de Nestlé. — Les recherches chimiques de Barral ont démontré que la croûte de pain n'est pas seulement plus facile à digérer que la mie, mais qu'elle possède encore une plus grande valeur nutritive.

En mangeant de la croûte de pain, nous prenons, sous un même poids, un aliment deux fois plus nourrissant que si nous mangions de la mie.

D'après Barral, la partie soluble de la croûte est même plus azotée que le jus de la viande, à cause de la haute température des fours de boulangerie, qui transforme le gluten en matière soluble et l'amidon en dextrine. Cette transformation rend le pain plus digestif et plus nourrissant.

Les enquêtes sur les principales causes de la grande mortalité des enfants en bas âge, ayant démontré qu'en première ligne figure la nourriture irrationnelle que des mains, le plus souvent mercenaires, distribuent à ces jeunes êtres, Nestlé a recherché les moyens d'obvier à ces graves inconvénients, en s'inspirant des travaux de Barral.

Voici comment il expose la filiation de ses idées :

Le lait de vache seul ne suffit pas à la nourriture de la première enfance ; il contient trop de caséine et devient indigeste pour le nourrisson, qui le rejette ; de là découle la nécessité de le mélanger avec de l'eau sucrée. Mais comme par ce mélange de lait de vache et d'eau sucrée (qui contient moins de caséine et de beurre) l'enfant ne reçoit que 1^{gr},75 d'aliments plastiques par jour [1] ; il est indispensable d'ajouter une substance azotée, et l'on prend à cet effet le froment préparé de manière à être facilement digéré.

Par conséquent le lait frais, l'eau sucrée, la croûte de pain doivent former trois éléments essentiels d'une excellente substance alimentaire.

Venant à la partie pratique, Nestlé se sert : 1° de bon lait suisse [2] produit par des vaches nourries en plein air, avec les herbes des Alpes ; 2° de pain cuit convenablement et grillé par des procédés spéciaux à la température de 150°.

Le gluten se trouve de la sorte transformé en matière soluble et l'amidon en dextrine ; le tout est d'une plus grande digestibilité.

Je me suis longuement étendu sur cette farine alimentaire, d'abord parce que je l'utilise tous les jours avantageusement pour la nourriture de mes malades (en l'alternant avec les bouillies de maïs, d'avoine, de zéabromine), puis ensuite parce que j'ai voulu encourager la découverte du distingué chimiste de Vevey.

Avant moi, et avec plus d'autorité, Monod, Morpain, Meyer, Arnal, Gachet, avaient recommandé cet excellent

---

[1] Ce mélange contient aussi moins de phosphore, de chaux, de potasse, en un mot, de sels reconnus essentiels dans la formation de la chair et des os.

[2] Le lait recueilli au moment de la traite est concentré par le jeu d'une pompe pneumatique.

aliment qui peut remplacer avantageusement le lait plus ou moins pur de la consommation parisienne, qui constitue un aliment simple, sûr, complet et toujours d'une assimilation facile pour le valétudinaire.

Zéabromine. — Le mélange, par parties égales, de farine de maïs fine, de bonne provenance, et de cacao pulvérisé (cacao caraque et cacao maragnon), a fourni à Laroche une farine alimentaire qui me paraît destinée à rendre des services réels aux convalescents et aux malades de la poitrine.

Étant admise l'utilité incontestable des bouillies, étant reconnues les propriétés alibiles et reconstituantes du maïs et du cacao, par les raisons que je viens de signaler plus haut, on arrive forcément à la conclusion théorique que cette zéabromine doit constituer un aliment complet de premier ordre.

L'expérimentation que Laroche poursuit, depuis plusieurs années, sur une intéressante malade de sa famille, et les observations que Ley, Delioux de Savignac et moi avons déjà recueillies depuis, tendent à prouver que les bouillies que l'on obtient avec cette farine sont très-agréables au goût, qu'elles sont très-facilement digérées, qu'elles réconfortent parfaitement l'organisme en souffrance.

Le seul inconvénient me paraît être son prix élevé pour les personnes peu fortunées.

Boissons. — L'article consacré aux boissons comprendra l'eau naturelle, le vin et la bière, je réserverai pour le chapitre *Eaux minérales* les renseignements utiles concernant les eaux artificielles gazeuses, et les eaux minérales dites de table.

Eau. — Pour l'homme en santé, l'eau est la première et la plus indispensable des boissons ; elle forme la base et le principe de toutes les autres, et elle correspond à l'un des besoins les plus réels de notre organisation : « *Est ergo aliquid in aqua vitale* » (Sénèque).

« Dans la bonne comme dans la mauvaise santé, dit

Columelle, nul de nous ne prolonge sa vie sans une eau de bonne qualité. »

Voici l'énumération des qualités que l'hygiène demande aux eaux destinées à l'alimentation de l'homme.

Une bonne eau doit être : claire et limpide; tempérée en été, fraîche en hiver ; sans odeur ni saveur; neutre, c'est-à-dire complétement inerte; convenablement aérée ; marquant 25° à l'hydrotimètre, ne contenant que des traces de matières organiques.

Pendant toutes les périodes de la maladie, principalement dans nos climats, je proscris d'une manière presque absolue l'eau pure ; lorsque je me trouve en présence de personnes peu aisées, j'ajoute à l'eau diverses décoctions légères de quinquina, de houblon, de pensée sauvage, de goudron, etc.

Les *vins* constituent à la fois un aliment, et un médicament. Toutefois leur rôle alimentaire est faible ; leur importance dans l'acte de la nutrition est due à l'heureuse association de leurs principes constitutifs, alcool, sel alcalins, tannin et matières colorantes, éther œnanthique (qui produit le bouquet).

L'influence des uns se complète par les propriétés des autres, de manière à charmer les sens du goût et de l'odorat, à exercer une action tonique et astringente sur l'estomac, à produire une excitation bienfaisante sur la circulation générale. Sur 1,000 grammes de vin, l'eau est représentée par 878 grammes, l'alcool par 100, le tannin, le bitartrate de potasse, les autres sels et la matière colorante pour 22 grammes.

La teneur en alcool varie suivant les vins ; le bordeaux ordinaire en contient 10 p. 100, le bourgogne 10 à 13 p. 100, le porto 25 p. 100.

La moyenne du bitartrate de potasse et des autres sels est de 6 p. 100 (vins ordinaires) : les vins alcooliques en contiennent peu ; les petits vins durs et acides de

Suresne et d'Argenteuil en renferment beaucoup [1].

Après les sels de potasse, le tannin est le principe immédiat le plus notable ; il est contenu dans la pellicule du raisin avec la matière colorante, et il donne aux vins leurs qualités astringentes (âpreté particulière des vins de Bordeaux et du Rhin). Le tannin joue un rôle modérateur des plus importants.

Lorsque le principe sucré domine, les vins sont doux et d'une digestion plus difficile.

L'acide carbonique des vins mousseux, en se dissolvant dans le sang, exerce une action directe sur le système nerveux.

Pasteur a découvert que l'acide succinique qui se trouve dans les vins était, comme l'alcool, un produit constant du dédoublement des sucres sous l'influence des ferments alcooliques. La glycérine confondue avant les recherches de Pasteur avec des matières dites extractives, existe aussi en proportion très-forte dans le vin.

Les effets physiologiques du vin sont donc multiples : ce sont d'abord, plus mitigés, et moins rapides, ceux produits par l'alcool (aliment excitant temporaire, mais agissant en réalité comme substance d'épargne).

Viennent ensuite les effets produits par la complexité des matériaux organiques qui entrent dans leur composition, et qui à certains égards se rapprochent de ceux de l'organisme humain.

Effets nutritifs, restaurants, astringents, tempérants, laxatifs, selon qu'ils renferment une proportion plus considérable de tannin, de tartrate de potasse, de sucre, de substances minérales.

Pour être absorbé et pour suivre ses modifications ultérieures dans l'organisme, le vin n'a pas besoin de l'interven-

[1] Le jus du raisin appelé vin doux, et le verjus renferment tout le bitartrate contenu dans la grappe. Ils sont éminemment purgatifs et tempérants.

tion des ferments digestifs. Cette absorption se fait moins rapidement qu'avec la même quantité d'eau-de-vie ; à dose égale le vin rouge ébranle moins le système nerveux que le vin blanc.

Le vin vieux [1] qui n'a perdu aucune de ses qualités doit être préféré. Les grands vins de la Bourgogne et du Bordelais, à dose modérée pour ne point déterminer d'excitation encéphalique, viennent au premier rang.

Les vins blancs de Bourgogne et du Jura, étendus deux ou trois fois de leur volume d'eau, constituent une tisane alimentaire.

L'usage d'un vin généreux pris à doses progressives, mais toujours modérées, rend de grands services dans les cas d'anémie, d'appauvrissement général de l'économie avec alanguissement des fonctions digestives.

Dans les cachexies scrofuleuses et tuberculeuses, donné à petites doses fractionnées, il remplit d'utiles indications [2].

Tous les médecins depuis Hippocrate ont préconisé le vin dans le traitement de la convalescence ; « pour les malades qui sont habitués à son usage, le bourgogne des bons crus de 5 à 10 ans est préférable à tout. » (Bouchardat.)

« Le bourgogne, dit Fonssagrives, est un vin autrement stimulant et chaud que le bordeaux. C'est chez lui qu'on rencontre cette heureuse pondération de l'alcool et des acides, et les convalescents à digestions paresseuses s'en accommodent bien mieux que des meilleurs crus du Bordelais. »

Malgré ces deux autorités dans le traitement de la phthi-

[1] En vieillissant, les vins se dépouillent de l'acide acétique qu'ils avaient gardé à la suite de la fermentation ; leur conservation en bouteilles augmente leur bouquet.

[2] Si le vin est ordonné comme remède, avant ou hors des repas, c'est aux vins tanniques, astringents, sucrés et alcooliques que l'on doit donner la préférence. Le plus répandu est le vin de Bagnols-Saint-Raphaël ; introduit par Soubeyran dans les hôpitaux de Paris, il a été adopté par Chomel, Grisolle, Nostan, Trousseau, parce qu'il s'accommode beaucoup mieux aux aptitudes de l'appareil digestif quand il est pris à doses modérées.

sie, je donne (avec la généralité des médecins) la préférence aux vins de Bordeaux, en raison de la quantité de tannin et de matière colorante plus considérable qu'ils renferment.

Je ne puis mieux résumer les considérations qui précèdent qu'en rappelant cet aphorisme du grand Maître :

« Le vin est chose merveilleusement appropriée à l'homme, si en santé comme en maladie on l'administre avec à-propos et juste mesure, suivant la constitution individuelle. » (Hippocrate.)

La *bière* est une boisson fermentée faite avec le houblon et les graines d'orge, qu'on laisse germer pour y développer le principe sucré [1].

Payen la définit ; un liquide légèrement alcoolique offrant une odeur aromatique, d'une saveur qui participe de ces deux propriétés à la fois, et qui est en même temps mucilagineuse, douce, amère, aigrelette et piquante par l'acide carbonique.

Toutes les substances amylacées peuvent servir à sa fabrication, mais la véritable bière, la boisson à la fois aromatique, nutritive, alcoolique, riche en phosphates, douce et rafraîchissante, se prépare avec l'orge, le houblon, l'eau, la levûre et l'ichthyocolle.

Les bières varient selon le degré de concentration du moût et selon les proportions de houblon. A Paris, on en fabrique trois espèces : la petite bière, la bière double, la bière blanche.

La bière houblonnée agit comme les amers, en raison de la lupuline qu'elle contient [2] ; c'est donc une boisson ali-

---

[1] Pendant la germination, la composition chimique de la graine est modifiée par la production de la diastase, capable de changer l'amidon en dextrine et en glucose.

[2] « Celle-ci renferme elle-même une huile essentielle qui, fournie en majeure partie par la sécrétion jaune du houblon, donne à cette plante comme à la bière sa saveur et son odeur spéciales. (CHEVALLIER.)

mentaire [1] qui excite légèrement les organes digestifs, et qui développe rapidement l'embonpoint chez beaucoup de ses consommateurs. Toutefois ses propriétés stimulantes sont moins agréables et moins exhilarantes que celles de nos vins doués d'aromes doux et variés.

Prise aux repas, seule ou coupée avec un peu d'eau, elle apaise la soif et excite la chymification.

Prise en quantité plus grande, elle active la sécrétion urinaire et l'exhalaison cutanée.

Boerhaave, Stoll, Cullen, Sydenham, et de nos jours Magendie et Ségalas en préconisent l'usage.

L'orge germée est soumise à la dessiccation par une température de 60 pour arrêter la germination, et lui donner de l'amertume et de la couleur; le grain ainsi desséché prend le nom de malt.

Depuis quelques années, sous le nom d'*Extrait de malt*, Jean Hoff fabrique une bière de santé que malades et médecins ont accueillie avec empressement, parce qu'elle offre un très-bon agent diététique de la classe des analeptiques.

L'extrait de malt possède des propriétés nutritives, toniques et réconfortantes. Cette substance alimentaire (par les matières mucilagineuses du grain), réparatrice, est utile dans les affections chroniques pour réveiller la contractilité musculaire des organes digestifs et pour introduire dans l'économie les substances nutritives aptes à relever les forces générales épuisées; aussi les praticiens les plus répandus de Paris, Blache, Barth, Guéneau de Mussy, Pidoux, Fauvel, Empis, Danet, Robert de Latour, Bouchut, Piorry, Tardieu, conseillent journellement cet agent très-commode pour établir et régulariser les forces digestives.

Mon expérience personnelle me porte à adopter complétement l'appréciation que Laveran résume en ces termes :

« Un grand nombre de malades, manquant des forces

[1] Payen lui accorde la même valeur nutritive qu'un poids égal de pain.

nécessaires à la digestion des aliments solides, et ne se fatiguant pas d'ingérer les boissons, il est précieux d'avoir à leur disposition une substance alimentaire plus nourrissante que les tisanes, et moins stimulante que le vin. »

§ 4. — EXERCICE.

La question de l'exercice dans le traitement de la phthisie pulmonaire a toujours été regardée comme très-importante.

Bacon nous apprend que l'exercice est l'une des meilleures provisions de la santé, c'est l'école de la souplesse et de la vigueur ; de là vient l'aisance à tout faire, à tout souffrir ; avant lui Celse avait écrit cette sentence : *Otium hebetat, labor firmat.*

L'*otium* qui énerve, qui prédispose à la tristesse, à l'ennui, c'est aussi bien l'oisiveté de l'esprit que la paresse du corps. Le *labor* qui regaillardit, c'est tout à la fois le travail de l'intelligence, et l'activité du système musculaire.

Ai-je besoin de rappeler que l'exercice, le régime et la gymnastique ont été chez les Grecs et les Romains [1] les premiers éléments de leur puissance et de leur grandeur ! et n'est-il pas incontestable que, dans une nation civilisée, ces mêmes éléments doivent former la base de l'éducation sociale et de l'hygiène publique.

Quels sont en réalité les effets immédiats de l'exercice ?

C'est la plus grande énergie de la circulation capillaire générale, de la digestion, de l'absorption, de l'assimilation des sécrétions, en un mot de toutes les fonctions de l'organisme ; mais par cela même que l'exercice est salutaire lors-

---

[1] La gymnastique faisait partie de l'éducation physique et morale des peuples de l'antiquité ; chez les Hellènes elle avait ses lois, sa hiérarchie, ses magistrats. Les Grecs regardaient, avec raison, les exercices corporels comme aussi nécessaires à la conservation de la santé, que la thérapeutique à la guérison des maladies. C'est pour cela que les gymnases étaient consacrés à Apollon, le dieu de la médecine.

qu'il est pris à dose modérée, en plein air et à pied (c'est-à-dire dans les conditions où le corps s'échauffe d'une manière plus uniforme, où la circulation s'active plus régulièrement), par cela même, il faut éviter avec soin les longues courses, les ascensions rapides, les excursions désordonnées.

Bennet, qu'il faut toujours consulter parce que son chapitre sur le *Traitement hygiénique* est écrit de main de maître, reproche aux médecins qui envoient leurs malades dans les stations hivernales du Midi, de trop insister sur les recommandations de faire beaucoup d'exercice.

L'observation lui a démontré qu'il ne faut pas l'exagérer comme moyen de santé, « en vue de se donner de l'appétit et d'augmenter ses forces. »

« Tout effort ou travail animal, qu'il soit musculaire, nerveux ou organique, entraîne une dépense de la force organique et vitale. Pour dépenser, il faut avoir ; or demander à un malade faible, débilité, de dépenser en exercice musculaire, de la puissance, de la force, qu'il ne possède pas, que ses aliments imparfaitement élaborés ne lui donnent pas, est peu physiologique d'une part, irréfléchi et cruel de l'autre. » Les phthisiques, ajoute-t-il, doivent se contenter, en grande partie, d'exercice passif, au grand air, en voiture, en bateau, dans un hamac.

Tout en partageant de la manière la plus absolue les idées générales de Bennet, je donne la préférence à l'exercice actif, mais modéré [1], en rapport avec les forces. Il faut des conditions climatologiques exceptionnelles pour pouvoir rester de longues heures en plein air dans un hamac ou dans un fauteuil.

Sydenham, qui avait une grande confiance dans l'équitation, lui attribuait des cures merveilleuses. Et encore pres-

[1] L'exercice modéré est un auxiliaire indispensable pour les bonnes digestions ; on pourrait dire, proverbialement, qu'on digère avec ses jambes autant qu'avec son *estomac*. (CHOMEL, *Des Dyspepsies*.)

crite aujourd'hui, par nos célébrités médicales, elle ne saurait convenir indistinctement à toutes les périodes de la maladie. Elle exige de grandes précautions et doit toujours être prise avec beaucoup de modération.

Les cas où j'ai conseillé l'équitation, avec le plus d'avantages, se rapportent à des jeunes personnes atteintes d'aménorrhée ou de dysménorrhée concomitantes avec les lésions pulmonaires, à leur imminence, ou à leur origine.

C'est principalement à la gymnastique [1] qu'il faut demander l'exercice sage, modéré, *inaividualisé*, c'est-à-dire approprié à l'âge, au sexe, à la constitution, aux modalités morbides du valétudinaire.

« C'est par les exercices gymniques, dit Plutarque, que Cicéron, qui était né avec une poitrine faible et maladive, se fortifia, et devint capable de ces grands et nombreux combats qui l'illustrèrent à la tribune. » Que de jeunes personnes, écrit Fourcault, seraient préservées d'une mort prématurée, si leurs mères connaissaient les heureux effets de la gymnastique, des courses fréquentes à la campagne, des voyages. »

Bouchardat proclame « son incomparable puissance dans les imminences à ces affections indiquées par l'hérédité et par l'alanguissement des fonctions nutritives. »

Ce que je conseille avec la plus entière conviction, ce ne sont pas les exercices de trapèze, de voltige, de parallèles, de cheval de bois, qui retrouvent leur utilité et leur raison d'être à d'autres époques de la vie, mais une gymnastique de chambre qui permet à chacun de faire chez soi des exercices d'une façon utile et raisonnée.

L'essentiel est de les diriger avec beaucoup de prudence

[1] La gymnastique, cette science raisonnée des mouvements, détermine le développement régulier du corps, l'accroissement et l'équilibration de toutes les forces de l'organisme. (HILLAIRET.)

La gymnastique, ajoute E. Paz, c'est le mouvement imprimé à tous les membres, à toutes les parties du corps ; c'est l'activité communiquée à toutes ses fonctions, et par conséquent aux phénomènes divers dont notre sang est le siége ; c'est la dépense, la combustion augmentée ; les recettes, c'est-à-dire l'assimilation prodigieusement activée.

et de discernement ; de les mettre toujours en rapport avec les forces des malades, de suivre une marche graduée en évitant toute fatigue.[1]

Chez nos malades, il s'agit avant tout d'agrandir la capacité thoracique en développant les muscles qui l'enveloppent et la font agir, en exerçant les mouvements des muscles des bras, de manière à effacer la poitrine.

« L'un des principaux objets de l'hygiéniste a dit avec beaucoup d'à-propos, mon très-regretté compatriote Marchal (de Calvi), doit être de multiplier dans l'espèce le type thoracique ou montagnard.

C'est à quoi tendent merveilleusement tous les exercices qui ont pour but d'agrandir le champ de la respiration ; il résulte de cet agrandissement, et du maximum d'hématose qui en est la suite nécessaire, une activité, une énergie nouvelle de toutes les fonctions. »

La suractivité que l'on imprime au système musculaire du thorax et des membres supérieurs, réagit sur la contractilité des fibrilles des bronches. Je montrerai plus tard toute l'importance que j'attache avec Barnadge et Steinbrenner à cette gymnastique du poumon, en vue de laquelle j'ai imaginé un appareil particulier (à inhalation normale ou forcée), que je décrirai en son lieu et place (chapitre IX).

Je ne suis pas en mesure de discuter les principes de la gymnastique allemande (Salzman) et de la gymnastique suédoise (Ling). Je constate avec satisfaction les progrès qu'ont imprimés à la gymnastique, comme auxiliaire de l'hygiène générale, les écrits théoriques et les enseignements pratiques de Pestalozzi, colonel Amoros, d'Argy, Laisné, Heiser, Dally, E. Paz (et son beau gymnase).

---

[1]. E. Paz trace avec beaucoup de clarté les différentes phases de la méthode, conduisant par une gradation anatomique à une succession d'efforts à la fois doux et énergiques dont chacun a sa raison d'être. Pour tout instrument l'on a d'abord la nature, c'est-à-dire le corps lui-même qu'il s'agit de développer ; puis une paire d'haltères ; puis enfin une barre en bois ou une barre à sphères.

Parmi les confrères qui ont le plus encouragé ces études, et vulgarisé leurs avantages incontestables, figurent aux premiers rangs, Fourcault, Thierry, Bouvier, Bérard, baron Larrey, Bouchardat, Simonin (de Nancy).

§ 5. — HYGIÈNE DE LA PEAU.

La régularité des fonctions de la peau, très-essentielle pour l'homme en état de santé, l'est bien plus encore pour le malade.

C'est par l'excrétion des pores du système cutané que sont éliminés les principes azotés et carbonés, après leur migration dans l'économie; ce travail continuel de sécrétion se trouve en outre en rapport direct avec le travail d'épuration qui s'opère dans les poumons, le foie et les reins.

Il ne faut donc jamais rien négliger pour entretenir les excrétions cutanées dans leur état normal, l'été comme l'hiver, et de préférence l'hiver, car, pendant la saison des chaleurs, la nature procède à ce surcroît d'élimination par des transpirations abondantes.

N'est-ce pas au système cutané que s'adressait l'école de Cos, pour ramener l'ordre dans l'organisme, prévenir la congestion des viscères, solliciter les fonctions alanguies, activer la circulation capillaire; régulariser l'innervation, exagérer parfois les propriétés respiratoires?

Pour montrer le prix qu'ils attachent à cette régularité de fonction, les Orientaux remplacent notre comment vous portez-vous? par cette formule plus prosaïque, mais plus vraie de, comment suez-vous?

La vieille idée de la suppression de la transpiration cutanée, et du refoulement des principes nuisibles dans la circulation, a été confirmée par les recherches modernes.

On a d'abord établi sur des bases rigoureuses l'importance de la perspiration cutanée.

Chez un homme sain, la *transpiration insensible* est cinq ou six fois plus abondante, toutes choses égales d'ailleurs, dans un air sec que dans un air saturé d'humidité.

Elle a lieu, en plus grande proportion, dans une atmosphère agitée que dans une atmosphère calme.

La transpiration continue, sous forme de sueur, dans une atmosphère humide et d'une température égale à celle du corps, tandis que, dans ces conditions, l'exhalation pulmonaire est suspendue ; on a constaté enfin que la suppression totale de la perspiration cutanée, par des enduits imperméables, était rapidement mortelle.

« Il est sûr, dit Fourcault, qu'on peut, presque à volonté, produire les scrofules et la phthisie, en supprimant lentement la perspiration cutanée par la privation de l'exercice, de la lumière, de l'air sec et du mouvement. » La diminution, la perversion ou la suspension de quelques-unes des fonctions de la peau, exerce une influence pathogénique fâcheuse sur les affections par misère physiologique ; j'ai déjà signalé le fait des vaches laitières rendues phthisiques, en augmentant la sécrétion mammaire par la suspension des fonctions de la peau.

Pour Ed. Lee et plusieurs de ses compatriotes : « la consomption pulmonaire procède d'un état vicié du sang, principalement causé par la suppression ou la diminution de l'action éliminatrice de la peau, et, par suite, d'une diminution dans la quantité des globules rouges [1]. »

Nos principaux moyens d'action sur la peau après l'exercice par le travail corporel, et la gymnastique consistent dans : A, les frictions; B, le massage; C, les bains; D, les procédés de l'hydrothérapie. Les résultats que l'on obtient sont :

[1] « Ceux qui ne vont pas jusqu'à considérer les sels contenus dans la matière tuberculeuse (chlorure de sodium, carbonates et phosphates alcalins) comme le résultat d'une sorte de décharge interne, substituée à l'élimination cutanée, admettent au moins que la suppression de cette élimination retient, dans le sang, des principes nuisibles qui l'altèrent et peuvent par là donner naissance à la diathèse tuberculeuse. (ED. LEE.)

1° D'enlever les écailles épidermoïdales anciennes, et les poussières que la sueur et les excrétions sébacées agglutinent;

2° D'activer les excrétions sudorales grasses, amyloïdes;

3° De ranimer la sensibilité tactile, la calorification, l'énergie musculaire, alors que les appareils de la respiration et de la circulation fonctionnent normalement.

A. Le moyen le plus commode pour pratiquer des frictions, c'est de se servir de tissus de flanelle, ou de toile à contexture croisée et un peu rude.

Chez nos malades des Eaux-Bonnes, alors que je ne pouvais utiliser les bains généraux, je faisais pratiquer le soir, au moment du coucher, des frictions modérées et méthodiques sur tout le corps, et principalement aux membres, avec un morceau de flanelle imprégnée d'un liniment à la fois tonique et stimulant.

Après plusieurs essais pour obtenir un baume offrant, indépendamment de ces qualités, l'avantage d'avoir une odeur agréable et de ne pas salir le linge, nous avons adopté avec Mialhe la formule suivante :

> Pr. : Teinture de quinquina.
> Alcoolat de mélisse....
> Baume de Fioravanti..
> ãa 100 grammes.
> M.

Les frictions, dans ces conditions, sont bien plus efficaces pour diminuer les sueurs nocturnes, que toutes les préparations d'agaric, de tannin et de sels plombiques.

B. Le massage (de μάσσειν pétrir) représente l'action de presser, de pétrir pour ainsi dire avec les mains, toutes les parties musculaires du corps, en exerçant des tractions sur les articulations, afin de donner à celles-ci de la souplesse, et d'exciter la vitalité de la peau et des tissus sous-jacents.

Littré nous apprend que le massage se composait, pendant les temps hippocratiques, de malaxations, de pressions, de frictions sèches, ou avec de l'huile, ou à l'aide de brosse, ou d'une éponge, ou enfin de mouvements imprimés aux articulations allant jusqu'à la douleur.

Pour les affections que nous avons en vue, le massage doit se pratiquer très-modérément conjointement aux frictions.

C. Une bonne éducation physique exige la culture soignée de la peau, par l'usage fréquent des bains, afin d'aguerrir la surface cutanée contre l'action des causes extérieures ; chez les personnes prédisposées à la tuberculose, il importe d'ajouter de bonne heure à l'eau des bains, du sel marin, des préparations de soufre comme le sulfureux Marcellin Pouillet, une infusion de tilleul tenant en dissolution des sels de Pennès.

Ces bains minéraux artificiels provoquent d'une manière graduée la stimulation spéciale que l'on demande aux eaux minérales naturelles, toniques et stimulantes.

Que leur action dynamique soit spéciale, *sui generis*, ou analogue à celle produite par l'électricité, comme le pense Scoutetten, elle n'en existe pas moins d'une manière irrécusable.

Les phénomènes de stimulation générale des sels de Pennès s'accentuent, principalement, dans les affections où la vitalité se trouve diminuée et les fonctions affaiblies [1]. Ces bains doivent avoir une courte durée, et être pris à une température moyenne de 28 à 30° centigrades.

Je n'ai jamais compris pourquoi l'on proscrit généralement la balnéation dans le traitement de la phthisie ; c'est se priver bénévolement d'une ressource précieuse, lorsqu'elle est employée avec prudence et modération. A Alger je ne craignais pas d'envoyer au bain maure, en leur faisant quel-

---

[1] L'utilité et l'efficacité de ces préparations ont fait, pendant quelques années, l'objet d'ardentes controverses, de doutes parfois intéressés, d'hésitations toujours malencontreuses ; mais aujourd'hui les formules Pennès figurent dans nos principaux recueils scientifiques, et plus de 150 noms des plus honorables de la profession sont inscrits sur ses états de services.

ques recommandations spéciales, trois jeunes Anglais confiés à mes soins par l'illustre maître Louis.

Comme je l'ai exposé dans la cinquième des *Lettres Africaines*[1], les bains maures sont d'une grande utilité[2].

« Rien n'est plus apte à exciter modérément l'action musculaire, à donner aux membres une souplesse remarquable, à favoriser la perspiration insensible du corps, en désobstruant les pores de sa surface. »

D. Celui qui habitue les enfants à l'eau froide, écrit Hufeland, est leur vrai bienfaiteur.

Dans la pensée d'un grand nombre de praticiens distingués, l'hydrothérapie est, en effet, la méthode thérapeutique par excellence, pour vaincre l'état valétudinaire et la tendance aux rhumes par froid et humidité.

Chez les enfants prédisposés, et chez les adolescents mous et lymphatiques, j'ai fait souvent appliquer aux premières périodes de la maladie, les procédés élémentaires de l'hydrothérapie, en recommandant la graduation, les ménagements et les précautions, afin d'obtenir, après chaque étape, une réaction suffisante et soutenue.

A une époque plus avancée de la lésion pulmonaire, j'avais toujours hésité à conseiller la médication, par cela seul qu'elle exige alors une surveillance plus intelligente et plus continue de la part du médecin, une persévérance à toute épreuve chez le malade; toutefois mes convictions ont été ébranlées par la lecture des quelques pages que Bennet consacre à ce sujet. Avec son incontestable compétence, il préconise les ablutions froides pratiquées, soigneusement, le matin en se levant, devant le feu ou au soleil, car presque toujours le contact de l'eau froide occasionne un

---

[1] In *Union Médicale*, 1860.

[2] Pour prouver que le bain, à la manière antique, avait un but de réparation et de tonicité, je rappelais qu'au moment où Pline recevait, de Recline, le billet qui le décida à s'embarquer pour aller voir de plus près l'éruption du Vésuve, il se livrait au repos, sur un lit, après avoir pris un *bain froid* qu'il avait fait précéder d'une *station en plein soleil !*

sentiment de bien-être marqué. « J'ai moi-même, ajoute-t-il, retiré le plus grand avantage d'ablutions froides faites, en plein air, au bord d'un lac d'Écosse, quand j'étais très-malade, avec fièvre hectique, pouls au-dessus de 100, et la peau chaude et fiévreuse.

« Depuis ce temps, j'ai toujours euune grande confiance, que je n'ai jamais perdue, dans ce moyen de traitement. »

§ 6. — HYGIÈNE MORALE.

Si la régularité et le calme de la vie morale réagissent sur la régularité et le calme de la vie physique, il convient de mettre les valétudinaires à l'abri des fortes excitations, des émotions exagérées.

« Ce serait méconnaître l'intensité et la solidarité des rapports qui lient les deux principes dont se compose l'homme, écrit Fonssagrives, que de nier l'influence active et soutenue qu'ils exercent l'un sur l'autre.

« Les dispositions naturelles de l'organisme se subordonnent dans une limite restreinte, il est vrai, mais réelle, à certaines manières d'être de notre esprit.

« Les passions et les désordres qu'elles engendrent, altèrent la physionomie et la marche des maladies.

« La thérapeutique serait impuissante, dans bien des cas, si, se bornant aux seules ressources des médicaments, elle n'invoquait au besoin celles des mouvements de l'âme dirigés avec prudence, et contractés avec sagacité. »

Pour obtenir ces heureux résultats, il faut, d'une part, rechercher les distractions salutaires et les amusements modérés ; de l'autre, redouter l'abattement, la concentration des idées dans la douleur et la souffrance. Rien de plus certain que l'influence des émotions dépressives sur la marche de la phthisie, et pas de cas plus graves que ceux des personnes indolentes et inoffensives, contentes de tout, et se résignant à tout. Ne perdons jamais de vue que la beauté et la variété des lieux, où les malades vont chercher la santé, ont une influence d'autant plus précieuse que dans toutes les affections chroniques où l'organe s'altère, lentement et sans secousses, l'âme est disposée à la rêverie [1].

Sachons aussi tirer parti de ces deux sentiments instinctifs : le désespoir et l'inquiétude. Il importe de combattre le premier sentiment, en réveillant l'énergie indispensable pour soumettre le malade à des règles hygiéniques sévères. Il importe aussi de ménager le second, malgré son influence dépressive sur la nutrition, parce qu'il lui impose la nécessité d'être plus soigneux de sa santé, plus préoccupé des conséquences d'une conduite irrégulière.

Je résumerai dans trois préceptes les conditions hygiéniques, sociale et mentales, qui doivent concourir au traitement le plus rationnel de la phthisie pulmonaire.

Repos de l'esprit ; calme de la vie ; extrême modération des passions [2].

La condition essentielle pour réaliser ce programme, c'est de favoriser, autant que possible, des rapports d'intimité entre le valétudinaire et le médecin, car à une confiance sans bornes, l'homme de l'art répondra par une abnégation de tous les instants, en se souvenant de ces belles paroles de Lamartine :

« Il faut surtout maintenir l'espérance, car l'espérance est une grande force vitale. »

---

[1] « L'entraînement de la sensibilité par l'éloignement d'un milieu peuplé d'objets, de personnes et de souvenirs pénibles, la diversion imposée, forcément, à l'esprit par les incidents et les péripéties d'un voyage sont évidemment ici la seule ressource. » (FONSSAGRIVES.)

[2] « Sans doute, comme dit fort bien Bennet, ces conditions sont difficiles à obtenir, même momentanément, dans notre existence toujours en lutte avec le travail et le chagrin, mais il faut s'en rapprocher le plus possible. »

CHAPITRE IV

LA DIÈTE LACTÉE.

§ 1. — LE LAIT.

Si dans la phthisie pulmonaire les manifestations pathologiques (locales et générales) sont toujours infiniment variées,
si les causes qui les ont engendrées sont diverses et multiples,
il faudra, de toute nécessité, d'après ce qui précède, fonder
les indications d'un traitement rationnel, sur un ensemble
de moyens et d'agents thérapeutiques.

Parmi ceux qui jouent dans notre régime habituel un
rôle capital, se place en première ligne la diète lactée.

« Le lait, dit Bouchardat, est le plus admirable aliment que
la chimie la plus perfectionnée pourrait inventer ; le médecin qui saura convenablement prescrire les laits différents
sous les formes les mieux appropriées, dans les maladies
et les convalescences, sera, nous l'assurons, un médecin
qui rendra de grands services. »

Le lait constitue une dissolution de matières albumineuses,
de sucre de lait, et de sels minéraux, tenant en suspension
les globules de beurre ; cette émulsion est composée :

1° D'une matière grasse très-divisée et suspendue à l'état
de globules (ces globules en s'assemblant à la surface du
lait produisent la crème et par suite le beurre) ;

2° D'un sérum tenant en dissolution : une matière animale spéciale azotée spontanément coagulable (caséum,
caséine) ; du sucre de lait (lactine, lactose) ; des sels et un
peu de matière grasse.

Une pareille constitution physiologique du lait le rapproche du chyle et du sang, avec lesquels il a d'ailleurs une très-grande analogie de propriétés et d'effets.

D'après Dumas, le lait des animaux soumis à une alimentation végétale ou mixte [1] renferme toujours, mais en proportions variables, les divers ordres de matériaux qui font partie des aliments des herbivores, c'est-à-dire des matières albuminoïdes représentées par le caséum ; des matières grasses représentées par le sucre de lait ; des sels de diverse nature (existant dans tous les liquides animaux).

Dans le lait des animaux carnivores, le sucre de lait disparaît presque complétement, et l'aliment lait, ne renfermant plus que des matières grasses ou albuminoïdes, et des sels, est ramené à la constitution générale de la viande elle-même. Des analyses comparatives sur la composition des diverses espèces de lait ont fourni à Bouchardat et Quevenne, les résultats suivants :

(Pour 1,000 grammes.)	Femme.	Vache.	Anesse.	Chèvre.
1° Aliments de calorification.				
Beurre............................	20,75. —	38,59. —	13,72. —	42,12.
Lactine et matières extractives.....................	74,20. —	52,21. —	69,51. —	48,62.
2° Aliments plastiques. Caséine et albumine...................	13,68. —	37,19. —	20,35. —	44,21.
3° Aliments inorganiques, sels..	1,48.	4,31.	2,78.	5,28.
Eau.........................	889,87.	866,69.	893,72.	859,77.
Parties solides..............	110,13.	133,31.	103,28.	140,23.

Payen les réunit dans trois groupes selon la proportion de leurs éléments :

1° Anesse et cavale ; deux laits faibles surtout en substances azotées et grasses, riches en lactose.

---

[1] La qualité dépend beaucoup du genre de nourriture auquel on a soumis les animaux qui le sécrètent. Il diffère de lui-même journellement pour ainsi dire à dater de la parturition, au commencement et à la fin de la traite.

2° Brebis et chèvre : laits abondants en beurre et en matière azotée.

3° Vache et femme : le premier ayant une somme plus forte de substance solide ; le deuxième un peu plus faible en lactose, en substances azotées et en sels, mais plus chargé de matières grasses.

Le lait de nos vaches domestiques n'est point un produit entièrement physiologique, car la sécrétion en est le plus souvent sollicitée, au delà des limites naturelles, par des moyens factices (nourriture abondante, repos parfois absolu, malpropreté), aussi a-t-il un commencement de réaction acide, tandis que celle du lait en général se trouve constamment alcaline.

Le lait d'ânesse ressemble beaucoup au lait de femme par ses caractères physiques (état aqueux, teinte bleuâtre, légèreté, saveur, odeur, consistance) ; sa crème est rare, peu considérable ; son beurre mou, blanc, insipide ; adoucissant et laxatif, il est très-utile dans les convalescences et dans la plupart des formes de la consomption.

Le lait de chèvre est caractérisé par son odeur et sa saveur hircines (plus développées à l'époque du rut par la malpropreté) ; son poids spécifique est de 1,036 ; sa crème est d'un blanc mat, épaisse et agréable au goût ; le beurre qu'on en sépare est ferme, blanc, ne retenant pas de matière caséeuse, ce qui favorise sa conservation. Outre ses propriétés alibiles, il est astringent et tonique, ce qui lui permet d'exercer une influence favorable sur les phlogoses intestinales.

J'ai adopté, depuis longtemps, l'idée des chimistes qui considèrent le lait comme l'aliment le plus complet dont l'homme puisse faire usage [1] : cet aliment type, qui à lui

---

[1] « Le lait est un aliment complet, portant en lui-même tous les éléments plastiques et respiratoires ; comme tel, il ranime les forces, réchauffe le corps et restaure la substance organique. » (GUBLER.)

« Nulle substance ne mérite le nom d'aliment autant que le lait ; il est

seul suffit à la nourriture de l'enfance, est tout à la fois aliment plastique et aliment respiratoire, puisqu'il contient, comme on vient de le voir : des substances azotées (ayant la composition élémentaire de nos tissus) ; une matière sucrée (le sucre de lait riche en carbone) ; une matière grasse (le beurre) agent de calorification.

Le lait est un analeptique qui, à lui seul, peut constituer le traitement dans plusieurs maladies chroniques graves.

L'efficacité de cette excellente ressource thérapeutique devient surtout très-évidente dans les affections des voies respiratoires, car cet aliment imprime peu d'activité à la circulation, pendant la digestion, et fournit un chyle qui ne provoque pas d'excitation au poumon. Hippocrate, Galien, Arétée, Cœlius Aurelianus enseignaient que le lait est un remède souverain pour les poitrinaires, parce qu'il est ainsi, tout à la fois, analeptique, hydragogue et sédatif [1].

Au dix-septième siècle, Roderic de Castro a résumé toutes les opinions de ses devanciers, dans un travail très-intéressant, mais c'est Frédéric Hoffmann, ce défenseur énergique des médicaments simples, qui doit être, à bon droit, considéré comme le fondateur de ce genre de cure. Après avoir établi les propriétés médicinales du lait (*De saluberrima lactis virtute*), il a démontré son utilité dans les traitements par les eaux minérales (*De connubio aquarum mineralium cum lacte longé saluberrimo*).

C'est donc à tort que Bordeu proscrivait la diète lactée dans les affections chroniques. Il disait que les montagnards des Pyrénées, qui vivent de lait et de farineux, ont les chairs molles et flasques, qu'ils sont sans énergie physique et intellectuelle. Il prétendait aussi qu'en soumettant à la diète lactée, des individus affectés de plaies plus ou moins invété-

complet ; un aliment, pour être absorbé, assimilé, doit être ramené à un état plus ou moins semblable à celui du lait. » (BOUCHARDAT.)

[1] « Lac in Phthisis tamen, sicut in omnibus longis, difficilibus que febriculis recte dari potest. » (CELSIUS).

rées, ces plaies deviennent blafardes, boursouflées, de cicatrisation difficile.

Je proteste, avec Andrieu, contre cette doctrine, au nom des faits et de l'observation clinique.

Le seul inconvénient du lait, c'est d'être supporté difficilement par quelques estomacs; mais il est souvent facile de surmonter cette disposition individuelle, en l'additionnant de quelques grammes de sucre ou de sel, ou en le réduisant au quart par une ébullition prolongée, comme l'indiquent les recherches de N. Guillot.

Van Swieten et Morton le conseillaient très-utilement aux phthisiques fébricitants qui ont perdu l'appétit, et qui ne peuvent accepter et digérer qu'une quantité insuffisante d'aliments.

Enfin Broussais avait souvent recours au régime lacté féculent végétal [1].

§ 2. — PETIT-LAIT.

Le lait, abandonné au repos dans un vase ouvert, se sépare, peu à peu, en deux couches distinctes; l'une supérieure, blanc jaunâtre, onctueuse, d'une saveur douce, et que l'on nomme crème; l'autre d'un blanc bleuâtre, plus fluide, et d'une saveur plus acide, qu'on nomme sérum du lait ou petit-lait.

On prépare le petit-lait, en coagulant le lait de vache (le plus souvent), quelquefois celui de chèvre, à l'aide de la présure; pour l'obtenir, il faut environ 30 gouttes de bonne présure liquide par litre de lait. Le petit-lait doit être neutre, ou à réaction acide très-peu accentuée, limpide, ou légèrement opalin, d'une saveur douceâtre, agréable.

A Imnau, on le retire journellement du lait de chèvres;

---

[1] (2 pintes de lait avec 4 onces de pain suffisaient au régime de ses convalescents.)

celles-ci trouvent une nourriture abondante, dans les herbes aromatiques qui croissent sur les hauteurs et les collines voisines.

D'après Mock, les éléments solides de ce petit-lait sont : 2 pour 100 de sucre de lait ; 0,4 pour 100 d'osmazome ; 1 pour 100 d'acide lactique ; des substances caséeuses ; des sels minéraux (chlorures, phosphates et sulfates).

Le petit-lait est alimentaire [1]. La lactine représente son élément de calorification, et quant aux autres substances qu'il contient, elles n'ont pas besoin de l'intervention des sucs digestifs, pour être absorbables et rendues propres à la nutrition.

L'usage du petit-lait comme laxatif, diurétique, et dépuratif, a toujours été très-populaire, mais ce n'est que pendant ces dernières années, que, grâce aux médecins allemands et suisses, il a été élevé à la hauteur d'une médication spéciale.

Le petit-lait est l'analogue d'eaux minérales, comparé à des types divers : contenant en quantité suffisante du chlorure et du sulfate de soude, il réalise de plus une eau minérale à part, parce que cette eau est sucrée et de nature organique.

On conçoit dès lors comment les eaux minérales inorganiques (sulfureuses ou salines), et celles que l'on doit considérer comme des eaux minérales organiques (petit-lait), puissent être pratiquement inséparables, et devenir des auxiliaires réciproques de guérison.

Le praticien ne peut jamais mieux faire que de copier la nature.

La pepsine n'a obtenu sa grande faveur que parce qu'elle représente l'élément organique qui préside au travail de la digestion.

---

[1] Les propriétés nutritives sont dues à certains matériaux alimentaires du lait (plus ou moins solides) qu'il contient en suspension, et qui en font un aliment réparateur pour les montagnards et les peuples pasteurs.

L'huile de foie de morue défie les essais et les analogies de la chimie artificielle, parce qu'elle est un produit élaboré dans un organisme vivant.

Le petit-lait, c'est-à-dire le lait pauvre en caséine et en beurre, contenant tous les sels organiques, agit tout d'abord comme un nutritif léger et facilement assimilable pour les estomacs délicats.

En débarrassant l'organisme des produits de décomposition, cette cure le fortifie tout entier, et améliore la constitution du sang.

Dans les organes de la respiration, elle diminue la viscosité du produit de sécrétion et la toux; dans les organes digestifs, elle augmente l'excrétion des substances aqueuses à travers les reins, et leur passage dans la masse intestinale active la digestion et provoque la défécation.

Le petit-lait, en sa qualité de produit organique, est donc plus assimilable et mieux préparé pour l'économie, que les composés d'un ordre inférieur, et s'il est donné comme remède, il agira avec plus de promptitude et d'efficacité.

On prend le petit-lait le matin à jeun, à la dose de 120 grammes, au moment où l'on vient de le préparer.

On se promène un quart d'heure, et on en prend encore 120 grammes, que l'on boit lentement après avoir digéré le premier. Si l'on supporte bien cette quantité, on la double, et l'on arrive jusqu'à 4 ou 5 verrées de 120 grammes dans la journée [1].

Les tuberculeux qui prennent le petit-lait de chèvre ou de brebis, doivent se contenter de 3 verrés.

La cure, qui dure de six à huit semaines, se trouve merveilleusement secondée par l'exercice, et par la gymnastique

---

[1] S'il survient de la diarrhée séreuse, il faut diminuer la quantité. S'il s'établit de la constipation, plus ou moins opiniâtre, il est indispensable de prendre le soir en se couchant, ou le matin de très-bonne heure, un verre d'eau minérale purgative.

des poumons, qu'impose le séjour dans l'atmosphère raréfiée et pure des montagnes.

Il n'y a pas d'auteur grec ou arabe, qui n'ait accordé au petit-lait une certaine influence, en le faisant entrer dans sa thérapeutique.

Au milieu du dernier siècle, Tissot écrivait :

« Le petit-lait est un des plus puissants moyens de traitement qui existent dans la nature, et que celle-ci ait mis à notre disposition. »

De nos jours, Carrière a reconnu, d'après des témoignages irrécusables, que l'art de guérir peut trouver d'utiles ressources, et même de bons moyens de curation, dans l'emploi du sérum du lait.

Il convient surtout, dans les cas d'obstructions, de dartres rebelles, de névropathies, d'éréthisme.

Le petit-lait, pur ou modifié, rend des services dans la phthisie commençante, alors que coexistent des manifestations de lymphatisme ou de scrofule. Il est utile dans les bronchites, et dans ces affections broncho-pulmonaires qui simulent l'état tuberculeux.

Mélangé, soit en boissons, soit en bains, avec certaines eaux minérales, il leur donne pour ainsi dire des propriétés nouvelles.

Enfin les cures de petit-lait produisent les meilleurs résultats après le traitement par les eaux minérales sulfureuses, chlorurées ou ferrugineuses.

Les théories des médecins allemands sur l'efficacité de cette médication, se ressentent naturellement de l'iatro-chimisme de Paracelse et de Sylvius, agrandi, dans son horizon, par les recherches scientifiques de Dumas, Liebig, Mialhe et autres.

Si plusieurs maladies, comme la scrofule et la phthisie pulmonaire, doivent leur cause et leur origine à un excès d'azote, il faudra nécessairement, pour les guérir, les soumettre à un régime non azoté, et le petit-lait réalise naturellement un produit organique non azoté.

Fidèles à ce principe, les praticiens d'outre-Rhin restreignent, autant que possible, l'usage des aliments azotés.

Éclairés par l'observation clinique, nous préconisons en France des idées moins absolues, tout en admettant l'efficacité incontestable de ce précieux agent.

Le premier établissement pour la cure du petit-lait a été installé en 1749 par Beneke à Gais, canton d'Appenzel [1].

Aujourd'hui, de nombreuses stations couvrent le sol des Alpes au Rhin, au fond du Tyrol, et aux pieds des Carpathes.

Toutes sont situées dans des lieux pittoresques, au milieu d'une belle végétation, et choisies de manière à ce que la belle saison y soit exempte des ardeurs caniculaires, si funestes aux poitrinaires; quelques-unes avoisinent les sources minérales sulfurées ou ferrugineuses de la contrée.

Rehburg (Hanovre) ; Liebwerda (Bohême) ; Ischl (Bohême); Méran (Tyrol) ; Imnau (province de Hohenzollern, près de Tubinge); Gais et Wiesbad (canton d'Appenzel); Interlaken (Oberland de Berne) ; Engelbert (canton d'Underwalden); Sealpersee (sur le petit lac de ce nom); Rhorchac (sur le lac de Constance) [2].

Les établissements français ne sont malheureusement ni nombreux ni convenablement installés.

Il serait cependant si facile de les fonder (ou d'améliorer ceux qui ont commencé à fonctionner) près de nos établissements thermaux.

En Auvergne (Mont-Dore et Royat) ; aux Pyrénées (Eaux-Bonnes, Amélie-les-Bains, Cambo) ; en Dauphiné (Uriage) ;

---

[1] C'est au petit-lait d'Appenzel que l'on donne généralement la préférence.

[2] Les auteurs qui ont écrit sur ce sujet les plus intéressantes monographies sont : Kramer (établissement de Kreuth); Heine (Gais) ; Kleim ; Sigmund; Polak; Helfft (ouvrage classique) ; Moysisowiez et Habel ; de Niemeyer; Frœser; Mock, Lersch (*Rationnalité de la cure de petit-lait*).

en Savoie (Aix et Evian); dans les Vosges (Luxeuil, Bussang, Plombières).

§ 3. — CURE DE RAISIN.

Cette cure consiste dans l'usage méthodique et gradué du raisin, comme aliment principal, pendant un temps suffisant pour produire dans l'économie d'importantes modifications.

Les meilleurs sont ceux qui appartiennent au groupe des *chasselas*; leur saveur peu prononcée plaît généralement, et leur teneur, modérée en sucre, les rend plus convenables pour la digestion.

Les *fendants vert et roux* du canton de Vaud (Vévay), sont des variétés très-voisines des chasselas.

Le *pineau noir* de Bourgogne est aussi excellent, quand il n'a pas atteint sa complète maturité.

Le raisin contient du mucilage, du sucre, des sels acides, le tout combiné en proportions diverses selon les cépages, les terroirs, les climats et les saisons.

Au point de vue thérapeutique, la propriété dominante du raisin s'exerce sur les flux diarrhéiques, et combat les pléthores abdominales et hépatiques, les engorgements de la rate, les hémorrhoïdes.

Le jus de raisin se rapproche du lait de jument, par l'abondance de la glycose qui se substitue à la lactine, mais il manque de beurre, contient des acides malique et tartrique, libres ou combinés à des sels de potasse.

Il faut rejeter les pellicules et les pepins.

Les sels qu'il contient, dit Bouchardat, sont décomposés par l'acte de la nutrition, et font de la cure de raisin un traitement alcalin potassique, aussi puissant qu'inoffensif.

Les effets physiologiques qui se développent sous son

influence, sont caractérisés ainsi : la santé s'améliore ; l'appétit augmente ; les fonctions digestives sont plus rapides ; les urines plus abondantes (neutres ou alcalines) ; l'embonpoint se manifeste souvent (Hirsh).

« Après quelques jours d'un régime qui admettait dans l'alimentation un kilogramme de raisin et plus, raconte Carrière, j'éprouvai une sorte de facilité dans les mouvements, de bien-être dans les forces, qui me rendait la fatigue moins pénible, et réagissait fortement sur les facultés de mon esprit. »

Cette cure, que l'on a vantée dans la bronchite chronique, rend des services dans les dyscrasies (scrofule, tuberculose, phthisie pulmonaire) ; elle s'entreprend au moment de la maturité des raisons précoces ; on commence par une livre, pour arriver progressivement à 8 ou 10 par jour[1].

L'alimentation doit varier selon les modalités de la maladie, et les habitudes bromatologiques des valétudinaires.

L'exercice est l'une des conditions qui favorisent, le plus puissamment, les bons effets de la médication par les raisins.

Ce que j'ai déjà dit de la cure de petit-lait, s'applique en partie à la cure de raisin ; Lersch et Moisisowiez confondent les deux dans une même appréciation.

Cette dernière sert le plus souvent d'intermède entre deux cures de petit-lait. Les nombreux défenseurs qu'elle compte, prouvent sa raison d'être, d'autant plus que les études sérieuses ont été faites par des médecins libres, détachés de toute attache industrielle, plaidant la cause d'une vérité née de la pratique des anciens, à laquelle leur propre expérience a donné une confirmation éclatante.

Cette connaissance empirique, patronnée par les médecins allemands et suisses, systématisée par la science, était

---

[1] Quantité répartie en trois portions : deux le matin avant de déjeuner, la troisième à la collation du soir.

cependant séculairement populaire dans certaines parties . du midi de la France (de Saint-Gaudens à Narbonne et à Béziers). A l'époque des vendanges, des colonies entières de montagnards pyrénéens pâles, hâves, maigres, suant la misère et la faim, descendaient dans le Languedoc. Après quelques semaines de séjour, il s'opérait chez eux une transformation notable, et au départ ils avaient repris de la couleur, de la force et de l'embonpoint.

Les localités les plus en renom se trouvent sur les bords du lac de Genève (Vévay, Montreux, Veytaux, Aigle, Shleiss-veiler et Durkeim (Bavière), Neustadt et Méran (Tyrol).

Les raisins des stations allemandes ne peuvent pas lutter avec les nôtres, mais, ajoute avec tristesse Bouchardat, « nos voisins sont nos maîtres au point de vue de toute espèce d'exploitation de l'homme. »

« On ne conçoit pas, dirais-je avec A. Latour, que malgré les publications encourageantes des médecins [1], et surtout de Carrière, cet excellent moyen, préconisé surtout dans le début de la phthisie, ne soit pas plus employé en France.

Notre pays, qui réunit toutes les conditions les plus heureuses, pour satisfaire à toutes les exigences de l'hydrologie thérapeutique, ne possède-t-il pas aussi les meilleurs cépages [2] ?

Pourquoi ne pas installer un établissement modèle à Fontainebleau qui possède le meilleur raisin du monde, et qui offre aux touristes d'admirables promenades et un air d'une pureté incomparable ?

§ 4. — KOUMYS.

Lorsque le lait (cette dissolution de matières albumineuses, de sucre de lait et de sels, tenant en suspension les

---

[1] Hirsch, Joachim Kauffmann, Schneider, Hubert, Sigmund, Shulze, Egl et Kolsrauch.

[2] Des essais ont été entrepris à Allevard (vallée du Grésivaudan), dans les Pyrénées et dans l'Aveyron (Aurillac).

globules de beurre), se trouve abandonné à lui-même, pendant quelque temps, et à une température un peu élevée, il commence à devenir acide, et à se coaguler sous l'action de la fermentation lactique ; au bout de quelques heures, cette fermentation s'arrête pour changer de caractère, et devenir fermentation alcoolique.

C'est le lait de jument ainsi fermenté dont font usage, de temps immémorial, comme boisson alimentaire sous le nom de *koumys*, les Kirghizes, les Baskirs, les Tartares et autres peuplades à demi sauvages de la Russie orientale asiatique.

Les uns et les autres préparent leur koumys l'été avec le lait de jument, l'hiver avec le lait de vache, en le versant dans de petites outres de cuir, ou peaux de boucs, contenant déjà du vieux liquide pour activer sa fermentation.

Ucke (de Samara) nous apprend que ce koumys est blanc comme le lait frais, sans grumeaux de matières grasses et caséeuses, sans dépôt. L'odeur et la saveur sont légèrement aigrelettes, et l'acidité augmente nécessairement à mesure que la fermentation se développe.

L'agitation de l'outre produit une forte effervescence d'acide carbonique qui s'en dégage. Les Baskirs y entretiennent la fermentation, par l'addition de lait frais ; ils l'arrêtent, en enfouissant leurs outres dans la terre, ou en les déposant dans des caves froides.

L'emploi de ce breuvage se répandit en Allemagne et bientôt dans toute l'Europe, en raison de cette croyance que la phthisie pulmonaire n'existe pas chez ces populations nomades, grâce à l'usage du koumys.

Les traitements entrepris par ces praticiens de circonstance, sur des malades venus de l'intérieur de la Russie, furent naturellement dirigés par un empirisme grossier.

Les Kirghizes mettaient à la disposition de leurs pensionnaires, pendant la saison d'été, quinze à vingt juments nourries des herbages de leurs steppes, en leur faisant cette seule recommandation : « Bois tant que tu veux. »

La dose minimum était de deux bouteilles par jour, pour arriver jusqu'à quinze dans les 24 heures; au bout de trois à quatre semaines, les effets de la cure se manifestaient par l'embonpoint, l'engraissement, et la coloration du teint.

L'alimentation du malade était presque exclusivement animale, et sa vie complétement libre se passait au grand air, sans soucis et sans préoccupations.

Le premier document scientifique sur le koumys appartient à J. Grieve (d'Edimbourg) qui avait passé plusieurs années dans les plaines de l'Oural (1784); en le tirant de l'empirisme, il a essayé d'établir sa valeur thérapeutique.

Après lui, des recherches sérieuses et des travaux intéressants ont été publiés par Ch. Joba, Richter, Stalberg (de Moscou), Chalubinski (de Varsovie), Chomakow, Hartzen, Latostanski, Bogoiawlewski, Postnikow, Palubienski [1].

Ucke, Karell, Stalberg reconnaissent au koumys une action directe sur le tubercule, à ses diverses phases d'évolution.

Chalubinski, tout en contestant sa spécificité, le recommande chaudement, comme un puissant agent thérapeutique, dans les catarrhes bronchiques et pulmonaires, et partout où il faut stimuler, relever rapidement les forces de l'organisme, déprimées par une maladie chonique.

Pour Fonssagrives, le koumys exerce une influence remarquable sur les fonctions digestives et sur la nutrition : « Il n'est pas de moyen qui relève autant les forces, et qui augmente aussi rapidement l'embonpoint. »

Cette affirmation précise m'a porté à l'expérimenter depuis plusieurs mois ; mes premières observations concordent avec celles recueillies dans les services de Chauffard, Denis, Gubler, et avec celles plus probantes encore de Landowski.

Polli (de Milan) trouve l'explication de l'influence du

---

[1] Des établissements ont été créés en Russie (Moscow et Kiew), à Bade, et à Charlottembourg près Berlin.

koumys dans les belles recherches de Binz sur l'alcool.

L'alcool et le vin qui pendant longtemps, par l'impression vive qu'ils laissent sur la muqueuse buccale, étaient regardés comme des agents excitants, phlogistiques, ne font aujourd'hui, lorsqu'ils pénètrent dans la circulation, que ralentir la combustion organique, et la consommation des hydrogènes carburés.

Pendant que ces substances diminuent dans l'expiration la quantité d'acide carbonique, elles abaissent la température du corps, arrêtent la déperdition de la graisse, et ralentissent le mouvement fébrile.

Même avant les travaux de Binz, ajoute Polli, on administrait avec succès aux phthisiques des boissons alcooliques, comme cela se pratique en Angleterre, où on leur donne du lait avec du vin de Champagne.

C'est là en effet une espèce de koumys plus agréable, et qui contient à peu près les principes du lait fermenté (acide carbonique, alcool, acide lactique).

Le koumys-Edvard qui a servi aux expériences dans les hôpitaux de Paris, est formé par un mélange à parties à peu près égales de lait d'ânesse et de lait de vache; c'est un liquide blanc comme le lait frais, sans grumeaux de matières grasses ou caséeuses; conservé dans des bouteilles hermétiquement closes [1]; il mousse comme du vin de champagne; la saveur et l'odeur sont légèrement aigrelettes; l'acidité augmente avec la fermentation [2]. Malgré son goût étrange, il a été parfaitement supporté par les malades, et n'a jamais déterminé de dégoût.

Les principaux produits de la fermentation alcoolique, l'acide carbonique et l'alcool, sont en d'autant plus grande quantité, que le lait employé à la confection du koumys

[1] Un robinet vissé dans le bouchon permet la sortie du liquide sans qu'il y ait aucune perte d'acide carbonique.

[2] Les koumys n° 1 et n° 2 représentent divers degrés de fermentation; le premier est récemment préparé; le second a subi une fermentation plus prolongée.

est plus riche en sucre de lait, que la fermentation a duré plus longtemps, que la température a été plus élevée.

Les premières analyses chimiques ont été faites par Heurtier de Moscou, et Wawonikievicz de Varsovie.

Voici les résultats obtenus par Kokosinski sur le koumys-Edvard (moyenne de douze analyses).

	N° 1.	N° 2.
Eau	888,010	886,363
Acide carbonique	6,608	13,982
Chlorure de potassium	1,435	1,435
— de sodium	0,289	0,289
Sulfate de soude	0,067	0,067
Phosphate de soude	0,410	0,410
— de chaux des os	2,670	2,670
— de magnésie	0,601	0,601
— de fer	0,062	0,002
Lactate de soude	0,661	0,661
— de chaux	0,225	0,225
— d'urée	0,006	0,006
Lactose	38,952	23,065
Alcool	22,530	30,310
Acide lactique	7,021	8,872
— succinique	0,273	0,368
— propionique	0,015	0,022
Glycérine	1,427	1,909
Corps gras	8,517	8,501
Caséine et albumine	13,310	18,299
Lacto-protéine	1,916 = 1,000	1,892 = 1,000

En faisant subir au lait la fermentation qui produit le koumys, on a dans ce nouveau corps :

1° Les mêmes sels, qui n'ont changé, ni en quantité ni en qualité;

2° Les corps gras qui n'ont pas diminué.

3° La lactose qui s'est aussi dédoublée, d'où : production d'alcool, d'acide succinique (en quantité minime), et de glycérine;

4° L'acide lactique et l'acide carbonique (en proportion notable).

Si le koumys contient de grandes quantités de sels inorganiques, des corps gras, du sucre, de l'alcool, des ma-

tières albuminoïdes, des acides lactique et carbonique ;
il doit être considéré comme un aliment complet, et occuper un rang très-honorable dans la médication tonique,
reconstituante et névrosthénique. Ses effets physiologiques
sont représentés par les phénomènes d'excitation générale,
qui appartiennent en propre à toutes les boissons fermentées,
alcooliques (pouls plus ample, plus fort, plus fréquent ;
coloration de la face ; chaleur augmentée ; légère ébriété ;
suractivité de la peau ; urines plus abondantes à réaction
acide). La tolérance s'établit après trois ou quatre jours ; à
ce moment surviennent les symptômes, non équivoques,
d'amélioration dans l'état général. Comme effets immédiats,
criteriums de l'action salutaire, il faut noter : le calme
du sommeil, l'amélioration de l'appétit, l'augmentation du
poids de l'individu.

Les progrès de l'amélioration se manifestent à peu près
dans cet ordre : le sommeil reparaît ; la fièvre se calme ; le
pouls devient ample et modéré ; la toux diminue ; les crachats changent de nature et d'aspect ; l'appétit augmente
d'une façon remarquable ; les malades acquièrent de l'embonpoint.

Mode d'emploi. — L'action thérapeutique du koumys,
comme celle de tous les médicaments appartenant à la classe
des reconstituants et des névrosthéniques, est en proportion
directe avec la durée du traitement et la quantité de liquide
administrée au malade. La durée du traitement est au minimum de six semaines ; la quantité à absorber varie de 1 à 4
bouteilles par jour, en commençant par 2 verres en 4 fois,
entre les repas, et en ayant bien soin de ne jamais le donner
à jeun.

En 1865, Schnepp avait expérimenté sous le nom de *gala-
zyme*, un lait fermenté composé de lait d'ânesse et de lait de
vache, dans la proportion de 2 à 1.

Le galazyme était un liquide blanc, de la consistance
d'un bon lait de vache, sans grumeaux, sans fragments de

beurre ou de caséum, spumant, écumeux par agitation, d'une odeur aigrelette, d'une saveur piquante.

Cette boisson légèrement acidulée, gazeuse et alcoolisée, moussant et pétillant comme le vin de Champagne, contenait en outre tous les principes constitutifs du lait.

Au dire de l'auteur, les malades trouvaient dans le gala-zyme de puissants éléments de nutrition, mais cette puissance nutritive n'était pas précisément et exclusivement inhérente à la présence de l'acide carbonique et de l'alcool produits de la fermentation. Ses effets les plus immédiats étaient d'apaiser la soif, d'exciter l'appétit, d'augmenter le poids du corps, de produire une espèce d'ébriété calme, mais un peu loquace, à laquelle succédaient la somnolence et le sommeil.

Après avoir énuméré les effets merveilleux de son breuvage, Schnepp ajoute : y a-t-il un autre moyen, un aliment ou agent thérapeutique, qui soit capable de produire une pareille restauration, et de lutter ainsi contre la grave consomption de la tuberculisation ?

§ 5. — LE CHLORURE DE SODIUM.

Avant de traiter l'article *lait chloruré*, il importe de consacrer quelques pages au chlorure de sodium.

Le sel commun ou chlorure de sodium est l'une des substances minérales que l'homme, même à l'état sauvage, considère comme indispensables à son existence.

Les seigneurs russes qui, par des raisons d'économie, avaient voulu supprimer le sel dans la nourriture de leurs serfs, se sont trouvés bientôt dans l'obligation de le redonner, afin de prévenir un dépérissement général.

Carron attribue la rareté de la phthisie en Suisse, à la coutume antique de donner beaucoup de sel marin aux vaches laitières.

Miguerès m'avait fait observer à Alger, que l'usage moins régulier dans la population indigène, d'une nourriture où prédominait le sel, avait coïncidé avec une plus grande fréquence des affections pulmonaires.

Filippi et Galligo m'ont communiqué des documents recueillis à Livourne et à Florence, tendant à démontrer l'immunité (au point de vue de la phthisie), dont jouit la population israélite de ces deux villes, par le seul fait d'une nourriture animale plus épicée ; malgré les mauvaises conditions hygiéniques de leur quartier (le Ghetto) et l'installation défectueuse de leurs habitations.

L'Écriture sainte défendant de se nourrir de la chair d'animaux morts naturellement, et de manger le sang, les rabbins exigent que toutes les viandes soient soumises à des lavages successifs d'eau salée. Cette pratique fait disparaître les traces de sang, et donne du bouillon beaucoup plus savoureux.

De nombreuses observations faites sur les animaux corroborent ces résultats.

De temps immémorial, les bergers et les agriculteurs donnent journellement du sel à leurs bestiaux, et nous connaissons tous les effets satisfaisants que les prairies situées le long de la mer, exercent sur la qualité des chairs des moutons (*gigots dits présalés*) qui parquent et grandissent sur ces landes.

En Algérie, les éleveurs distribuent une plus grande quantité de sel, aux moutons destinés à l'alimentation des Israélites, dans le but de prévenir ou d'arrêter les productions morbides accidentelles [1].

Les vaches qui trouvent dans les prairies de Loch Lomen en Ecosse, des pierres de sel gemme dont elles sont très-friandes, échappent aux atteintes de la phthisie qui fait tant de ravages dans les étables des grandes villes.

[1] La loi religieuse des Hébreux (très-versés en hygiène bromatologique) leur impose l'obligation de ne manger que des animaux sains.

De Béhague et Baudement ayant pris trois vaches dans des conditions analogues d'âge, de taille, de santé, les ont soumises à un même régime, et ont donné à la première du sel à discrétion, à la seconde du sel rationné, pendant que la troisième n'en recevait aucune parcelle.

Le sel est resté sans influence sur la consommation (production de la viande), mais il a exercé sur la production du lait une action d'autant plus énergique qu'il était consommé en proportion plus considérable.

A. Latour, en soumettant des chèvres à une nourriture dans laquelle se mélange méthodiquement et progressivement une quantité notable de sel marin, obtient un lait riche en chlorure de sodium, auquel il reconnaît une action physiologique et thérapeutique des plus accentuées.

Bérut, Labourdette et Duménil ont généralisé l'idée de Latour; par un entraînement médical[1], ils sont parvenus à rendre médicamenteux le lait destiné à alimenter des enfants malades, sans pourtant nuire à la santé des animaux qui le fournissent.

Dans son mémoire sur le passage de l'iode, par assimilation digestive, dans le lait de quelques mammifères, Labourdette nous apprend qu'il a pu, par sa méthode d'entraînement, administrer à une même vache de 3 à 6 grammes d'iodure de potassium pendant un ou deux mois.

La thérapeutique s'était emparée depuis longtemps de cet agent précieux.

Les préceptes de l'école de Salerne renferment une formule qui préconise un mélange de sel, de sucre et d'eau.

Depuis longtemps, les médecins de Venise accordent une grande valeur aux algues semi-marines, et aux conferves de la lagune. Elles constituent pour eux une puissante ressource dans le traitement des affections qui résultent d'un

---

[1] C'est-à-dire par un régime préparatoire capable de prévenir les phénomènes successifs d'intoxication.

affaiblissement dans la force organique, et d'un relâche-
ment dans les tissus [1].

Russell et Pollet ont employé avec succès l'eau de mer
pour combattre la phthisie pulmonaire; Bodwees et Willemin, les mets fortement salés.

D'après Lubanski, la scrofule, le lymphatisme et la syphilis seraient beaucoup plus rares dans certaines régions de
la Méditerranée, où l'on consomme journellement du pain
fait avec de l'eau de mer, et renfermant par conséquent,
outre une certaine dose de sel marin, divers composés d'iode
et de brôme que la panification ne détruit ni n'altère.

Rabuteau fait confectionner à Paris du pain avec de
l'eau de mer. Ce pain, qui est légèrement salé (à un degré
très-supportable au palais), se maintient frais plus longtemps
que le pain ordinaire; très-favorable à la digestion, il augmente l'appétit et active les forces de l'organisme.

Thiercelin [2] explique l'emploi théoriquement rationnel
du sel par son action chimique sur les tissus.

Introduit dans l'estomac en quantité notable, le chlorure
de sodium est absorbé, puis transporté dans le torrent circulatoire; il vient en aide à l'oxygène pour opérer l'artéria-
lisation du sang [3].

Le travail de Bergeret sur *le rôle biologique du chlorure de
sodium*, nous apprend que sans la présence du sel marin
dans le plasma sanguin, la fibrine, l'albumine, la musculine
et l'ostéine, se solidifieraient, pendant que d'autre part les
globules se dissocieraient, se dissoudraient.

Les globules sanguins se désagrégent dans une dissolution d'albumine, ou dans de l'eau pure, mais si l'on ajoute

---

[1] Malheureusement il faut souvent compter avec la répugnance des
malades, et les répulsions instinctives de l'estomac.

[2] *Études sur le traitement et la curabilité de la phthisie pulmonaire*,
Paris, 1859.

[3] Lorsque l'on met du sang veineux en contact avec de petits cristaux
de chlorure de sodium, la coloration de ce sang devient rutilante, et ce
beaucoup plus promptement que si on le mélange avec de l'oxygène.

à cette albumine 1/100 seulement de sel de cuisine, les globules conservent parfaitement leur forme [1].

Pour déterminer d'une manière précise le mode d'action du chlorure de sodium dans la nutrition, deux physiologistes russes, Zebelline et Dorogoff, ont entrepris des expériences sur des animaux.

Ils ont constaté que le chlorure de sodium facilite l'assimilation, et qu'il fixe et maintient les phosphates dans l'organisme, tandis que la privation du sel amène au contraire des déjections plus riches en phosphates.

D'autre part, pendant que dans les fractures des os, l'administration du sel favorise le dépôt des phosphates calcaires dans le cal, et active sa solidification, l'abstinence du sel retarde la réunion des os fracturés.

La propriété que possède le sel marin, d'enrichir les tissus organiques d'une certaine proportion de phosphate de chaux, ne serait pas due, d'après ces auteurs, à une dissolution purement chimique [2], mais « proviendrait probablement d'une modification des filtres de l'économie qui ferait varier ses propriétés osmotiques. »

Quelle que soit la valeur de l'explication, le fait expérimental me paraît des plus intéressants, car il nous indique la nécessité et l'utilité d'administrer le sel marin dans les cas de fractures.

§ 6. — LAIT CHLORURÉ.

Le lait d'une chèvre nourrie avec des aliments additionnés de chlorure de sodium, tel est le moyen capital employé par

---

[1] En supprimant le chlorure de sodium dans la nutrition de l'homme, on voit cesser l'appétit, on diminue la sécrétion de la salive et des sucs gastriques, on produit successivement la pâleur, les œdématies, la chlorose.

[2] En faisant bouillir une solution de sel marin sur du phosphate de chaux pulvérisé, on n'en dissout pas la moindre parcelle.

A. Latour dans le traitement de la phthisie pulmonaire [1].

Il énumère : les soins à donner au régime de la chèvre (nourriture saine et abondante variée, herbes vertes, racines fraîches avec addition de 12 à 20 grammes de sel).

Le lait d'une chèvre ainsi nourrie contracte, au bout de 2 ou 3 jours, un goût salé manifeste, nullement désagréable.

Le malade prendra le lait par petites quantités à la fois, mais à courts intervalles ; la dose ordinaire est d'un litre par jour ; plus il pourra en absorber (à condition qu'il soit bien digéré et facilement assimilé), mieux et plus vite iront les choses.

La durée du traitement doit se prolonger pendant plusieurs mois.

Effets physiologiques du lait de chèvre chloruré : il calme et éteint l'état inflammatoire, plus ou moins prononcé mais si fréquent, de l'estomac ; ce premier résultat toujours constant est parfois peu durable, mais c'est surtout dans la première période de la maladie, et au commencement de la deuxième, que le lait chloruré convient et rend des services. Il n'est qu'un palliatif lorsque les premiers symptômes n'ont pu être enrayés, et que de nouvelles poussées tuberculeuses ont précipité la fonte des tubercules [2].

Le traitement doit être accompagné d'un régime général.

---

[1] Dans sa remarquable brochure (*Note sur le traitement de la phthisie pulmonaire*) Latour pose en principes :

1° Que la phthisie pulmonaire n'est pas une maladie locale, mais bien une affection essentiellement générale, une diathèse, une altération des humeurs.

2° Qu'au point de vue thérapeutique, ce qu'il s'agit de modifier préalablement, c'est le sang, dont l'altération vient si fatalement retentir sur le poumon.

3° Que le chlorure de sodium est l'un des modificateurs les plus puissants de l'organisme, surtout lorsqu'à son action viennent concourir d'autres facteurs, le régime, l'hygiène, les climats, les eaux minérales, etc., etc.

[2] Comme je l'ai établi plus haut, les principaux effets du chlorure de sodium sur le sang et la nutrition sont : de retarder la coagulation du sang en le rendant rutilant ; d'augmenter le nombre des globules rouges (Plouviez et Poggiale) ; d'activer les oxydations.

J. Guyot apprécie en ces termes cette « excellente » méthode : « Si le lait chloruré ou mieux *sodé* doit modifier les fluides des phthisiques et même dissoudre la matière tuberculeuse, je n'hésite pas à croire que la pression atmosphérique augmentée artificiellement et maintenue constante sera le complément indispensable de cette belle découverte pour la guérison de la phthisie pulmonaire.[1] »

Pendant ma mission médicale en Afrique, j'avais voulu expérimenter sur une vaste échelle le traitement préconisé par A. Latour, mais deux raisons m'empêchèrent de me conformer strictement aux préceptes de sa *note*.

Pour les classes nécessiteuses et pour la petite bourgeoisie, cette médication est inabordable, parce qu'elle est trop chère.

Les personnes aisées ou riches qui pouvaient payer 25 et 30 francs, la location de la chèvre soumise à cette nourriture spéciale, rencontraient d'autres difficultés.

L'animal avait de la répugnance à prendre une dose de sel, supérieure à 10 ou 12 grammes ; et la sécrétion du lait diminuait de jour en jour, d'une manière notable.

Ces motifs joints à la nécessité d'agir sur le moral des malades, en leur donnant autre chose que du sel de cuisine, et à l'utilité de connaître exactement la quantité de sel introduit dans l'organisme, afin d'en augmenter progressivement la dose, m'ont conduit à associer le chlorure de sodium à un sirop de sucre aromatisé par l'eau de laurier-cerise.

(2) R.			
Eau distillée........	200 gr.	1 cuillerée contenant 5 gram-
Chlorure de sodium.	125	mes de sel donne à un grand
Sucre...............	400	verre de lait un petit goût
Eau de laurier-cerise.	30	salé très-supportable.

[1] Dans son grand ouvrage, comme dans ses précédents mémoires, Pidoux ne consacre pas une seule ligne à la médication du rédacteur en chef de l'*Union médicale*. Est-ce un simple oubli ?

[2] J'ai donné dès 1860 cette formule dans l'*Union médicale*. Elle est aujourd'hui reproduite dans le formulaire de Bouchardat, 1875.

Tréhyou (de Paris), par un procédé particulier, est parvenu à séparer les sels terreux qui se trouvent en grande quantité dans le chlorure de sodium, et à lui rendre toute sa pureté. C'est à ce sel que je donne actuellement la préférence pour la confection de mon sirop.

Dans mon service des prisons (Madelonnettes et la Santé), j'emploie avantageusement depuis 15 ans la diète lactée avec addition de chlorure de sodium. Je l'ai aussi administré constamment à mes malades des Eaux-Bonnes après leur traitement hydrothermal.

Je me propose ainsi un double but : 1° favoriser la digestion en augmentant la sécrétion du suc gastrique, en la rendant plus acide ; 2° augmenter les oxydations, et favoriser les rénovations moléculaires (mouvement d'assimilation et de désassimilation) qui constituent la vie [1].

Le sirop de chlorure de sodium a fait son petit chemin dans le monde sous pavillon Mialhe et Grassi, parce qu'il a plu un jour à Dorvault de supprimer (sans doute comme trop long) le nom de l'auteur qui l'avait proposé.

Les détails que j'ai donnés sur le chlorure de sodium, et sur le lait chloruré de Latour, me dispensent d'insister davantage sur ce sujet.

Dans les premiers articles que j'ai publiés dans l'*Union médicale*, je conviais mes confrères à expérimenter cette manière simple et commode d'utiliser avec la diète lactée un agent thérapeutique d'une activité incontestable.

Aujourd'hui le sirop de chlorure de sodium a conquis ses droits de cité dans la science !

---

[1] « La machine animale est plus chauffée et la vie est plus active. » (RABUTEAU.)

CHAPITRE V

MÉDICAMENTS-ALIMENTS.

§ 1. — HUILE DE FOIE DE MORUE.

Je me propose d'étudier dans ce chapitre les médicaments-aliments qui jouent un rôle aussi considérable qu'utile dans le traitement de la phthisie pulmonaire ; à savoir : l'huile de foie de morue sous ses diverses formes ; l'alcool, la viande crue et les substances ses congénères, ou succédanés, le vin toni-nutritif de Bugeaud.

L'huile de foie de morue, connue depuis longtemps en Allemagne, a été introduite en France, depuis une quarantaine d'années, par Bretonneau et Pereira (de Bordeaux) ; en Angleterre et en Écosse par H. Bennett d'Édimbourg [1].

L'expérience aidant, ce précieux agent qui occupe une place intermédiaire entre les aliments et les médicaments, est devenu d'un usage universel.

Quelle est la raison d'être d'un pareil succès ?

J'ai indiqué plus haut les expériences de Fick et Wislicenus, Smith et Frankland, établissant que la production de la force musculaire dépensée par les animaux et par l'homme, n'est pas tant le produit de l'assimilation des aliments azotés, que le produit de la combustion lente des aliments carbonacés. D'après ces données, la nutrition tirerait plus de force et de puissance, de la graisse que de la viande.

---

[1] L'huile de foie de morue est fournie généralement par les espèces suivantes de poissons : *Gadus Morrhua* (Terre-Neuve et Islande) ; *Gadus Carbonarius* (Norwége et Écosse) ; *Gadus Merlangus* (côtes de France et d'Angleterre).

Si les substances grasses ne sont pas absolument nécessaires aux fonctions digestives et nutritives chez l'homme,
elles exercent du moins une influence salutaire sur ces fonctions mêmes, aussi la nature semble les avoir placées dans
toutes les régions de la terre [1].

De l'instinct physiologique pour les substances grasses,
aux exigences thérapeutiques, il n'y avait qu'un pas ; et ce
pas a été franchi par l'observation pratique.

« Dans ces états morbides de la nutrition chez les phthisiques, dit Bennet, l'augmentation de l'élément graisseux
dans l'alimentation tend puissamment à rendre cette nutrition plus saine, plus vigoureuse.

Ces substances deviennent donc de vrais agents thérapeutiques.

C'est pour répondre à ces exigences naturelles que l'on a
successivement conseillé, comme analogues ou succédanés :
la crème de lait [2], le beurre, la graisse de viande, le gras de
jambon, le lard (Ponheu), le caviar (Ascheston), la moelle
des os de buffles (Amérique), les pieds de bœuf ; les huiles
végétales : huile de lin (Rust), huile de noix de coco (Thomp-
son) ; huiles animales : de sardines, de raie, de requin, de
chien de mer, de squale.

[1] Pays du nord (huiles de poisson). Pays tempérés (beurre, gras de
viande). Régions sous-tropicales (huiles végétales, colza, olives). Tropiques
(huile de palmier).

[2] « La théorie qui attribue les bons effets des huiles animales, bien plus
à leur qualité de matières grasses, qu'aux proportions infinitésimales
d'iode qu'elles renferment, a conduit à remplacer l'huile de foie de morue, par des substances à propriétés très-analogues ; seulement pour obtenir un effet utile, il faut les administrer en quantités notables, ce qui
fatigue l'estomac ou répugne aux malades. » (L. FIGUIER.)

La crème de lait, ajoute-t-il, n'a pas cet inconvénient : employée fréquemment en Angleterre (pure ou mélangée à une certaine quantité de
rhum), elle a été adoptée en France par Fonssagrives, qui reconnaît dans
son administration les éléments d'une réparation efficace. La grande difficulté, c'est d'en avoir de bonne, et en grande quantité.

Que resterait-il de l'action supposée de l'iode et du phosphore, dit à
ce sujet Lubanski, s'il était prouvé que l'huile de foie de morue peut être
remplacée par la crème ?

Le choix entre ces différentes substances n'est pas chose indifférente, et malgré la grande analogie que l'on trouve dans la composition chimique de quelques-unes d'entre elles, l'expérience et l'observation clinique ont démontré que de toutes les substances grasses connues, l'huile de foie de morue est la meilleure, parce qu'elle est plus facile à digérer et à assimiler; c'est celle que l'estomac accepte plus volontiers, et pour une période de temps plus longue.

Ce corps gras, très-complexe, est très-riche en principes immédiats stimulants de nature organique; c'est un médicament analeptique dans la force du terme, et en même temps, pour quelques auteurs, un béchique incontestable.

Aliment respiratoire par excellence, l'huile vient se brûler dans le poumon; elle exerce donc d'abord une action thermogène (d'autant plus précieuse qu'elle se fait aux dépens du médicament et non des tissus qui sont épargnés) et par suite une action dynamique; aussi Bouchardat la classe-t-il en tête des aliments de calorification.

Outre l'oléine et la margarine, l'analyse chimique y révèle des traces minimes d'iode, de chlore, de phosphore et de brôme, dans des combinaisons encore mal définies; mais ces métalloïdes, donnés isolément, ne produisent pas les mêmes effets.

En étudiant l'action physiologique de l'huile de foie de morue, on constate tout d'abord qu'elle fait engraisser et augmenter le poids du corps (hommes et animaux). « Les malades sont plus forts, les battements cardiaques plus énergiques, la respiration plus facile. » (Rabuteau.) Ce résultat constant s'obtient avec des doses quotidiennes de 20 à 45 grammes [1].

« Lorsqu'elle est bien supportée, dit Pidoux, l'engraissement est rapide, cela est vrai; mais les autres forces, la force musculaire et l'hématose sont loin d'entrer en proportion. »

---

[1] Dose extrême variant avec l'âge, la taille, le genre de profession.

Il me semble difficile de concilier de pareilles appréciations ; si les malades acquièrent de l'embonpoint, c'est que
l'huile agit sur l'assimilation, et produit des effets dont le
résultat est un meilleur emploi des aliments. Toujours est-
il que les constatations que j'ai pu faire avec le spiromètre
d'une part, et le dynamomètre de l'autre, m'ont montré
une expansion pulmonaire plus énergique, et une contractilité musculaire plus accentuée.

L'influence favorable qu'elle exerce sur la nutrition, et
partant sur la marche de la maladie tuberculeuse, a été
reconnue par tous les médecins.

Bowdich affirme que la mortalité par phthisie a diminué
en Amérique depuis l'introduction de l'huile de foie de
morue[1].

Tauflieb (de Barr) établit ainsi ses indications et contre-
indications : dans la phthisie scrofuleuse, torpide, à marche
chronique développée chez des sujets lymphatiques, sans
accidents fébriles, image d'une hématose et d'une nutrition
languissante, l'huile de foie de morue rend des services
signalés en ranimant la nutrition, le foyer animal, et par
conséquent la vie, dans l'organisme languissant.

Dans la phthisie active ou inflammatoire, s'accompagnant
de congestion, d'hémoptysie, l'huile de foie de morue
aggrave les symptômes et active la marche de la maladie.

Il ne faut pas perdre de vue que l'huile de foie de morue
forme le reconstituant le plus puissant dans la scrofule,
quelle que soit la manière d'être de cette diathèse, seule ou
associée à la tuberculose.

Je crois devoir résumer les appréciations très-autorisées
de Bennett (d'Édimbourg) ; aucun remède ne répare aussi
facilement les forces épuisées du malade, n'améliore autant
les fonctions nutritives en général, n'arrête ou ne diminue

---

[1] Le plus grand nombre des phthisiques guéris sont ceux qui ont pris
l'huile de foie de morue, affirment Williams et Bennet ; ce dernier en a
pris lui-même 45 grammes par jour, pendant 5 ans.

d'une manière aussi efficace l'amaigrissement, ne suspend mieux la transpiration, ne calme mieux la toux et l'expectoration, et ne produit une action plus favorable sur l'état local. De là ces conclusions :

1° L'huile de foie de morue est un analeptique ; elle est indiquée dans tous les cas de troubles de la nutrition, dépendant d'un défaut d'assimilation des matières grasses ;

2° Elle est susceptible d'être digérée dans des circonstances où l'estomac ne saurait tolérer d'autres substances congénères ;

3° Elle agit en se combinant avec les substances albumineuses en excès, qui constituent le chyle ;

4° Elle augmente le poids du corps, suspend les exsudations nouvelles de matière tuberculeuse, diminue l'expectoration et les transpirations ; chez beaucoup de malades, elle calme rapidement la toux, et rend la respiration plus forte et plus profonde. Elle ne produit jamais d'accidents morbides.

Dans les formes inflammatoires de la phthisie, les huiles de poisson sont plus nuisibles qu'utiles ; le médicament (agent de calorification) est contre-indiqué par l'état fébrile.

C'est à tort, que Pidoux l'admet, « lorsque les malades ne présentent que cette fréquence sub-hectique du pouls avec simple exacerbation vespérale qui se remet le matin. » Je me suis toujours mieux trouvé dans ces cas du chlorure de sodium et des hyposulfites alcalins, avec addition éventuelle de quelques centigrammes de sulfate de quinine.

La dose ordinaire pour un adulte est d'une cuillerée à soupe trois fois par jour, *au moment des repas*, en commençant par une seule cuillerée. Le plus ordinairement on parvient à faire prendre l'huile de foie de morue avec du café noir, ou du vin d'Espagne au quinquina.

Un moyen commode consiste à pincer fortement le nez et à faire avaler le médicament immédiatement après avoir rincé la bouche avec un peu d'eau-de-vie. Quelques personnes préfèrent la prendre dans de la bière [1]. Quel que soit le mode d'administration adopté, il est toujours indispensable de faire de l'exercice pour bien la brûler. C'est là une condition *sine qua non* de succès.

Plus on augmente la dose, et plus il faut pouvoir fournir un exercice utile et sans fatigue ; à cet effet il faut l'administrer de préférence pendant les saisons d'automne et d'hiver.

Trois autres précautions indispensables peuvent se formuler en ces termes :

— Ne pas persévérer dans son usage, si elle inspire trop de dégoût et dérange les digestions ;

— Choisir parmi les diverses espèces (huile ambrée, blonde, brune, noire) celle qui est le mieux tolérée et le plus facilement acceptée par l'organisme ;

— Interrompre de temps à autre son administration, même quand la tolérance est complète.

J'ai adopté depuis longtemps, dans ma pratique, la méthode d'Andral, que je développerai plus tard, et qui consiste à varier tous les huit ou dix jours les divers agents curatifs que l'on aura adoptés en principe, après un diagnostic précis de la forme de l'affection et de sa gravité.

Le goût et l'odeur de l'huile de foie de morue formant souvent un obstacle à son emploi, parce qu'on rencontre des malades, surtout parmi les femmes et les enfants, qui ne peuvent se résigner à vaincre cette répugnance ; l'on s'est efforcé de tourner la difficulté au moyen de procédés plus ou moins ingénieux. Les capsules de gélatine renfermant de l'huile ne peuvent pas être assez volumineuses, pour éviter l'inconvénient que crée l'obligation d'en avaler un grand nombre ; la gelée, les divers modes d'enrobage, d'émulsion, de solidification, laissent beaucoup à désirer.

---

[1] Au fond du verre, qui contient un peu de bière, on verse une cuillerée d'huile que l'on recouvre de mousse de bière prise dans un autre. Le tout est avalé sans la moindre répugnance.

C'est dans ces circonstances que s'est posé le problème de rendre facile et agréable l'ingestion du précieux médicament, sans enlever à l'huile, quelle que fût son espèce, les propriétés essentielles qui la distinguent.

De l'avis unanime des malades et des médecins[1], cette heureuse solution a été donnée par Chevrier.

En désinfectant l'huile de foie de morue au moyen du goudron et du baume de Tolu (substances qui par elles-mêmes ont une action favorable sur les affections des voies aériennes), on n'altère en rien sa composition chimique primitive.

Aussi Richelot a-t-il pu écrire (in *Union médicale*) ces sages paroles : « Tout procédé qui a pour effet réel de rendre facile et sans dégoût une médication salutaire, sans nuire à son efficacité, est donc en définitive une conquête contre le charlatanisme et par conséquent pour l'humanité. »

Administration facile, tolérance parfaite sans provoquer de dégoût, tels sont donc, en résumé, les avantages de l'huile qui a pu être ainsi désinfectée sans perdre aucune de ses propriétés essentielles.

On a rejeté avec raison les préparations destinées à remplacer l'huile de foie de morue ; celle-ci est un produit organique, et lorsqu'un produit organique présente les qualités d'un remède, rien ne peut le remplacer, quelle que soit la valeur de ceux qu'offre à notre choix la chimie artificielle.

Je dois dire un mot des expédients dont on s'est servi dans les cas où les substances grasses n'étaient pas supportées par l'estomac, pour les introduire dans l'économie par une autre voie (peau ou rectum). Les anciens employaient très-largement les frictions avec l'huile et les onguents. Les frictions faisaient partie du système d'entraînement des athlètes romains [2].

---

[1] Témoignages favorables d'Arnal, Barth, Demarquay, Calvo, Broca, Verneuil, Hardy, Motet, etc.

[2] L'observation a montré que les bouchers, les fabricants d'huile, les

Bauër de Tubinge prétend avoir fait disparaître des dispositions scrofuleuses chez des jeunes gens, au moyen de frictions et de bains huileux. Bennett a imaginé une pommade d'huile de foie de morue pour l'usage externe, mais il avoue lui-même que son odeur désagréable fatiguait beaucoup trop les malades.

Buist d'Aberdeen conseillait des lavements composés d'huile de foie de morue, de vin, d'arow-root, mais les avantages qu'il en retirait lui ont paru toujours temporaires.

Un progrès important vient de se réaliser dans cet ordre d'idées, par la fabrication de petits pains confectionnés avec l'huile de foie de morue. Ces pains ont un goût très-acceptable : tartinés avec le beurre et saupoudrés d'un peu de sel, ils sont consommés par les enfants sans répugnance [1].

Des essais de panification ont été faits à Nice, avec de l'huile blonde, sous la surveillance d'un confrère savant et honorable, Lubanski, l'auteur d'un livre très-instructif et très-pratique [2].

Des essais plus satisfaisants encore se poursuivent à Paris, avec l'huile désinfectée de Chevrier; ce sont ces pains oblongs à forme et pâte de biscuits, qui ont été expérimentés dans le service de Bouchut. Une étude clinique comparative poursuivie sur un grand nombre d'enfants, sous le contrôle de ce confrère d'une compétence et d'une autorité incontestables, a donné les résultats les plus satisfaisants.

§ 2. — EXTRAIT DE FOIE DE MORUE.

Avant de faire connaître les dragées et grains de Meynet

ouvriers en chandelles, etc., sont en général robustes, bien portants, et moins disposés à la phthisie.

Les enfants employés dans les filatures, où l'on consomme de grandes quantités d'huile, sont exempts de scrofules.

[1] Chaque pain contient un peu de lait et une cuillerée d'huile de foie de morue. Ils ont le goût de tartines de beurre, dans lequel on aurait écrasé des sardines.

[2] *Guide du poitrinaire et de celui qui ne veut pas le devenir*, Paris, 1874.

à l'extrait de foie de morue, et de discuter leur valeur, je dois dire quelques mots de la propylamine ou triméthylamine [1], principe qui, dans la pensée de l'auteur, constitue l'élément actif des substances organiques tirées de diverses espèces de poissons.

Découverte par Wertheim en 1850, la propylamine est devenue bientôt dans les mains d'Awenarius, de Nellubin de Gaston (de New-York) et de Raleniczenko un agent puissant de médication.

Les belles recherches de Fargier Lagrange et de Dujardin-Beaumetz, l'ont popularisée en France en lui ouvrant les portes des hôpitaux de Paris, en les mettant à l'ordre du jour de la discussion dans la plupart des sociétés savantes de la capitale.

Pour ces distingués confrères, les solutions de triméthylamine ont une action réelle au point de vue physiologique comme au point de vue thérapeutique. De Kaleniczenko expose ainsi la nouvelle doctrine, l'huile de foie de morue ne doit pas seulement ses propriétés curatives au corps gras qui la constitue en majeure partie, aux métalloïdes dont elle ne contient qu'une faible portion, mais elle les doit surtout à la propylamine, et l'huile brune qui en est le plus chargée est aussi la plus efficace.

Pour masquer l'odeur et la saveur désagréables de l'extrait de foie de morue, on le recouvre d'une enveloppe de gomme et de sucre.

Parmi les effets physiologiques ressentis par le malade, on observe : 1° une douce et agréable chaleur dans l'estomac bientôt suivie du désir de manger ; 2° l'appétit s'accroît, les chairs se remplissent, l'embonpoint renaît, la respiration est plus libre, plus profonde ; 3° l'intégrité des fonctions digestives se rétablit et détermine une nutrition plus complète.

[1] Alcali organique du groupe des ammoniaques composés, dont Wurtz a si bien déterminé la théorie atomique.

Ces préparations très-utiles dans les bronchites chroniques ont été essayées dans les affections tuberculeuses ; quand il existe de la fièvre, une surexcitation vasculaire, et alors que l'huile de foie de morue est contre-indiquée.

D'une part, elles abaissent la température, diminuent et modifient le pouls, font descendre le chiffre de l'urée ; de l'autre, elles agissent d'une manière fort nette dans le rhumatisme articulaire aigu, sans produire de perturbations graves : « Ce nouvel agent, ajoute Beaumetz, est appelé à rendre de grands services dans le traitement des maladies circulatoires et fébriles. »

De pareils résultats confirment pleinement ceux qu'avaient obtenus les médecins russes, par l'emploi de la propylamine, sous forme de dragées Meynet à l'extrait de foie de morue, c'est-à-dire non isolée des éléments avec lesquels elle est naturellement associée [1].

Pour eux, en effet, l'huile de foie de morue possède des propriétés positives et efficaces, par cela seul qu'elle appartient au groupe propylamique dont elle forme l'un des types les plus élevés.

Les meilleures huiles sont celles qui renferment une plus forte proportion de ce principe volatil à odeur désagréable, et des éléments de la bile.

Le corps gras qui leur sert de véhicule ne diffère pas par lui-même des autres graisses animales, et comme elles, il agit en quatité d'aliment respiratoire.

D'après cela, la théorie que j'ai exposée tantôt et qui attribue exclusivement au corps gras, aliment respiratoire, l'efficacité de l'huile de foie de morue, n'aurait plus de raison d'être. Ceci demande de nouvelles études.

---

[1] Ces dragées sont composées d'un extrait concentré des eaux des foies de morue associé à du beurre de cacao, elles contiennent les principes solubles de la bile, la matière glycogène du foie, des sels chlorurés, du brome, de l'iode, du phosphore, des matières azotées ammoniacales et enfin 3 p. 100 de propylamine.

§ 3. — L'ALCOOL.

Jusqu'à ces dernières années, l'alcool et les alcooliques figuraient dans nos traités de thérapeutique et de matière médicale, parmi les substances excitantes, stimulantes et diffusibles, à cause du stimulus qu'elles réveillent sur le système nerveux, par suite du contact avec ses éléments anatomiques.

On croyait l'alcool un aliment thermique, stimulant, excitant par excellence des forces nerveuses ; les expériences modernes les plus variées ont prouvé que cette première action de l'alcool est toute passagère, et qu'en réalité il agit puissamment sur la nutrition, qu'il ralentit les mouvements de désassimilation, qu'il est en un mot un agent modérateur de la nutrition [1].

Comment s'élimine l'alcool après son absorption ?

Trois opinions sont en présence : Pour Liebig, l'alcool, substance hydrocarburée, représente un aliment respiratoire qui est brûlé dans l'économie, en donnant de l'eau et de l'acide carbonique.

La deuxième opinion, importante au double point de vue thérapeutique et social, a été formulée par Bœcker (1855).

L'alcool n'est pas un aliment, il n'engraisse pas, mais il se brûle et empêche la dénutrition qui succède à la nutrition [2].

Ludger Lallemand, Duroy et Perrin (troisième opinion)

---

[1] « L'alcool constitue un moyen d'épargne, il ralentit le mouvement de la dénutrition, en excitant la circulation périphérique et la respiration ; il détermine la réfrigération intérieure ; enfin, maintenant l'intégrité des muscles en fonctions, il conserve les forces musculaires. » (MAX. LEGRAND, analyse des *Leçons* de G. SÉE.)

« L'alcool modérateur des combustions vient agir comme les cendres sur le feu. » (RABUTEAU.)

[2] « Le mouvement de la vie comprend la destruction des tissus au moyen de l'oxygène et la nutrition avec les aliments ; l'alcool retient l'oxygène, donc avec l'usage modéré de l'alcool, et avec une alimentation convenable, on empêche la dénutrition et l'on conserve l'individu. » (RABUTEAU.)

considèrent l'alcool comme un moyen d'épargne, qui ne se brûle pas par lui-même, qui passe en nature dans le sang et dans les tissus, qui empêche la dénutrition des substances ternaires et quaternaires. Si l'alcool ne brûle pas, il n'est pas un aliment; en retenant l'oxygène [1], il empêche nos tissus d'être brûlés, il les épargne; c'est en outre un moyen de refroidissement.

Polli, après avoir répété les expériences de Bintz, adopte cette théorie qui est actuellement la plus généralement admise.

Ainsi donc, l'alcool après son ingestion se trouve éliminé en partie par les voies respiratoires et urinaires. S'il était brûlé dans l'économie, il constituerait un médicament thermogène devant élever la température animale ; or, l'abaissement de cette température ainsi que la diminution de l'urée et de l'acide carbonique sont désormais prouvés par les recherches de Bœcker, Edward, Smith, Demarquay, Leconte, Rabuteau. Le thermomètre, l'examen des pulsations du pouls, le dosage de l'acide carbonique dans l'air expiré, tels sont donc en définitive les moyens que nous offrent l'observation clinique et la chimie pour contrôler ces nouvelles doctrines.

Pris en petite quantité, l'alcool par son contact avec les muqueuses de la bouche, du pharynx et de l'œsophage, active leur sécrétion ; arrivé dans l'estomac, il augmente celle du suc gastrique, dissout les graisses en les émulsionnant, et favorise l'acte mécanique de la digestion par le fait de l'augmentation de la contractilité musculaire de l'estomac.

Pris à haute dose, l'alcool arrête les sécrétions de la première portion du tube digestif, coagule la pepsine et le mucus stomacal, entrave la digestion.

[1] « L'alcool et l'arsenic sont des substances qui favorisent l'association intime de l'oxygène et de l'emoglobuline (qui ne peuvent plus se séparer), l'oxygène immobilisé pour ainsi dire ne travaille plus, bien qu'il pénètre en quantité égale dans l'économie. » (G. Sée, Mém. à l'Acad. de Médecine.)

Si l'alcool n'est pas un aliment, il peut cependant remédier aux défauts d'une alimentation insuffisante, et faire mieux utiliser les aliments puisqu'il favorise la digestion, et ranime quoique d'une manière temporaire l'énergie des fonctions vitales.

C'est pour cela qu'il est utile à l'ouvrier, aux organisations épuisées, aux convalescents dont les fonctions digestives ne sont pas bien rétablies.

La thérapeutique lui assigne un rôle important dans le traitement de la pneumonie, des maladies éminemment fébriles et dans la phthisie pulmonaire. La méthode Tod, dvulgarisée et élargie en France par Béhier, emploie l'alcool comme un antiphlogistique, qui détermine la diminution des pulsations du pouls, et l'abaissement de la température morbide.

Chez les phthisiques, les alcooliques agissent comme des médicaments d'épargne, modèrent la fièvre, favorisent la digestion, combattent les vomissements, diminuent les sueurs nocturnes, augmentent la sécrétion urinaire. Il y a 150 ans, Van Swiéten (Hollandais), et Lanzoni (Romain), traitaient les pleurétiques par l'alcool remplaçant la saignée. *Nihil novum sub sole!*

Tripier nous apprend dans un intéressant article [1], qu'il n'y a pas de préjugé plus complétement absurde, que celui qui consiste à traiter par l'alcool ou les liqueurs, la paresse gênante d'un estomac malade ou surchargé.

S'appuyant sur des expériences entreprises au collége de France (laboratoire de Claude Bernard), il établit que l'alcool agit en paralysant par contact, les extrémités des nerfs qui s'épanouissent sur la muqueuse stomacale. Les fonctions digestives sont exposées à une sorte d'ivresse locale.

Si le verre de liqueur après le repas produit l'insensibilité de l'estomac, et retarde par cela même la digestion,

---

[1] Le verre de liqueur après le repas, l'alcool médicament. (*Moniteur.*)

son emploi aura une raison d'être dans les cas où surviennent après le dîner ces violentes quintes de toux, accompagnées de vomissements, qui empêchent les malades d'utiliser le peu de nourriture qu'ils essayent de prendre.

Comme il est facile de le voir, les idées physiologiques de Tripier diffèrent de celles que j'ai exposées plus haut, mais, quelle que soit la valeur des explications, l'important pour nous est de savoir que de par l'observation clinique, l'eau-de-vie à dose modérée, après le repas, diminue la toux, modère les sueurs, procure un sommeil réparateur, et favorise le rétablissement des forces.

§ 4. — LA VIANDE CRUE.

Le traitement de Steward et d'Erskine consiste dans l'administration *larga manu* de beefteaks et de porter, sous la condition expresse de l'exercice en plein air, pour produire l'assimilation d'une grande quantité de matières grasses. Mais, pour digérer et assimiler des aliments azotés, il faut que l'estomac et le canal alimentaire n'aient pas beaucoup perdu de leur activité ; or, comme dans la plupart des cas, le malade ne tolère pas de pareils aliments, et les digère encore moins, on se retrouve dans la nécessité de recourir pratiquement à d'autres moyens.

En juin 1865, Fuster (de Montpellier) fait part à l'Académie des sciences des « belles espérances » qu'ont fait naître dans son esprit, les résultats obtenus par un nouveau traitement curatif de la phthisie pulmonaire.

Il s'agit de la viande crue de mouton ou de bœuf, associée à de l'alcool très-étendu et à petites doses.

La viande crue, réduite en pulpe en la pilant et en la passant par un tamis, pour la débarrasser des parties tendineuses, s'administre en bols roulés dans du sucre, ou en pulpe sucrée, par cuillerées à café, à la dose de 100 à 300 grammes par jour.

Une boisson, faite en délayant une centaine de grammes de viande dans 500 grammes d'eau froide édulcorée, sert à étancher la soif des malades. La potion alcoolique, composée de 100 grammes d'alcool à 20 degrés Baumé, étendus dans 300 grammes de véhicule édulcoré, se donne par cuillerées à bouche d'heure en heure.

La proportion de l'alcool, et l'intervalle entre les prises, varient suivant la susceptibilité des sujets.

Le concours de ces deux agents est indispensable à la réussite du traitement : le premier lui paraissant avoir une action reconstituante, et le second une action plus directe sur les organes de l'hématose.

Au dire d'Albin [1] son élève « le traitement, toujours long et laborieux, est puissamment secondé par un régime substantiel, un air pur, et l'attention à détruire les complications intercurrentes, ainsi que les symptômes prédominants. »

Les bonnes conditions de l'emploi de la viande crue et de la potion alcoolique, ont principalement pour but : de combattre l'état gastrique, toutes les fois qu'il se présente, au moyen d'un émétique (1 à 2 grammes d'ipéca) ; d'activer les fonctions du système cutané par l'emploi fréquent de lotions vinaigrées ; d'établir des exutoires sur les lésions locales, alors que domine la dyscrasie humorale ; de modérer l'irritabilité nerveuse, la toux et l'insomnie, par des préparations belladonées.

En raison du grand retentissement qu'ont rencontré en France et à l'étranger les idées d'un professeur honorablement connu dans la science, il est de mon devoir de transcrire d'après les *Comptes rendus* les conclusions des trois mémoires présentés à l'Institut.

1° La viande crue et l'usage de la potion alcoolique, à des doses variables selon les cas et les circonstances, ont pour effet d'arrêter les progrès des maladies consomptives.

[1] In *Union Médicale*.

Cet effet se témoigne par le retour des forces, la ranimation de la physionomie, la renaissance de l'appétit, l'augmentation de l'embonpoint.

2° A la faveur du remontement général de l'économie, aidé du traitement des symptômes prédominants, on voit disparaître la fièvre hectique, la diarrhée et les sueurs colliquatives.

3° Les lésions locales de l'appareil respiratoire s'amendent à la disparition de ces symptômes, et marchent notablement vers la cicatrisation.

4° L'efficacité de ce traitement n'est pas le même à tous les degrés de l'affection ; au 3° degré, l'amendement signalé n'aboutit qu'à ajourner une catastrophe inévitable.

5° Ce traitement ne triomphe bien décidément qu'au 2° degré, en l'entourant des précautions hygiéniques indispensables.

Pidoux juge assez sévèrement les prétentions de Fuster : « c'est, assure-t-il, une grave erreur dont on sera bientôt revenu ».

Cet aliment d'exception, inutile au 1er et au 2e degré de la maladie, tant qu'il y a appétit « ne rend quelques services que dans la période de colliquation ou d'entraînement, dont il peut ralentir la marche funeste ».

Théoriquement parlant, la médication de Fuster me paraît aussi logique que possible, mais au point de vue pratique, je crains que son promoteur n'ait trop généralisé ses bons effets, en laissant dans l'ombre les sérieux inconvénients qu'elle présente.

Pour remédier à quelques-uns d'entre eux, Yvon préconise ce nouveau mode d'administration.

```
Pr.  Viande crue (filet)..............  250 grammes
     Amandes douces mondées......   75
       —  ,  amères..............    5
     Sucre blanc...................   30
```

Piler le tout dans un mortier, de manière à obtenir une pâte homogène que l'on passe à travers un tamis.

Pour donner à ce produit une forme liquide, on l'allonge avec de l'eau comme un looch ; et afin de le rendre plus nourrissant, on ajoute un jaune d'œuf et du lait. On obtient ainsi un véritable lait de poule.

Réveil prépare une marmelade avec 200 grammes de filet de bœuf cru haché, 40 grammes de sucre, 3 de chlorure de sodium, 19 de chlorure de potassium, 0,4 de poivre.

Ces modifications ne sont pas de nature à résoudre le problème que l'on peut appeler pharmaceutique, à savoir : la nécessité de réunir dans une préparation agréable au goût, la viande crue et l'alcool, tout en conservant à chacun de ces agents ses propriétés essentielles.

Parmi les nombreuses tentatives faites dans ce sens, celle de Ducro me paraît offrir le plus de garanties de réussite, car son *élixir alimentaire* (longue macération de la viande dans de l'alcool, convenablement aromatisé par l'écorce d'oranges amères) qui tient en dissolution toute la matière nutritive, peut être donnée comme une liqueur de table au moment des repas.

D'après l'auteur, chaque flacon contient le principe soluble de 500 grammes de viande.

Ce chiffre me paraît, à vrai dire, un peu élevé, mais cela importe peu, car dans des maladies chroniques et graves, ce qu'il faut rechercher, avant tout, c'est la possibilité d'administrer pendant une longue période des doses modérées de l'aliment-médicament, en suivant du reste les préceptes que j'ai tracés plus haut pour l'usage de l'huile de foie de morue.

Pour moi l'avantage le plus incontestable de l'élixir Ducro, c'est de mettre à la portée du malade un aliment tout préparé et logiquement combiné, auquel il s'habitue sans peine, et qui s'offre à l'économie dans les conditions d'une prompte et facile assimilation.

Toutefois malgré la valeur que je lui accorde, et par les raisons que j'ai énoncées dans mon introduction, je ne saurais en aucun cas regarder la viande crue sous toutes ses formes, comme un spécifique de la phthisie pulmonaire.

L'extrait de viande de Liebig [1], le jus de viande et toutes les préparations ses congénères, n'ont d'autre mérite que celui d'offrir un aliment plus ou moins commode sous un petit volume, ce sont des reconstituants partiels.

Les propriétés restaurantes résident moins dans les matières azotées qu'elles renferment (fibrine, albumine, gélatine, etc.), que dans la proportion très-élevée de sels minéraux.

Lankaster évalue à 21 p. 100 cette quantité de sels minéraux qui n'est que de 5 p. 100 dans la chair musculaire.

Dannecy a imaginé de dessécher la viande crue à l'étuve sous une température de 40° et de la réduire en poudre.

Drayer a préparé par le même système des saccharolés pulvérulents et des chocolats analeptiques.

Il y a quelques années, on prescrivait fréquemment dans la phthisie la chair crue de divers mollusques, comme les *huîtres* et les *limaçons*.

Quoique la chair crue des huîtres puisse jouer un certain rôle dans la nutrition, il paraît certain que les effets hygiéniques et curatifs doivent être rapportés plus particulièment à l'eau de mer contenue dans les valvules.

Mérat la considérait comme une eau minérale animale.

L'eau des huîtres contient en effet beaucoup de chlorure de sodium, des sulfates de chaux et de magnésie, et une assez grande quantité de substance organique azotée coagulable. C'est un mélange de leur sang et d'eau de mer.

Bodin prétendait obtenir par ce moyen, rue Montorgueil, des cures merveilleuses.

---

[1] « L'extrait de viande (de Liebig) peut convenir avec les plantes qui interviennent dans la préparation du bouillon, à obtenir un bouillon de bonne qualité; mais là doit se borner son rôle utile. » (BOUCHARDAT.)

L'opinion publique attribue aux limaçons, mollusques gastéropodes (appelés vulgairement escargots de vigne), des propriétés nutritives et des effets curatifs.

La matière mucilagineuse abondante qu'il contient donne au bouillon de colimaçon des propriétés analogues à celui de veau.

Ce n'est pas le mucus, mais la chair elle-même du mollusque, qui agit par les principes soufrés qu'elle contient.

Pour l'utiliser comme adoucissant et analeptique, O. Figuier a confectionné des sirops et des pâtes d'escargots, qui ont eu aussi leur moment de vogue.

Un autre pharmacien de province a voulu remplacer l'huile de foie de morue, par une préparation (produit de la mer à l'état naturel) qu'il a appelée littorine au sucre de lait.

Ce saccharure formé par parties égales de mollusque (helix maritime) et de sucre de lait, constitue un aliment azoté légèrement iodé, mais je ne sache pas qu'il ait trouvé beaucoup de partisans dans le monde médical.

§ 5. — LE SANG.

Londe rangeait à tort le sang parmi les aliments albumineux, puisqu'en dehors de l'albumine contenue dans le sérum, il renferme dans le caillot une proportion assez notable de fibrine.

Malgré l'analogie qui existe au point de vue de la nutrition générale entre le sang et la chair des animaux, ces deux substances présentent une différence de composition importante, car l'une est alcaline et contient beaucoup plus de soude que de potasse, l'autre quand elle est fraîche est acide, et parmi les sels alcalins qu'elle renferme en assez forte proportion, dominent les sels à base de potasse. Aussi pendant que la viande se digère avec facilité et nourrit sûrement, le sang avec son odeur et son goût désagréables, et sa grande proportion d'eau (779 sur 100), fatigue l'estomac et reste toujours plus ou moins indigeste.

C'était donc dans une pensée d'hygiène sage et tutélaire pour les habitants des pays chauds, que Moïse et Mahomet avaient proscrit le sang de l'alimentation de l'homme.

Au cours de ses recherches physiologiques du collége de France, Magendie avait voulu nourrir des animaux exclusivement de sang, mais alors même que la dose de liquide assez élevée (1000 grammes par jour) fut additionnée d'albumine, ces malheureuses bêtes succombaient du cent vingtième au cent vingt-sixième jour.

Le sang n'a pas réussi davantage aux chiens que Payen a essayé de nourrir avec une forte proportion de liquide ; au bout de quelque temps, ils dépérissaient à côté d'autres bêtes que la même quantité de chair musculaire engraissait.

« La théorie indiquait à l'avance, dit Michel Lévy, qu'un liquide composé de deux séries d'éléments, les uns destinés à la nutrition, mais encore incomplétement élaborés, les autres provenant de l'usure des organes et circulant pour être éliminés, ne remplit pas les conditions d'un aliment légitime. »

Sans s'arrêter à ces expériences et à ces réflexions pourtant si sensées, quelques médecins ont essayé dans ces dernières années un moyen déjà prôné par des empiriques, en remplaçant le sang des volatiles de basse-cour par le sang frais, plus substantiel des animaux de boucherie.

Rimaud qui avait une confiance illimitée dans cette pratique, était parvenu à la mettre en grande vogue, et à réunir aux abords des abattoirs une clientèle aussi nombreuse que variée. Chose étrange, observe avec beaucoup de raison Lubanski, les malades s'y soumettaient sans trop de répugnance. On aurait pu croire qu'une idée mystique se rattachait à la foi que tous accordaient à ce régime.

Cette ingestion de sang tout vivant, fumant encore au moment où il s'échappait des vaisseaux d'un robuste animal, ne semblait-elle pas devoir introduire dans les vaisseaux des valétudinaires les forces et la vigueur de la victime ?

Quoi qu'il en soit, la pratique n'a pas répondu d'une manière favorable aux espérances des uns, à l'engouement des autres.

Dans la pensée d'utiliser une substance essentiellement alimentaire par sa nature, en surmontant les inconvénients dus à son peu de digestibilité, à son odeur et à sa saveur désagréables, à l'impression qu'elle produit souvent sur l'imagination, d'honorables pharmaciens ont essayé divers moyens d'administration.

Les uns ont proposé de transformer tout simplement le sang en substance comestible (le boudin).

Les autres ont confectionné soit un extrait de sang de bœuf frais défibriné, évaporé à 60° (Manthuer), soit des capsules hématiques dans lesquelles l'extrait de sang artériel est associé à une certaine proportion de phosphate de soude (Foy).

Duroy croit avoir été plus heureux avec les *pilules héma-tiques*. L'avenir dira s'il a réalisé ce programme si complexe, « obtenir un médicament nutrimentaire complet, en retirant du sang frais *tous les principes sans exception*, et en les réunis-sant sous une forme concentrée digestible et assimilable. »

Avant tout il faudrait expliquer comment un médica-ment, aliment organique (c'est-à-dire dans les meilleures conditions d'assimilation), peu digestible de sa nature, peut acquérir des propriétés reconstituantes et toniques par le fait des manipulations du laboratoire.

Pour moi les pilules hématiques n'agissent que par le fer qu'elles contiennent, et comme ce fer n'est *plus animalisé*, comme le pensait à tort Marchal (de Calvi), j'administre de préférence les préparations phosphatées ferrugineuses de Tréhyou ou de Grimaud d'Ingré.

§ 6. — VIN TONI-NUTRITIF DE BUGEAUD.

Bouchardat regarde comme *très-heureuse* l'association du quinquina et du cacao ; le premier en effet constitue l'un des remèdes les plus énergiques fournis par la nature, le second peut être, à bon droit, considéré comme l'aliment le plus parfait du règne végétal. En incorporant ces deux principes dans du vieux vin d'Espagne, l'on obtient au dire de Richelot (in *Union médicale*), de Dreyfus, de Vivier et autres, un médicament précieux, et par son goût agréable et par ses propriétés toniques.

Malgré l'action éminemment vitale, et incontestablement corroborante des écorces de quinquina, les praticiens se sont quelquefois trouvés en présence de phénomènes d'irritation du tube digestif, produits par leur usage plus ou moins prolongé.

C'est pour remédier à ces fâcheux effets que Bugeaud a recherché, et trouvé, une combinaison capable de corroborer l'activité du remède, tout en rendant son administration facile, agréable, inoffensive. On s'explique aisément l'innocuité de la nouvelle préparation, en admettant avec Mayer que le cacao, substance émolliente et nutritive, corrige d'une manière favorable l'action localement astringente du quinquina.

Le vin toni-nutritif possède en outre l'avantage de pouvoir être continué assez longtemps, alors que les amers les mieux indiqués finissent par fatiguer les organes digestifs.

Je me félicite d'autant plus du succès de cet aliment-médicament et de sa prompte diffusion, en France et à l'étranger, que j'avais pu prédire dès l'année 1857 ces heureux résultats.

A cette époque, l'obligeance de Lebeault m'avait mis à même de l'expérimenter dans mon service des Madelonnettes, sur des convalescents de maladies graves, et dans les salles d'asile du sixième arrondissement, parmi cette population enfantine des deux sexes qui venait prendre à la consultation hebdomadaire les divers agents de la médecine préventive, généreusement fournis par les administrateurs du bureau de bienfaisance.

CHAPITRE VI

§ 1. — CONSIDÉRATIONS GÉNÉRALES ET DOCTRINE.

L'importance que j'accorde à la médication par les sulfites alcalins et terreux, dans le traitement de cette période
de la phthisie pulmonaire, où commence la désorganisation
du produit anatomique, la fonte du tubercule, m'impose
l'obligation de donner à ce chapitre des développements
plus considérables. Je voudrais avoir la satisfaction de pouvoir fournir à tous mes confrères, surtout aux confrères
de province, un ensemble d'éléments de conviction capables de leur faire apprécier la nouvelle doctrine à sa
juste valeur, et dans toute la série de ses applications pratiques.

Dans le courant des années 1860 et 1861, Giovanni Polli
(de Milan) présenta à l'Institut Royal des sciences et lettres
de Lombardie une série de très-intéressants mémoires :

*Sur les maladies par ferment morbifique, et sur leur trai-
tement par les sulfites alcalins et terreux.*

Le problème que se posait ce savant et laborieux confrère se trouvait nettement formulé par l'exposition de ses
idées dans leur filiation primitive, et dans leurs déductions
immédiates et successives :

Plusieurs maladies (dites catalytiques) reconnaissent
pour cause première une fermentation des principes du
sang, déterminée, tantôt par des agents venus du dehors,

tantôt par des altérations spontanées des matériaux du sang lui-même.

L'acide sulfureux a la propriété de prévenir et d'arrêter toutes les fermentations des matières végétales et animales.

Son association avec des bases alcalines, comme la soude, la chaux et la magnésie, loin de modifier sa manière d'être, et de détruire son action antifermentative, rend, au contraire, cette action plus régulière, plus énergique, plus durable, et permet de l'introduire dans l'organisme, à doses connues et pondérables, sans altérer le principe même de la vie.

La parfaite innocuité des sulfites, et leur complète tolérance par l'organisme, en rendent possible l'administration (prophylactique ou curative) dans toutes les affections déterminées par un ferment pathologique (virus, contage ou miasme), comme les fièvres intermittentes ou paludéennes, les exanthèmes aigus et chroniques, les fièvres typhoïdes, les maladies par absorption purulente.

Dès le début de ses recherches, Polli, faisant un appel pressant à l'expérimentation et à l'observation clinique, conjurait ses confrères de contrôler ses propositions, et de publier les faits observés dans toute leur intégrité, car pendant les premières applications d'un nouvel agent dans le domaine de la thérapeutique, les insuccès mêmes ouvrent parfois de nouveaux horizons.

Avec le plus louable empressement, Poggiale en France, de Ricci en Irlande, Janssens et Scohy en Belgique, présentèrent au public médical l'exposé fidèle des travaux du professeur Milanais.

Sur tous les points de la Péninsule Italique, ses compatriotes se mirent à l'œuvre pour entreprendre une véritable croisade en faveur des sulfites alcalins, en consignant dans une série de publications importantes, les résultats de

l'expérimentation clinique, la plus variée, la plus scientifique, la plus péremptoire [1].

En guise d'avant-propos, il importe de rappeler le jugement et l'appréciation portés sur ces études, par deux savants
dont personne ne pourra récuser la compétence.

Poggiale terminait son analyse dans la *Gazette médicale
de Paris*, par ces réflexions :

« Si ces faits sont confirmés par d'autres observateurs, le
docteur Polli aura rendu un immense service à la thérapeutique, et aura jeté un peu de lumière sur la cause encore obscure d'un grand nombre de maladies. »

Dans un rapport à l'académie de médecine de Turin pour
le grand coucours du prix Riberi, Timermans s'exprimait
en ces termes :

« La médication par les sulfites alcalins et terreux a été
et sera toujours féconde en heureux résultats.... Les recherches expérimentales du docteur Polli ont été conduites avec
toute la science et l'habileté désirables, et alors même que
sa doctrine ne serait pas, dans toutes ses parties, entièrement sanctionnée par l'étude clinique, elle formera toujours
un sujet de gloire pour la science Italienne, car cette admirable conquête thérapeutique constitue son patrimoine ex-
clusif. »

Avant de présenter le contingent de faits et d'observations que j'ai pu recueillir pendant une première période
de dix années, il est de mon devoir, et de mieux déterminer
les principes théoriques de la médication sulfitée, et de
faire connaître avec impartialité les résultats obtenus par
toute une cohorte de praticiens distingués. J'admets avec
Polli pour les mots *catalyse* et *fermentation* les définitions
de Berzélius et de Berthelot..

Berzélius a introduit dans la science (1835) le mot catalyse pour désigner « le phénomène qui a lieu quand un

---

[1] De 1862 à ce jour, il a été en effet publié plus de 130 brochures ou
mémoires sur la matière.

« corps met en jeu par sa seule puissance, et sans y parti-
« ciper chimiquement, certaines affinités qui sans lui res-
« teraient inactives. »

Pour Berthelot, « les principes immédiats contenus dans
« les tissus des êtres organisés, sont susceptibles de subir
« certaines métamorphoses spontanées, ou provoquées par
« le contact de quelques-uns d'entre eux, mais indépen-
« dants des réactions réciproques que l'affinité chimique
« proprement dite serait capable de développer. — Fermen-
« tations ou actions développées sous l'influence du con-
« tact des tissus et des principes azotés des êtres orga-
« nisés. »

Les recherches expérimentales de Schmidt ont démontré,
que c'est dans le sang que pénètrent, ou que se forment,
les ferments morbifiques ; que c'est là que s'opèrent tout
d'abord, sous leur influence, les transformations anormales
des principes fermentescibles, d'où dérive la série des désordres fonctionnels qui les constituent.

Pour mieux apprécier la nature du ferment capable de
produire une maladie et, partant de là, pour l'identifier
avec les causes susceptibles d'engendrer des affections analogues, il était indispensable de pouvoir en produire d'artificielles, par l'introduction dans le sang de ferments morbifiques de même ordre.

Des nombreuses expériences entreprises sur les animaux,
avec toutes les garanties d'exactitude scientifique, ont démontré que l'injection dans le torrent circulatoire de certains matériaux morbifiques, produit artificiellement des
maladies graves, bien prononcées, présentant les caractères
des affections catalytiques. C'est ainsi que :

1° L'injection dans le sang d'une certaine quantité de
pus produit la pyohémie et les affections caractérisées par
des abcès multiples [1].

---

[1] L'injection dans les veines d'un chien (de taille moyenne, du poids de
6 à 7 kilogr.) de deux à quatre grammes de pus recueilli sur l'homme,

2° L'injection de matières putrides produit la septicémie, c'est-à-dire les maladies connues sous le nom d'infections putrides, et caractérisées par les symptômes de la fièvre gastro-entérique typhique [1].

3° L'injection dans le sang, des matériaux éliminés par les muqueuses, dans certaines maladies contagieuses, comme la morve, reproduit l'affection morveuse elle-même [2].

Peut-on neutraliser les ferments morbifiques dans le sang des animaux, sans altérer ce liquide d'une manière inconciliable avec la vie?

Des faits précis, et des expériences variées, conduisent à admettre cette neutralisation malgré les doutes de Claude Bernard : « la neutralisation des ferments est impossible, parce que pour cela, il faudrait changer les propriétés du sang, à tel point que la vie ne serait plus possible. »

En examinant l'action de l'acide sulfureux sur les substances organiques, il est facile de se convaincre qu'il est un des agents antifermentatifs les plus énergiques. Il empêche ou arrête toutes les fermentations des matières organiques connues ; il entrave les métamorphoses de la putréfaction dans les tissus et les liquides des animaux.

---

détermine presque immédiatement le vomissement et les évacuations alvines.

L'animal présente toute la série des phénomènes typhoïdes (ataxiques et adynamiques) ; la blessure de la veine prend peu à peu un mauvais aspect, la mort arrive du sixième au septième jour.

A l'autopsie, la muqueuse gastro-intestinale présente les caractères de phlogose, avec exsudations puriformes et ulcérations sur les intestins grêles. — Les poumons sont parsemés de petits foyers ecchymotiques. Le sang contenu dans les gros vaisseaux et les cavités droites du cœur est noirâtre, diffluent.

[1] L'injection de 1 à 3 grammes de sang putréfié produit sur le chien une maladie typhoïde des plus graves. Si la dose du sang putréfié est portée à 5 grammes, la mort arrive au bout de 6 à 7 heures. L'autopsie démontre les symptômes d'une violente gastro-entérite.

[2] L'injection dans les veines d'un chien, d'une matière morveuse recueillie dans les naseaux d'un cheval malade, à la faible dose d'un demi-gramme, produit sur l'animal la série des symptômes qui caractérisent la morve.

L'acide sulfureux agit sur le principe fermentatif, non pas en le décomposant (comme le font les substances dites antiseptiques), mais en modifiant tout simplement son agrégat moléculaire.

Son action antiseptique est aussi énergique que celle des acides arsénieux et hydrocyanique, sans être, comme ces derniers, une substance toxique.

L'impossibilité d'administrer l'acide sulfureux, soit pur et à l'état de gaz [1], soit en solution aqueuse, a conduit l'auteur à combiner l'acide sulfureux avec des bases alcalines ou terreuses, sous forme de sulfites de potasse, de soude, de chaux, de magnésie, etc.

Ces sulfites jouissent des propriétés antifermentatives de l'acide sulfureux. Leur action est même plus constante, plus profonde, et comme ils sont parfaitement tolérés par l'organisme vivant, ils peuvent être administrés à l'intérieur, à doses médicinales, tantôt à l'état solide, tantôt à l'état liquide [2], absorbés par les vaisseaux chylifères et par les

---

[1] Depuis quelques semaines, Lebreton a déposé à la clinique de la rue Neuve-Saint-Augustin, pour y être expérimenté par nos malades, un petit appareil qu'il appelle *calumet hygiénique* et qui a pour objet de rendre respirable le gaz acide sulfureux. Le gaz est produit en brûlant du soufre sur une petite coupelle en porcelaine qui repose à la partie supérieure d'un tube de verre (A), qui s'épanouit par le haut en entonnoir et plonge par sa partie inférieure dans le liquide (eau aromatisée à l'anis, additionnée de quelques gouttes d'ammoniaque), d'un récipient en forme de petite carafe. Un second entonnoir, également en verre et de même diamètre, vient reposer sur le premier. Le bouchon de la carafe est traversé par un autre tube (B) recourbé, sur lequel s'ajuste un tube en caoutchouc terminé par une embouchure en corne (C).

Le mécanisme est très-simple : dès que l'on a allumé le soufre, en aspirant par l'embouchure en corne (C), la fumée, c'est-à-dire le gaz, descend par le tube de verre (A), traverse le liquide (qui le lave et lui enlève son âcreté), vient se mêler à l'air contenu dans la partie supérieure du récipient, et pénètre, par le fait de l'inspiration, dans les bronches et les vésicules pulmonaires.

La toux que suscitent les premières gorgées de fumée me paraît un sûr indice de la pénétration du gaz.

[2] Un chien de taille moyenne peut ingérer jusqu'à 15 grammes par jour de sulfite alcalin, sans la moindre altération de la santé, et l'on peut, sans inconvénients, continuer ce régime pendant quinze jours.

veines, les sulfites se répandent dans toute la masse sanguine, exerçant une action, spécifique et bénigne, sur les divers matériaux du sang et sur les tissus qui en dérivent, pendant tout le temps indispensable pour leur complète transformation en sulfates [1].

Cette transformation qui s'opère par l'action oxydante des phénomènes respiratoires demande un temps assez long.

En effet, pendant que l'on retrouve des sulfites dans les urines quelques heures après leur administration, ce n'est qu'au bout de vingt-quatre heures qu'ils sont éliminés à l'état de sulfates [2].

Pour rendre plus durable encore la présence des sulfites dans l'organisme, et pour retarder leur conversion en sulfates (quand on veut prémunir le sang contre l'absorption d'un ferment morbide), il faut substituer aux sulfites des hyposulfites de mêmes bases.

Ces hyposulfites exigent une plus longue action oxydante pour être amenés à l'état de sulfates, et ils fournissent en même temps le moyen de porter et d'introduire dans le sang des sulfites très-actifs à l'état naissant [3].

Ainsi, règle générale, les sulfites et les hyposulfites qui

---

[1] Pour rechercher les sulfites dans les divers liquides de l'organisme, et reconnaître les traces les plus minimes d'acide sulfureux, Rabuteau a imaginé un procédé d'une délicatesse extrême. En additionnant le liquide d'iodate de potasse pur, et d'eau d'amidon, et en versant ensuite quelques gouttes d'acide sulfurique, il met l'iode en liberté, et celui-ci colore l'amidon en bleu violet. Pour l'urine et les liquides renfermant des matières organiques, il remplace l'acide sulfurique par de l'acide acétique concentré.

[2] Je pense avec Rabuteau et Kletzinski (qui a expérimenté sur lui-même l'hyposulfite de soude) que l'oxydation de ces sels commence dès le moment où ils ont pénétré dans l'organisme.

[3] Les sulfites et les hyposulfites ne produisent pas d'effets purgatifs lorsqu'ils ont été pris à des doses moyennes ; cette absence de purgation trouve son explication dans ce fait, que ces agents se transforment en sulfates dans l'organisme. Rabuteau nous a démontré que les purgatifs salins (sulfates de soude et de magnésie), lorsqu'ils sont portés dans le torrent circulatoire, constipent au lieu de purger.

sont introduits dans l'organisme, passent dans les sécrétions, à un état d'oxydation toujours supérieur ; les hyposulfites en sulfites, les sulfites en sulfates.

Les soixante-dix expériences, instituées sur les animaux, à l'effet de démontrer la possibilité de neutraliser le ferment morbide, se divisent en trois catégories :

A avec le pus, B avec le sang putréfié, C avec la morve.

Elles ont complétement confirmé les principes que je viens d'exposer, tout en fournissant un ensemble de connaissances complémentaires, utiles à connaître pour nous guider plus sûrement dans les nombreuses applications thérapeutiques de la nouvelle médication.

1° Le sang, l'urine, les viscères et les muscles des animaux soumis à l'action journalière des sulfites alcalins, sont au moment où ils viennent d'être abattus, plus difficilement atteints par les phénomènes de décomposition et de putréfaction.

2° Les animaux auxquels l'on a administré une certaine quantité de sulfites, résistent à l'action morbifique du pus, du sang putréfié, et de la morve (qui ont été injectés dans leurs veines), pendant que les mêmes doses de virus produisent, chez d'autres animaux non sulfités, des maladies graves et la mort.

3° Les animaux soumis à l'injection des matières putrides (pus ou sang putréfié), dans les veines desquels on injecte immédiatement après une solution de sulfite alcalin, résistent à l'infection, ou guérissent en peu de jours, tandis que d'autres animaux placés dans des conditions identiques, et non sulfités, succombent à la fièvre typhoïde.

4° Le même animal qui a supporté sans accidents sérieux une injection putride, parce qu'il avait été préalablement soumis à l'action des sulfites, fait une maladie grave ou succombe, s'il reçoit une nouvelle injection de la même quantité de matière putride, sans avoir été sulfité.

5° Sur les animaux inoculés avec du mucus morveux (et traités avant ou pendant l'opération avec des sulfites), alors même que la blessure qui en résulte, est convertie en plaie morveuse caractéristique, l'on constate une modification sensible de la plaie, puis sa cicatrisation.

La même inoculation de mucus morveux sur d'autres animaux non sulfités produit *in situ* un phlegmon qui tue en peu d'heures, ou une infection générale, avec abcès multiples, conduisant au marasme et à la mort [1].

A quels sels alcalins faut-il donner la préférence au lit du malade ?

— Le sulfite de magnésie, à l'état solide, est d'une administration facile à l'intérieur. (Pas d'odeur ; pas de saveur ; s'altère difficilement à l'air ; renferme une plus grande proportion d'acide sulfureux.)

— Le sulfite de soude, facilement efflorescent au contact de l'air, possède une odeur très-prononcée d'acide sulfureux. Très-soluble dans l'eau, il convient mieux en solutions récentes pour pansements, lotions ou fomentations externes.

— Les sulfites de potasse et d'ammoniaque qui ont une saveur très-désagréable, et qui s'altèrent très-facilement, doivent être réservés pour le traitement externe de certaines plaies de mauvaise nature.

— L'hyposulfite de soude peut, dans beaucoup de cas, se substituer au sulfite de magnésie : Il est très-soluble et sa saveur très-tolérable ; son indication la plus logique est prophylactique. Comme il contient plus de soufre, il fournit (sous l'influence des phénomènes respiratoires) du sulfite de soude à l'état naissant, au sein même de l'organisme.

[1] Au moment de la publication du mémoire Polli, j'avais présenté à H. Bouley un programme d'expériences pour contrôler à l'École d'Alfort les résultats obtenus en Italie : fidèle à son culte du progrès scientifique, le savant académicien accueillit ma proposition avec empressement, mais malheureusement des circonstances imprévues nous ont empêché de la réaliser.

L'hyposulfite de chaux, sel d'un goût très-tolérable, et d'une conservation facile, trouve (comme je l'indiquerai tantôt) des indications spéciales et précieuses, lorsqu'il s'agit de protéger l'organisme contre les effets des absorptions purulentes, ou de favoriser les dépôts et les oblitérations calcaires.

§ 2. — APPLICATIONS SPÉCIALES.

Dans une pensée de justice distributive, j'avais voulu donner ici le résumé de toutes les observations cliniques publiées jusqu'à ce jour, dans le traitement des maladies par ferment morbide par la médication sulfitée, mais en présence de l'extension de ce travail, j'ai dû malgré moi renoncer à ce projet [1]. Je me bornerai donc à parler des affections qui sont le plus afférentes à mon sujet.

Maladies par absorption purulente. — C'est dans cette classe d'affections que devaient se présenter les résultats thérapeutiques les mieux accentués, parce qu'on retrouvait là des conditions de genèse, analogues à celles qu'ont présentées les expériences sur les animaux ; j'énumère brièvement les principaux cas :

Ademolo (de Grosseto). — Cas grave d'absorption purulente consécutive à deux phlegmons de la cuisse et du bras.

Tagiuri (de Tunis). — Blessure par arme à feu ; amputation du membre ; gangrène diffuse du moignon ; absorption purulente.

Granara (de Gênes).— Cas avec complication de pyohémie et accidents typhiques.

Barbieri (de Milan). — Infection purulente par blessure anatomique sur un garçon d'amphithéâtre. « C'est le sulfite

---

[1] Voir les détails dans ma brochure tirée de l'*Union médicale*, 1872, *Des maladies par ferment morbifique*. Pathogénie et Thérapeutique.

de magnésie qui a sauvé le malade ; en tout cas l'amendement qui a suivi l'administration du médicament a été des plus prompts et des plus remarquables. »

Faralli — (cas de pyohémie).

Moretti et Léoni — (cas d'infection purulente).

Ridolfi. — Dans deux cas de maladie par absorption purulente, provenant de la blessure d'une saignée, affections qui avaient résisté à des doses élevées de sulfate de quinine ; l'administration du sulfite de magnésie a sauvé les malades d'une mort imminente.

Tuberculose ou phthisie pulmonaire. — Sestini et Ferrini (Tunis) ont administré l'hyposulfite de chaux, avec succès, dans plusieurs cas de tuberculose au troisième degré, avec fièvre vespertine et expectoration abondante et fétide. Polli a déjà par devers lui une série importante d'observations, qui tendent toutes à démontrer les modifications sérieuses, qui s'opèrent dans la nature et la qualité des matières expectorées, dans l'intensité de la fièvre hectique, dans l'augmentation de la vitalité générale.

Pour chaque cas, le diagnostic de la maladie est établi sur les symptômes généraux, et sur les signes directs de l'altération anatomique, fournis par l'auscultation et la percussion. La séméiologie se trouve aussi parfaitement caractérisée ; les résultats thérapeutiques obtenus prouvent à l'évidence d'une part la tolérance du remède, de l'autre son action salutaire.

« Avec les sulfites de magnésie, dit Ridolfi, j'ai pu à plusieurs reprises combattre de violents accès de fièvre (avec frisson) chez des tuberculeux au troisième degré ; cette fièvre de consomption avait été traitée, sans succès, par les préparations de quinine. » Comme il est impossible, ajoute-t-il, d'arrêter chez les phthisiques la cause morbide et prochaine de la fièvre, c'est-à-dire la résorption purulente qui s'opère à la surface des cavernes pulmonaires, le sulfate de quinine (qui a pour effet immédiat de juguler le symptôme sans agir sur la cause productrice) ne peut en réalité avoir de l'efficacité.

Dans ces circonstances, les sulfites ne prolongent la vie des malades, qu'en les protégeant contre l'infection aiguë et constante, qu'engendrent des collections de matières purulentes incomplétement expectorées.

Brunetti (de Constantinople) combat la *zymosis* des voies respiratoires, par des préparations de sulfites de soude et d'hyposulfites de chaux.

Lalloni et Parascheva (de Syra) se félicitent d'avoir, les premiers, employé les sulfites de soude qui leur ont fourni des effets surprenants aux débuts de la tuberculose; pour eux la maladie est contagieuse, sa nature est une fermentation *sui generis* analogue à la morve.

Le sulfite de soude neutralise le foyer zymotique qui produit le tubercule, mais il ne se borne pas à empêcher les effets de l'absorption purulente, et à diminuer l'exsudation des cavernes, il neutralise en outre le virus de la phymie, comme on l'a vu neutraliser le virus de la morve, sur les chiens des expériences de Polli ; je ferai connaître dans quelques instants les raisons qui ont déterminé Polli et moi, à donner la préférence aux hyposulfites de chaux.

§ 3. — OBSERVATIONS PERSONNELLES.

J'aborde actuellement l'exposé de mes observations personnelles dans le traitement de la phthisie pulmonaire.

Au mois d'avril 1864, après une étude attentive de cet ensemble de travaux, l'esprit tout ému de l'enchaînement logique des principes théoriques de Polli, et de la simplicité de leurs applications pratiques, je pris la résolution d'expérimenter la médication sulfitée, et de suivre sur le terrain de l'observation clinique, ces professeurs illustres de Florence et de Pise, que je m'honorerai toujours d'avoir eu pour maîtres :

Maestri e duci di color che sanno.

DANTE.

Comme les affections chroniques de la poitrine font depuis de longues années l'objet de mes études de prédilection, je commençai tout naturellement par administrer les hyposulfites de chaux, dans ces cas spéciaux de phthisie pulmonaire, où la présence de la fonte tuberculeuse était évidente; où les cavernes plus ou moins nombreuses, plus ou moins circonscrites, ne pouvaient être mises en doute, et contestées.

Personne n'ignore qu'à ce moment, le traitement rationnel ne doit plus avoir pour but que l'amendement de certains phénomènes morbides, amendement capable de prolonger la vie du valétudinaire.

C'est alors qu'il se produit, dans l'organisme, cette absorption de pus, qui n'est jamais entièrement éliminé par l'expectoration, et qui engendre une infection purulente se traduisant manifestement par la fièvre du soir (*vespertina*), l'irritation diphthérique des muqueuses buccales et gastro-intestinales, la diarrhée, les sueurs nocturnes, l'amaigrissement général.

Pour prévenir cette décomposition du tissu pulmonaire, et pour combattre cette absorption putride, la logique nous commande d'avoir recours à des agents thérapeutiques capables :

1° De protéger le sang contre l'action catalytique du pus qui pénètre dans le torrent circulatoire ;

2° De diminuer d'autant l'exsudation purulente des excavations pulmonaires.

C'est ici que l'observation clinique est venue démontrer que les sulfites de soude et de magnésie remplissent parfaitement cette indication suprême.

Impuissants pour arrêter, dans leur marche progressive, les symptômes du mal, ils ont le pouvoir de provoquer dans nos tissus des phénomènes de désoxydation, et de modérer, d'une manière efficace, les processus de destruction morbide qui accélèrent la mort du patient.

Quant à l'hyposulfite de chaux, indépendamment des qualités qu'il partage avec les sels ses congénères, il offre un moyen commode et sûr d'introduire dans le corps de la chaux, à l'effet de favoriser la transformation de la matière tuberculeuse, en substance plâtreuse ou crétacée.

En pénétrant dans le sang, ce sel (l'hyposulfite de chaux) remplit ainsi la double indication : de s'opposer aux effets de l'absorption purulente ; d'opérer une saturation calcaire de l'organisme.

J'adoptai pour ces préparations des pastilles dites Polli contenant de 15 à 20 centigrammes d'hyposulfite de chaux, et des pastilles dites Polli ferrées dans lesquelles l'hyposulfite terreux était associé à quelques centigrammes de phosphate de fer.

Les premiers résultats recueillis dans mon infirmerie de la prison des Madelonnettes furent si encourageants, que j'eus un moment la pensée de les faire contrôler dans l'un des services de médecine de l'hôpital Necker ; mais là je ne tardai pas à me heurter contre des difficultés inhérentes : à la position des malheureux poitrinaires qui y arrivent le plus souvent exténués et mourants ; à la nature de la maladie regardée trop volontiers comme incurable ; au peu d'empressement pour administrer des remèdes nouveaux, préparés en dehors de la pharmacie centrale.

Fort heureusement, je retrouvai bientôt près de la station thermale des Eaux-Bonnes de nombreuses occasions et des occasions très-favorables, pour déterminer l'action incontestablement salutaire des nouvelles préparations.

A la fin du traitement par les eaux sulfurées sodiques

d'Eaux-Bonnes, et au moment de quitter les Pyrénées, les malades demandent aux médecins traitants des conseils, des règles de conduite pour l'hiver et le printemps.

Chacun d'eux, en se basant sur les effets immédiats obtenus, et sur les effets consécutifs qu'il prévoit, trace dans une consultation écrite ses principales recommandations.

En revoyant le malade les années suivantes, l'homme de l'art peut ainsi se rendre compte de l'état précis des choses, à savoir les progrès de la guérison, ou l'aggravation du mal.

Très-souvent, il a l'occasion d'être consulté par des valétudinaires précédemment soignés par d'autres confrères, et cette circonstance fournit la possibilité d'établir des points de comparaison entre les divers systèmes les plus en vogue.

Aux Pyrénées, comme précédemment en Algérie, comme à Paris, je me suis félicité de conseiller l'emploi des divers agents ou modificateurs thérapeutiques, selon la méthode du professeur Andral.

Le malade suit le traitement hydro-minéral, qui varie de 21 à 30 jours, puis en rentrant chez lui, il est soumis pendant quelques semaines à l'usage du petit-lait ou du lait de chèvre.

Ce temps de repos, et ces conditions de sédation permettent aux Eaux-Bonnes d'exercer sur l'organisme tous les effets ou modifications qui constituent leur action consécutive.

A partir du mois de novembre, il est indispensable de faire prendre, alternativement, et par périodes de huit à dix jours, intercalées par des temps de repos, quelques eaux sulfurées, la diète lacto-chlorurée, l'huile de foie de morue, puis selon les circonstances particulières tenant à la marche de l'affection, au séjour dans le Nord ou dans le Midi, des préparations de goudron, de fer, de quinquina, d'arsenic, etc.

C'est dans ces circonstances que j'ai expérimenté : 1° les pastilles d'hyposulfite calcaire, alors surtout que l'expectoration était abondante, puriforme, de mauvaise nature ; 2° les pastilles ferrées, si je rencontrais comme complications certains phénomènes de dysménorrhée, de chlorose, de faiblesse générale.

Les bons résultats obtenus ont dépassé toutes mes prévisions, et après une étude clinique poursuivie avec persévérance sur des centaines de malades, je puis proclamer l'efficacité des hyposulfites de chaux, dans le traitement rationnel de la phthisie pulmonaire.

L'expérience m'ayant démontré que toutes les préparations de fer présentées sous la forme de pilules, pastilles, dragées, avaient, le plus souvent, le grave inconvénient de traverser *intactes* les voies gastro-intestinales, j'ai dû renoncer aux pastilles que j'avais appelées *Polli* en l'honneur des travaux de mon savant confrère, et accepter avec empressement la forme de granuloïdes que vient de leur donner Mariani.

Ce pharmacien distingué de Paris, dont j'aurai l'occasion de parler plus tard à l'occasion de la *Coca*, après de nombreux essais, est parvenu à rendre ces granuloïdes d'un goût agréable, commodes à prendre, faciles à être absorbés en raison de leur grande division et de leur prompte solubilité.

Les flacons, qui contiennent 60 grammes de sels, portent à la partie supérieure une petite mesure de la contenance de trois grammes, qui représente la dose initiale de médicament.

Pour les préparations d'hyposulfite de chaux, la dose s'élève progressivement de 3 à 9 grammes ; il est rarement utile de l'augmenter. Selon l'indication médicale, on la prend en une fois (matin), en deux fois (matin et soir), en trois fois (matin, midi et soir), en versant la mesure sur la partie postérieure de la langue et en avalant immédiatement après une gorgée d'eau pure, d'eau sucrée ou de lait. En général, il vaut mieux administrer ces granuloïdes en dehors des heures de repas.

La dose des granuloïdes ferrés (association de l'hyposulfite de chaux ou phosphate de fer) varie de 3 à 6 grammes. On les avale facilement par le procédé que j'ai indiqué plus haut (les verser sur la langue, les précipiter au fond de la gorge à l'aide du liquide). Je les administre de préférence au moment des repas avec la première cuillerée de soupe.

Cette préparation, l'une des mieux tolérées par l'estomac, d'une absorption facile et promptement assimilable, n'occasionne que très-rarement des phénomènes de constipation.

Il n'est pas nécessaire de faire fondre préalablement les granuloïdes dans le liquide, et l'on doit éviter avec soin de les mâcher.

Dans leur administration, je ne me départis pas du système que j'ai adopté depuis longtemps, et après une période de douze à quinze jours, je suspends la médication sulfitée (pour la remplacer par d'autres agents curatifs) et la reprendre ensuite une semaine après.

Post-scriptum. — *Solution sulfitée.* — J'ai indiqué plus haut que le sulfite de soude facilement efflorescent au contact de l'air, et très-soluble dans l'eau, convenait parfaitement en solutions, lotions et fomentations externes.

J'ai rappelé les circonstances, dans lesquelles cet agent médicamenteux avait trouvé des indications précieuses pour le traitement des affections sous la dépendance d'un ferment morbide plus ou moins accentué sur la surface cutanée.

Voici d'abord, à ce sujet, les déclarations nettement formulées de Burggraeve et de Ridolfi :

« Depuis que nous avons introduit le sulfite de soude dans notre service de l'hôpital de Gand, c'est une véritable révolution dont les malades autant que les élèves sentent tout le prix. » (*Communication à l'Académie de Médecine de Belgique.*)

Dans la clinique de Ridolfi à Brescia, la solution concentrée de sulfite de soude a guéri plusieurs plaies par décubitus, profondes, avec mortification du tissu cellulaire, qui avaient été traitées sans amendement réel par d'autres moyens.

« L'efficacité de la solution, ajoute le savant professeur, est d'autant plus accentuée que la plaie présente une sécrétion ichoreuse, et qu'elle menace d'engendrer l'infection purulente. » Dans des circonstances analogues, Tagiuri (de Tunis), et Melari ont aussi employé avec succès les solutions de sulfite de soude.

Des expériences comparatives de Gritti (Milan), de Rensi (Naples), Galligo (Florence), Sperino (Turin), ressort l'importance des sulfites, dans les solutions de continuité (plaies de mauvaise nature, ulcères scrofuleux et syphilitiques).

Dans mon infirmerie des prisons (Madelonnettes, la Santé), et pendant les cinq mois de service que j'ai faits l'an dernier à l'hospice de la Reconnaissance (Garches), j'ai expérimenté sur une vaste échelle la solution de sulfite de soude. Les plaies et les ulcères variqueux de tous ces vieillards, qui avaient résisté aux divers traitements employés par leur regretté médecin (docteur Caillard), ont été modifiés et amendés d'une matière si notable, qu'aucun d'eux ne manquait à l'appel le matin à l'heure du pansement.

Sous le nom de *solution sulfitée*, Tréhyou, pharmacien à Paris, après une purification préalable du sulfite de soude, prépare la solution dont j'avais donné la formule dans les *Annales de chimie de Milan* (septembre 1873).

Elle peut être employée avec succès : 1° pour le pansement des brûlures, des plaies et blessures, alors qu'il existe un suintement puriforme ; 2° en gargarismes, toutes les fois qu'il existe des fausses membranes dans la bouche et autour des amygdales ; 3° en lotions, dans les soins à donner aux femmes en couches ; 4° en injections, dans les cas de fleurs blanches, de dysménorrhée, d'éruptions acnéiformes des parties génitales.

CHAPITRE VII

§ 1. — CONSIDÉRATIONS GÉNÉRALES. — INFLUENCE DES MILIEUX.

Avec J. Lefort, j'appelle *Eaux minérales*, toutes celles qui en raison, soit de leur température bien supérieure à celle de l'air ambiant, soit de la quantité et de la nature spéciale de leurs principes salins et gazeux, sont ou peuvent être employées comme agents médicamenteux.

Les rédacteurs de l'*Annuaire des eaux de France* considèrent les eaux minérales, « comme les représentants plus ou moins affaiblis, des émanations qui ont laissé les traces de leur existence dans toutes les périodes géologiques. »

Les eaux minérales permettent au médecin d'obtenir des cures inespérées ; mais, pour arriver à cet heureux résultat, il faut connaître dans toute leur étendue leurs modalités, et savoir combiner ensuite le traitement par l'emploi de plusieurs d'entre elles.

Les meilleures conditions d'études dans lesquelles se trouvent aujourd'hui les médecins hydrologues peuvent se formuler en ces termes :

— Connaissance plus approfondie des eaux minérales, par le fait seul d'une éducation médicale plus vaste et plus philosophique ;

— Moyens d'investigation et d'analyse plus variés et plus précis ;

— Vulgarisation plus générale des études cliniques afférentes à l'hydrologie;

— Appropriation plus intelligente, en raison même de ces recherches, de chaque espèce de traitement à un genre déterminé de maladie ou d'affection.

Si, pour un certain nombre de praticiens, l'analyse chimique d'une eau minérale n'apprend rien au point de vue pratique (la clinique, d'après eux, devant être l'unique préoccupation), pour la majorité des hommes distingués préposés à la direction de nos Thermes, il n'est pas possible de faire de la médecine efficace, consciencieuse et raisonnée, sans connaître les médicaments tout préparés que la nature nous envoie à travers les fissures du sol.

« Sans prétendre, dit avec beaucoup de raison Filhol, que la chimie puisse à notre époque fournir les moyens de se rendre compte de la manière d'agir des eaux minérales, on est cependant en droit d'affirmer qu'elle conduit souvent par ses résultats à des explications plus simples, plus naturelles et plus probables, que celles qu'on obtiendrait sans son secours. »

J'ai toujours considéré la chimie comme un précieux flambeau conduisant à des études sérieuses, mais à côté d'elle, et sur le même plan, se dresse l'observation clinique qui doit nécessairement éclairer notre marche à travers la maladie. C'est elle en effet qui nous enseigne que le *quid divinum* d'une eau dépend tout à la fois et de l'ensemble de ses principes minéralisateurs, et de la disposition moléculaire de ses éléments à leur température native.

Dans l'application des eaux minérales au traitement des maladies plus ou moins profondes des organes respiratoires, il faut avoir constamment à l'esprit, la manière d'être de ces trois éléments distincts :

1° Un état diathésique particulier, en vertu duquel le tubercule se développe;

2° La production tuberculeuse elle-même;

3° Les altérations pulmonaires qui en dépendent ou qui l'accompagnent ; les unes superficielles (catarrhe), les autres profondes (engorgement).

De là l'utilité d'examiner successivement :

A. L'action que peuvent exercer les eaux minérales sur ces divers éléments (indications) ;

B. Les circonstances dans lesquelles on doit recourir à leur intervention (opportunité) ;

C. La nature des eaux à employer (traitement).

A. Nous savons que la prédisposition qui précède l'évolution des tubercules pulmonaires se trouve, le plus souvent, en rapport avec une constitution lymphatique ou scrofuleuse, ou avec un appauvrissement de l'organisme suscité soit par des causes hygiéniques, soit par des maladies débilitantes.

Dès qu'apparaît le tubercule, sa marche est favorisée par l'état fluxionnaire du parenchyme, ou par les manifestations catarrhales des vésicules bronchiques.

Pour être efficaces, les indications thérapeutiques doivent avoir pour but :

a. De combattre l'élément catarrhal ou phlegmasique, toujours présent ;

b. De ne pas créer ou de ne pas accroître, dans l'organisme, un état d'asthénie favorable au développement du tubercule.

Si l'on veut établir un diagnostic précis et différentiel, il est indispensable d'une part d'étudier les manifestations intimes de la diathèse tuberculeuse ; de l'autre de porter une investigation minutieuse sur l'état local, au moyen du plessimètre et du stéthoscope, en mettant ces nouvelles données en rapport avec les phénomènes généraux.

Ce double travail de l'esprit présente souvent des difficultés, mais c'est toujours la seule voie qui conduise à des déductions logiques, partant à un traitement intelligent et efficace :

Toute autre méthode aboutit au doute et à la confusion.

B. En présence d'une maladie aussi accidentée que la phthisie, depuis ses périodes prodromiques jusqu'à ses manifestations ultimes, la question d'opportunité doit dominer les applications pratiques ; d'une manière générale on peut poser ce principe :

Ne jamais conseiller les eaux minérales dans les périodes actives de l'affection, mais les prescrire dès que la maladie paraîtra stationnaire, quel que soit d'ailleurs le degré classique de son existence.

Dans ces limites, les eaux minérales peuvent intervenir utilement, soit pour ralentir les progrès du mal, soit pour amener la guérison par les processus que j'ai fait connaître en commençant.

C. Il y a des eaux minérales antiphlogistiques ou directement décongestionnantes, et d'autres qui ne le sont qu'indirectement, ou par le fait d'une réaction de l'organisme, en sens inverse des effets primitifs du médicament.

La double indication relative à l'état général de l'organisme et aux conditions locales de l'appareil pulmonaire, et les deux types de phthisie que j'ai déjà signalés, imposent l'obligation de s'adresser à des eaux excitantes, combattant la torpeur et le catarrhe (sulfurées) ; modifiant la diathèse (chlorurées) ; calmant l'état névropathique (arsenicales) ; reconstituant l'organisme (ferrugineuses).

Les recherches climatologiques modernes ayant démontré le rôle important que joue l'influence des milieux, dans le traitement hydrothermal des principales stations de France, situées à des altitudes diverses, il est indispensable de faire précéder l'étude des eaux minérales, d'une appréciation générale sur ces nouveaux éléments thérapeutiques : soit au point de vue des conditions de l'air qu'on y respire, soit au point de vue des sensations morales qu'exercent sur l'âme le charme et la variété des pays.

Les conditions spéciales de l'air que l'on respire dans les pays de montagnes, à une hauteur moyenne de 700 à 1,000 mètres, sous une pression barométrique de $0^m,700$ à $0^m,710$, sont les suivantes :

A. Cet air est naturellement plus léger ;

B. Il contient, à volume égal, une proportion moindre d'oxygène ;

C. Il est imprégné d'une quantité plus considérable de vapeur d'eau ;

D. Il renferme beaucoup d'ozone, c'est-à-dire de l'oxygène à un état particulier d'électrisation [1] ;

E. Il est heureusement influencé par les émanations des plantes aromatiques.

A. Cet air est plus léger :

Les poumons sous des volumes identiques et pour des ampleurs thoraciques égales, reçoivent un air qui a perdu $1/8^e$ de sa densité et de son poids normaux.

J'ai constaté, à l'article *Atmosphère*, qu'à Paris (baromètre à $0^m,760$) un individu consomme, dans ses 16 inspirations, 8 litres d'air à la minute, soit 480 litres à l'heure ; à une hauteur de 1000 mètres (baromètre à $0^m,700$), le même individu consommera 60 litres de moins à l'heure.

B. Il contient, à volume égal, moins d'oxygène :

Une diminution notable d'oxygène exerce une action immédiate et directe sur la respiration pulmonaire et sur l'hématose (un litre d'air, qui pèse $1^{gr},20$ aux bords de la mer sous une pression de $0^m,760$, ne pèse plus que $1^{gr},10$ à 700 mètres sous une pression de $0^m,700$; la diminution du poids de l'oxygène est donc représentée par 23 milligrammes par litre, ce qui fournit une quantité de 11 grammes dans une heure, de 364 grammes dans la journée).

Les analyses de Filhol ont démontré, que le bien-être

---

[1] Les relations immédiates de l'ozone avec l'électricité ont été mises hors de doute par les expériences de Schœnbein, Silbermann, Matteucci et Frémy.

que les poitrinaires retirent de la respiration de l'air des piscines et des étuves, dans les Thermes sulfureux des Pyrénées (air où domine l'hydrogène sulfuré qui s'exhale des eaux minérales), coïncide avec une diminution d'oxygène qui s'abaisse insensiblement jusqu'à 19.20.

Cette proportion représentée par 4 à 5 litres pour un séjour de cinq quarts d'heure dans lesdites salles, produit comme effets immédiats le ralentissement de l'hématose, conditions utiles pour les personnes atteintes de phthisie pulmonaire active, parce qu'elles ont besoin de respirer le moins possible, et d'introduire une quantité moindre d'oxygène dans les poumons.

C. Il est imprégné de plus de vapeur d'eau :

Les courbes hygrométriques (obtenues par l'hygromètre de de Saussure, ou par le psychromètre d'Augustt), se maintiennent constamment dans les degrés élevés de l'échelle.

L'état hygrométrique en excès exerce une heureuse influence sur les phénomènes d'irritabilité et de névrosité, et constitue un agent de calme et de sédation.

D. Il renferme plus d'ozone[1], c'est-à-dire de l'oxygène modifié, non par la chaleur, mais bien par l'électricité, de « l'oxygène suractif, » comme l'appelle Frémy :

Les relevés ozonométriques (par bandelettes Richard et Bérigny) en accusent une quantité considérable à tous les moments du jour et de la nuit.

Des expériences comparatives faites à Paris, à Versailles et aux Eaux-Bonnes, m'ont démontré des relations constantes entre le plus grand degré d'humidité, et la coloration plus accentuée des bandelettes ozonométriques[2].

---

[1] « La découverte de l'ozone est venue démontrer qu'à côté de l'oxygène ordinaire, qui est principalement l'agent des combustions vives, il en existe un autre qu'on peut appeler l'oxygène des combustions lentes; et nous comprenons alors tous les phénomènes d'oxydation lente, dont l'oxygène ordinaire ne rendait pas un compte suffisant. »

[2] Lorsque je présentai à la Société d'hydrologie de Paris, ces résultats fort bien accueillis à l'Académie des sciences, et insérés aux *Comptes*

E. Air naturellement imprégné des senteurs des plantes aromatiques et résineuses, des bruyères agrestes qui recouvrent les sommités des montagnes ; air que ne vicient ni les émanations nuisibles, ni les miasmes accidentels :

Une atmosphère ainsi constituée doit exercer une heureuse influence sur certaines affections chroniques des voies respiratoires, et devenir par cela même un auxiliaire très-puissant de l'action bienfaisante des eaux thermales, principalement de celles de nature sulfureuse.

Les arguments qui démontrent cette efficacité thérapeutique se rapportent à trois ordres de faits :

α l'analogie ; β l'expérimentation directe ; δ l'observation clinique.

α. En s'inspirant des recherches de Humboldt sur les altitudes tropicales, Jourdanet s'était efforcé d'imiter la nature, et avait réalisé, d'une manière artificielle, par l'installation de ses appareils d'aérothérapie, dont j'aurai occasion de parler plus tard, les effets bienfaisants de l'air des montagnes.

β. Les phénomènes physiologiques observés avec soin dans les ascensions des hautes montagnes par de Saussure, de Humboldt, et Boussingault, et dans les ascensions en ballon par Gay-Lussac, Barral et Bixio, font voir l'action de l'air raréfié sur le système nerveux, sur la circulation, la respiration, les fonctions digestives et la locomotion.

δ. Chez les malades qui arrivent dans les stations thermales dans un état de subirritation congestive et d'impressionnabilité nerveuse, il est facile de constater, avant même d'administrer les eaux minérales, une amélioration progressive.

---

rendus, Pidoux, alors président, les accueillit par ces paroles encourageantes : « L'ozone, c'est le fruit sec de la météorologie. » Depuis, Frémy dans une conférence au Conservatoire a ainsi justifié cette prédiction : « Parmi les conquêtes de la chimie moderne, je n'en connais pas de plus importante que celle de l'ozone ! »

Voici à ce sujet une anecdote de Rayer un peu sceptique à l'endroit de cette médication :

Il avait conseillé les Eaux-Bonnes à l'un de ses illustres malades ; après un séjour d'une huitaine dans ces splendides contrées, le diplomate en question avait repris sa gaieté, son entrain, son appétit ; dans son enthousiasme, il écrivait à son médecin pour le remercier de ses conseils, mais il ajoutait en post-scriptum : « je n'ai oublié qu'une chose, celle de *boire* à l'eau de la buvette ! »

Les observations que j'ai été à même de faire sur les enfants, dans les stations pyrénéennes, tendent à la même conclusion.

Pendant les premières semaines, sous l'influence bienfaisante du changement d'air, de la pureté de l'atmosphère, de l'exercice en plein vent, il s'opère dans tout l'organisme une modification heureuse et notable : leur activité vitale augmente, ils sont plus gais et plus dispos ; mais plus tard, par le double fait d'une oxygénation constamment imparfaite, et d'une hématose journellement appauvrie, les fonctions gastro-intestinales se dérangent, et il survient des symptômes d'anémie, de chloro-anémie, qui précèdent ou suivent des symptômes d'irritabilité nerveuse.

Pour expliquer ces modalités fonctionnelles, de savants confrères invoquaient l'excitation produite sur ces frêles organisations par l'air trop vif des montagnes, mais les circonstances que je viens de rappeler s'opposent à une pareille interprétatio n.

Ces enfants ne deviennent souffreteux que parce qu'ils respirent moins amplement, parce qu'ils sont privés d'une certaine quantité d'oxygène ; et je trouve un argument péremptoire de l'exactitude de cette conception pathologique, dans l'efficacité du traitement auquel je les soumettais (préparations ferrugineuses, aliments plastiques, huile de foie de morue, vins de quinquina, etc.).

Quelques citations, empruntées à nos grands écrivains,

suffiront pour démontrer l'exactitude de la deuxième partie de ma thèse.

INFLUENCE MORALE DES MILIEUX. — « Il y a des choses, s'écrie Thiers en parlant des vallées des Pyrénées, qu'on a le courage de décrire, mais pour celles-ci on déplore la pauvreté des langues humaines. Le pinceau même ne peut représenter ces effets d'immensité, ni rendre ces bruits confus et délicieux, ni faire respirer cet air vif qui éveille tous les esprits..... Je ne sais quelles idées douces, consolantes, mais infinies, immenses, s'emparent de l'âme à cet aspect et la remplissent d'amour pour cette nature et de confiance en ses œuvres. »

Dans ses lettres à madame de Sorberio, l'illustre Bordeu disait :

« Notre vallée est sans doute une des plus vastes et des plus agréables : tout s'y trouve, l'agréable pour les curieux et l'utile pour les infirmes ; il n'est point d'air aussi pur, et je ne doute pas qu'on ne pût l'ordonner comme un préservatif pour bien des maux, et même pour un remède surtout dans les temps chauds, lorsque la fraîcheur de ces aimables forêts et de tant de ruisseaux si clairs, jointe à la tranquillité de la solitude, peut mettre l'esprit en repos et rétablir l'harmonie et la paix qui fait la vie du corps et celle de l'âme. »

Je termine par deux charmantes phrases de Nicolle et de Lamartine :

« Vivre et marcher dans sa liberté, sous la voûte de Dieu, sans souci des hommes et l'esprit en repos, perdu dans la vague contemplation de la nature, voilà l'existence que l'on mène dans ces parages. » (Henri Nicolle.)

« Il y a un aimant de l'âme dans les montagnes : je me suis souvent demandé pourquoi, et je crois que cela tient à ce qu'elles sont moins terre que les vallées, plus isolées de l'espace, plus noyées dans le firmament, plus vierges de l'homme, de ses cités, de ses bruits, de ses routes, de ses œuvres, plus abritées par leur élévation, de ses fumées et de ses passions. » (De Lamartine.)

§ 2. — EAUX SULFURÉES.

La contrée de la France la plus favorisée par la nature sous le rapport des eaux sulfurées, est celle qui s'étend le long de la chaîne des Pyrénées, de Perpignan à Bayonne. D'après l'origine du terrain d'où elles émergent et des matériaux solides et gazeux qu'elles renferment, on les divise en *eaux sulfurées sodiques* (les plus nombreuses) jaillissant des terrains primitifs, et en *eaux sulfurées calciques* qui sourdent des terrains de transition secondaires et tertiaires, en passant au travers de substances organiques en putréfaction (en général des tourbes). Les principes dominants caractéristiques des eaux sulfurées sodiques sont :

Le sulfure de sodium, qui existe en faible proportion sous une forme protéique, imparfaitement définie, mais disparaissant toujours avec une grande facilité ; et le chlorure de sodium qui leur donne leurs propriétés alcalines, et qui modère, tempère, harmonise, l'action excitante et stimulante du principe sulfureux.

Fontan, en ayant égard à l'action physiologique immédiate des eaux sulfurées, les distingue : en *excitantes*, à action curative éloignée persévérante ; et en *sédatives*, à action médicatrice plus prompte, mais moins longue.

Au point de vue de l'application thérapeutique, elles sont classées en *fortes* et *faibles*.

Les sources sulfureuses fortes, à température élevée, stimulent l'organisme d'une manière énergique, exaltent la sensibilité et produisent, en accélérant les mouvements circulatoires, de véritables accès de fièvre, aussi bienfaisants quand ils sont modérés, que nuisibles quand ils deviennent excessifs.

La peau, animée d'une circulation plus active, est le siége d'une dérivation qui se manifeste par des sueurs, des éruptions spéciales. Elles sont favorables aux personnes à fibre molle et peu irritable, chez lesquelles il faut réveiller et tonifier l'action organique.

Pour qu'elles soient salutaires, il faut de toute nécessité que les maladies soient dépourvues de caractère inflammatoire. Leur administration doit avoir lieu avec prudence et réserve.

Les sources sulfureuses faibles sont moins chaudes, et formées de principes moins excitants; leur action est plus lente, plus insensible, presque toujours elles soulagent ou guérissent, jamais elles ne nuisent.

Utilisées surtout en bains tempérés, elles calment et assouplissent l'organisme exalté, et régularisent l'action du système nerveux.

Action physiologique : 1° Contraction à la gorge avec injection spéciale du voile du palais;

2° Suractivité des fonctions digestives;

3° Énergie plus grande de la circulation générale; ·

4° Ébranlement du système nerveux, céphalalgie sousorbitaire, insomnie.

Action thérapeutique : Même nature de phénomènes que pour les effets physiologiques, dans le même ordre de succession, se résumant ainsi : exagération de l'activité normale des systèmes nerveux et circulatoire ; action dynamique hypersthénisante.

Indications. — On doit les administrer dans les cas où il faut ranimer la vitalité engourdie, et combattre l'état chronique, en imprimant à une maladie lente et obscure une marche plus rapide, plus franche, plus accentuée.

La vertu tonique et reconstituante des eaux sulfurées les indique dans tous les cas d'asthénie générale, d'anémie partielle, alors qu'il est indispensable de rendre au sang sa plasticité normale.

Leurs effets révulsifs et décentralisateurs sont invoqués lorsqu'on se trouve en présence d'affections qui reconnaissent, pour cause morbide, la rétrocession ou la métastase d'un principe dartreux ou herpétique.

Dans ces diverses circonstances, les résultats de l'eau minérale se manifestent par l'action combinée de la spécificité locale, et de la stimulation dynamique.

Pour ce qui concerne leurs applications particulières à la tuberculose, il ne faut jamais perdre de vue que, dans cette maladie, nous nous trouvons continuellement en présence de deux éléments : l'état général des fonctions ; l'état local de la partie où s'est déposé le produit accidentel.

Il existe entré eux une affinité, une relation incessante ; le premier agit sur le second, et réciproquement celui-ci réagit sur l'autre.

Le clinicien doit donc tenir compte de ces deux conditions morbides distinctes, à savoir :

1° La disposition des organes à s'irriter, à se congestionner activement, à s'enflammer, ayant pour causes le tubercule ;

2° Les manifestations générales d'hyposthénie, d'affaiblissement, de déperdition organique, causes prochaines de la désorganisation des tissus.

Ces prémisses conduisent à reconnaître qu'il ne faut pas songer à modifier la phthisie à marche aiguë, la phthisis florida. Par contre, on pourra amender favorablement :

1° Les phthisies à marche lente, passive, atonique, qui reconnaissent pour point de départ une diathèse particulière aux tempéraments strumeux (diathèse le plus souvent congéniale ou héréditaire) ;

2° Celles qui se sont fortuitement développées chez des individus que leur constitution en aurait certainement garantis, si elle n'eût été débilitée par des maladies longues, un mauvais régime, un climat insalubre, des excès de toute nature, en un mot par les unes ou les autres de ces causes qui appauvrissent le sang et énervent l'économie.

De là ce double enseignement :

1° Nécessité de se hâter dans le traitement des premières manifestations de la maladie;

2° Utilité de rassembler toutes les armes thérapeutiques qui sont en notre pouvoir.

EAUX-BONNES (BASSES-PYRÉNÉES) [1].

Le village des Eaux-Bonnes est situé au fond de la vallée d'Ossau, à 747 mètres au-dessus du niveau de la mer.

Le griffon de la source de la Buvette ou *Vieille-Source* sort dans l'établissement thermal, de bas en haut, d'une fissure de rocher ; limpide et incolore à son point d'émergence, l'eau est onctueuse, grasse et douce au toucher; elle répand une odeur particulière d'œufs couvés; le goût n'est pas désagréable, on s'y accoutume facilement; sa température est de 32°; elle charrie parfois des filaments veloutés et blanchâtres de sulfuraire.

Les médecins les plus distingués s'accordent pour attribuer aux sources minérales des Eaux-Bonnes, une efficacité toute particulière dans le traitement des maladies des voies respiratoires.

Tous les classent parmi les eaux sulfureuses fortes et excitantes; pour se rendre compte de leur action salutaire, tous aussi admettent chez elles une action *sui generis*.

Voici, d'après l'analyse officielle de Filhol, les princi-

[1] Voir mon volume in-18° : *Les Eaux-Bonnes* (Basses-Pyrénées), Climatologie. — Hygiène des valétudinaires. — Valeur thérapeutique des Eaux. — Paris, 1862.

paux éléments de sa composition chimique (1 kilo; température 15°).

Sulfure de sodium	0,0214
— calcium	traces
Chlorure de sodium	0,2640
— calcium	traces

J'ai trouvé avec Mialhe 0,020 de sulfure de sodium, et avec Poggiale 0,023.

Les Eaux-Bonnes possèdent à un haut degré les propriétés thérapeutiques qui se groupent dans ces deux catégories d'effets :

1° Stimuler l'activité des fonctions nutritives ; relever les forces ; augmenter la résistance de l'organisme ; lui fournir les moyens de lutter avec plus d'avantages contre l'action des causes morbifiques ;

2° Exercer une action précise sur l'état catarrhal et sur la congestion pulmonaire, qui compliquent la phthisie.

Pour Darralde, c'est précisément dans les cas où le diagnostic des affections de poitrine est obscur, que les Eaux-Bonnes sont indiquées ; elles constituent alors une pierre de touche infaillible, en faisant voir la part de ce qui appartient à l'engorgement, et de ce qui reste sous la dépendance du tubercule.

Les maladies où les Eaux-Bonnes agissent le plus efficacement sont : 1° Celles rangées par les anciens dans la sclse des *tabes* ou marasmes ;

2° Celles comprises sous le nom de rhumes, et qui sont « mûries par les Eaux-Bonnes » (Bordeu) ;

3° Les susceptibilités catarrhales ;

4° Les catarrhes, c'est-à-dire les flux antagonistes engendrés à la surface des membranes muqueuses, par les altérations de l'excrétion sudorale.

Quant à la phthisie pulmonaire, il importe d'établir des distinctions relatives à la nature de l'affection, à sa forme, à sa marche, aux complications qui l'accompagnent.

Les Eaux-Bonnes agissent tout à la fois en reconstituant l'état dynamique général, et en faisant sentir tout spécialement leurs effets sur les bronches et les poumons. Ce que l'on a désigné sous le nom d'action spécifique, n'est pour moi que la résultante de cette action générale sur la diathèse, et de la modification locale sur le tubercule. Cette résultante a pour conséquences immédiates : la diminution de l'engorgement pérituberculeux ; la résolution par séquestration du produit hétéromorphe ; sa transformation ou son élimination ; et, pour résultats consécutifs, la guérison de la lésion pulmonaire.

Dans ces circonstances, indépendamment de l'action préventive dont parle A. Latour, il se manifeste une action curative.

Auquel des deux éléments, chlorure de sodium ou sulfure de sodium, se demande le savant rédacteur en chef de l'*Union médicale*, les Eaux-Bonnes doivent-elles leur action élective ? « Pour moi, répond-il, les Eaux-Bonnes agissent favorablement, non parce qu'elles sont sulfureuses, mais quoique sulfureuses. »

Administration des eaux. — L'étude attentive des anciennes et des nouvelles pratiques [1], et mon expérience personnelle, m'ont conduit à une méthode curative calquée sur la marche de la maladie, en dehors des formules absolues toujours incompatibles avec le génie de la saine observation. Il faut toujours débuter par des doses modérées, tout en rejetant les doses *homœopathiques*, et en se préoccupant de la *préparation* et de l'*acclimatation* du malade.

En général, on commence par la dose de 1/4 de verre le matin et 1/4 le soir, puis on augmente progressivement de 1/4, sans dépasser trois verres par jour [2].

---

[1] On en prend ordinairement 5 ou 6 litres en trois fois ; c'est trop pour plusieurs, et il y en a fort peu à qui cette dose ne suffise pas. (BORDEU.)

[2] Les Eaux-Bonnes peuvent être données à des doses qui varient de 1/4 de verre à six verres. (ANDRIÉU.)

L'observation prouve que l'eau est plus facilement digérée avec du sirop de gomme.

Au point de vue des effets dynamiques, l'action des Eaux-Bonnes sera d'autant plus efficace qu'elle aura été lente, continue, ménagée.

La durée du séjour (vingt-un à vingt-cinq jours) n'est pas arbitraire; elle est parfaitement en rapport avec les phénomènes d'excitation et de saturation, qui se produisent dans l'organisme.

C'est surtout aux Pyrénées qu'il faut tenir compte des influences climatoriales que révèlent les observations météorologiques journalières, parce qu'elles dictent des conseils plus pratiques.

Les relations directes que j'ai constatées entre la présence de l'ozone et la manifestation de certaines névralgies, celles qui existent entre le froid humide et les rhumatismes, celles enfin de tous les phénomènes de l'organisme avec le règne des vents du sud, donnent une valeur réelle à ces observations météorologiques.

De leur ensemble, l'on déduit des règles qui mettent à même de prescrire plus convenablement les quantités d'eau minérale, et d'utiliser plus à propos les médications accessoires.

Lorsque le baromètre baisse, que l'état hygrométrique est au minimum, que les bandelettes ozonométriques sont à peine teintées en violet, que les vents arrivent d'Espagne, j'ai la certitude de trouver les personnes nerveuses dans un état de malaise ou d'agitation extrême, et je m'empresse de diminuer les doses, ou de les laisser stationnaires ce jour-là.

Malgré le peu d'importance que certains esprits vaporeux et abstraits attribuent à ces études, je persiste à penser qu'un praticien réglera toujours d'une manière plus logique le traitement hydrominéral, lorsqu'il se trouvera à même d'établir un rapport entre la succession des phénomènes météorologiques, et la manifestation des symptômes physiologiques ou morbides.

SAINT-BOÈS (BASSES-PYRÉNÉES).

EAUX SULFUREUSES ET BITUMINEUSES [1].

A l'époque où je poursuivais aux Eaux-Bonnes une série d'expériences et de recherches sur la thermalité et la pulvérisation des eaux minérales de la station, j'avais été frappé de leur sensibilité extrême, de leur mobilité, des changements rapides que diverses circonstances extérieures amenaient dans leur composition intime.

Je vais entrer, à ce sujet, dans de plus amples détails, afin de justifier la détermination que j'ai prise, depuis quelque temps, de donner à nos malades de Paris, les eaux de Saint-Boès de préférence aux eaux légendaires de Bonnes, dont Bordeu disait dans son poétique langage : « nos eaux, comme les habitants de nos montagnes, ne quittent pas volontiers leur patrie ».

Trois autres considérations ont du reste influencé ma conduite : 1° les défiances très-grandes et les appréhensions réelles que l'on rencontre chez nos praticiens les plus distingués de la capitale, quand il s'agit de conseiller les Eaux-Bonnes, surtout les Eaux-Bonnes *transportées* [2] ; 2° la minéralisation particulière des eaux de Saint-Boès, et la nature de leurs principes bitumineux, telles qu'elles nous ont été révélées par les travaux remarquables de

[1] Je ne comprends pas pourquoi l'on voudrait la désigner sous le nom d'*Eau minérale naturelle sulfureuse, goudronnée, arsénicale et iodurée.* L'arsenic et l'iode, de même que le fer et le manganèse, ne sont représentés dans la composition chimique de l'eau que par des traces très-minimes ; leurs véritables caractéristiques sont les principes sulfureux et bitumineux.

[2] La déclaration de Pidoux tendant à constater que plus il étudie les effets curatifs des Eaux-Bonnes, et plus il arrive à diminuer les doses de l'eau minérale (de manière à ne plus la donner que par cuillerées), me parait de nature à justifier ces émotions légitimes.

16

Garrigou ; 3° l'importance capitale que John Hastings accorde à l'huile de naphte dans le traitement de la *consomption* [1].

Pour démontrer cette extrême mobilité des Eaux-Bonnes, j'examinerai sommairement les modifications que font subir à ces eaux minérales :

A la chaleur ; B la pulvérisation ; C le transport.

A. En principe, les eaux thermales minérales sont moins facilement transportables que les athermales.

On admet généralement que l'eau thermale naturelle (à 31° par exemple), et l'eau ordinaire échauffée au même degré de température (31°) possèdent la même capacité calorifique.

Voici cependant les conclusions que j'ai tirées des observations thermométriques comparatives, faites en 1860 et 61, en collaboration avec Richard (de Sedan).

1° Le refroidissement de l'eau minérale est plus prompt que celui de l'eau naturelle préalablement portée à la même température.

2° Cette différence de refroidissement se manifeste surtout dans les premières minutes.

D'autre part, par le seul fait de l'élévation de la température, la sulfuration de l'eau minérale diminue sensiblement.

Aux Eaux-Bonnes, l'eau qu'on fait chauffer pour les bains est celle de la source nouvelle ; or, au moment où elle arrive dans la baignoire, elle ne contient plus d'après Filhol que $0^{gr},009$ de sulfure de sodium par litre.

Dans les expériences que Poggiale et moi, avons entreprises au Val-de-Grâce, nous avons vu l'Eau-Bonne versée dans un ballon et portée dans un bain-marie à 60°, perdre par cette augmentation de chaleur, une partie de sa sulfuration, quantité représentée par 3/10 de division du sulfhydromètre Dupasquier.

---

[1] *Pulmonary Consomption successfully treated with naphta.* Londres 1860.

B. Mes études sur la pulvérisation m'ont conduit à reconnaître :

1° Que par suite de son extrême division, l'eau minérale
de Bonnes éprouve une perte considérable de calorique :
(de 31°, température au griffon, elle descend à 18° sur ple
disque pulvérisateur).

2° Que cette pulvérisation lui enlève la plus grande partie
de son sulfure de sodium.

Ces résultats ont été confirmés par Poggiale d'un côté,
par Réveil de l'autre : le premier, après avoir constaté par
l'analyse d'une bouteille d'eau de la buvette, une quantité
de 0,0235 de sulfure de sodium, l'a soumise à la pulvérisation, et cette même eau n'a plus donné alors que 0,0004 ;
le second, dans ses expériences comparatives avec l'eau
d'Enghien, a reconnu que la déperdition de sulfuration était
un fait constant, mais beaucoup moins considérable dans
cette dernière station.

Je reviendrai sur cette question dans un chapitre subséquent.

C. Cette préoccupation constante pour les eaux transportées, se retrouve partout et chez tous les observateurs.
Filhol recommande d'apporter le plus grand soin à l'em-
bouteillage parce que l'eau s'altère très-facilement ; la
moindre bulle d'air suffit pour modifier ses combinaisons
moléculaires, changer la nature et la proportion du sulfure
de sodium.

Dans les essais sulfhydrométriques (méthode Dupasquier)
faits au Val-de-Grâce avec Poggiale, nous avons constaté
une sulfuration diverse dans les bouteilles prises, soit à des
pharmacies différentes, soit dans la même officine; et la
proportion a été parfois assez notable de 0,136, à 0,024. Il
se dégage naturellement dans ces circonstances une plus
grande quantité d'hydrogène sulfuré, qui se manifeste par
une odeur caractéristique d'œufs pourris.

Les eaux sont alors plus irritantes, plus énergiques; mais

leurs propriétés thérapeutiques ont-elles conservé leur efficacité première ?

Le savant inspecteur des Eaux-Bonnes reconnaît le bien
fondé de ces appréhensions, quand il écrit :

« Malheureusement, ce que les eaux sulfureuses ont de
plus vital et de plus intime, ce que Bordeu appelait huile
très-affinée qui en fait un baume minéral, est perdu pour
les malades qui les boivent loin de la source ! »

Une autre question, digne d'examen, et très-contro-
versée, se rapporte à ce que l'on a appelé la double sulfuration des eaux des Pyrénées. Elle est ainsi formulée par
Pidoux :

« Les Eaux-Bonnes ont la double sulfuration ; elles sont
sulfurées sodiques comme les autres eaux de la chaîne, et
sulfurées calciques d'après les analyses de Filhol et Garrigou. Plus pénétrantes et plus intimes par la première de ces
sulfurations (la sodique), elles deviennent plus fixes et plus
stables par la deuxième (la calcique) ; c'est là la raison chimique de leur spécialité et de leur longue portée. »

Pidoux ne s'abuse-t-il pas sur le rôle qu'il assigne au sulfure de calcium dans la composition chimique des Eaux-
Bonnes.

Je ne connais pas le travail de Garrigou sur lequel il s'appuie, mais l'analyse officielle de Filhol (invoquée par lui) ne
porte que cette mention :

Sulfure de calcium. . . . . traces [1]

Dès lors comment des traces d'un principe, quel qu'il
soit, peuvent-elles imprimer à une eau minérale des propriétés assez importantes, pour la faire différencier (par ce
seul fait) de toutes les autres sources, ses congénères.

---

[1] Dans ses premières analyses des Eaux-Bonnes, Filhol avait en effet
soupçonné que le soufre existait au moins en partie à l'état de sulfure de
calcium, mais des *essais nombreux* lui ont démontré que la majeure partie
du sulfure contenu dans ces eaux, *est réellement* du sulfure de sodium.

S'il existe dans les Pyrénées une source ayant réellement cette double sulfuration, c'est à Saint-Boès qu'il faut la chercher. Voici du reste un tableau comparatif assez instructif.

EAUX-BONNES (FILHOL). — SAINT-BOÈS (GARRIGOU).

Sulfure de sodium....	0,0214	acide sulfhydrique	0,0571
— de calcium...	traces		
Chlorure de sodium....	0,2640....................		0,0940
— de calcium.....	traces....................		0,1926
Sulfate de chaux......	0,1644....................		0,5640
Bicarbonate de chaux...........................			2,0632

Les eaux de Saint-Boès sont situées dans l'arrondissement d'Orthez (Basses-Pyrénées) à 6 kilomètres de cette charmante petite ville du Béarn, que j'ai signalée dès 1860 comme une station hivernale d'avenir, du groupe de la zone climatoriale mixte.

D'après la savante étude géologique de Garrigou [1], la source sort directement de la roche calcaire à la température de 12 degrés; après avoir traversé les marnes gypseuses et irisées du trias, elle vient sourdre au contact de ce même trias et du crétacé moyen.

Prise au griffon, l'eau de Saint-Boès est parfaitement limpide; sa réaction est alcaline; sa saveur légèrement âpre; elle répand une odeur sulfureuse très-prononcée; l'odorat et le goût y décèlent également avec promptitude la présence d'une huile essentielle.

Lorsque l'eau a séjourné dans le bassin où elle est reçue, l'on voit cette huile grasse surnager en assez grande abondance; elle s'attache facilement aux doigts, et laisse sur le linge ou sur le papier une trace permanente.

Parmi les principes constituants que l'analyse chimique a révélés à Garrigou, dominent les suivants :

[1] *Étude géologique et chimique sur les eaux sulfureuses et bitumineuses de Saint-Boès*, 1872.

1 litre en poids.	gr.	
Acide sulfhydrique......................	0,0571	
Acide carbonique.......................	0,1300	
Sulfate de chaux.......................	0,5640	
Bicarbonate de chaux...................	2,0632	
Chlorure de calcium....................	0,1926	
Chlorure de sodium.....................	0,0940	
Huile de naphte variable de............	0,0052	à 0,0099
Manganèse, oxyde de fer, arsenic et iode....	traces.	

Il résulte de là, que l'eau de Saint-Boès doit être classée parmi les eaux sulfurées et bitumineuses, et inscrite au premier rang des eaux sulfureuses de ce genre, renfermant la plus grande quantité d'huiles grasses.

Cette composition chimique (grande quantité d'acide sulfhydrique, nature des acides organiques, proportion considérable de chaux, présence de substances bitumineuses) indique que l'on doit trouver en elle un médicament très-précieux dans les affections catarrhales des bronches en général, et en particulier dans certaines modalités des affections pulmonaires.

Le second mémoire de Garrigou ne laisse aucun doute à cet égard [1]. Du reste, ce savant confrère avant de publier ces résultats, avait eu soin de recueillir auprès des médecins de la contrée, toutes les preuves se rapportant à une observation clinique, peu précise peut-être au point de vue diagnostic, mais très-concluante au point de vue de l'efficacité thérapeutique. Mes observations personnelles me conduisent à reconnaître effectivement, qu'après une semaine de l'administration de l'eau de Saint-Boès, il se manifeste chez les malades atteints d'affections graves des bronches et du parenchyme pulmonaire, une amélioration sensible dans l'état général et dans l'état local. (Affaissement de l'état congestif que subissent les muqueuses des poumons envahis), l'appétit revient, au lieu de ce dégoût de la nourriture

---

[1] *Première étude clinique sur l'eau sulfureuse et bitumineuse de Saint-Boès* in union médicale), 1873.

si habituel chez les malades ; les forces reparaissent, pendant que la toux diminue et que l'expectoration rendue plus facile ramène un sommeil moins agité ; le moral plus relevé se ressent heureusement de la modification réelle des tissus et des fonctions.

L'eau s'administre en commençant par un demi-verre le matin, coupée avec cuillerées de lait bouillant. Après le troisième jour, on augmente la dose progressivement, en la partageant alors en deux rations (matin et soir, 2 heures avant les repas).

Au bout de 12 à 15 jours, je remplace l'eau de Saint-Boès par le lait chloruré et les hyposulfites de chaux, et je la reprends, pendant une deuxième période de 15 jours.

ENGHIEN (SUR LE LAC DE CE NOM).

Eau sulfureuse athermale calcique et carbonique (Rotureau), *sulfurée calcique*. (Durand–Fardel et Le Bret). L'eau de la source du Roi est claire, limpide, transparente, incolore, d'une odeur très-sensiblement sulfureuse.

Sa température est de 13° cent. Le chauffage des eaux se fait au moyen de la vapeur.

L'établissement très-bien installé pour la médication hydro-thermale est alimenté par 5 sources.

Analyse chimique (de Puisaye et Leconte).

1 litre.	Cotte.	Boulaud.
Carbonate de chaux	0,217	0,228
Sulfate de chaux, soude et magnésie	0,459	0,411
Chlorure de sodium	0,039	0,060
Gaz acide carbonique libre	0,119	0,121
Gaz acide sulfhydrique libre	0,025	0,024

O. Henry, Frémy et Longchamps, inscrivent du sulfure de calcium avec de l'acide sulfhydrique libre.

Fourcroy, Delaporte, Chevallier fils, de Puisaye et Leconte admettent uniquement de l'acide sulfhydrique, sans la plus légère trace d'un sulfure quelconque.

Pour Durand-Fardel et Le Bret, les eaux d'Enghien se minéralisent à l'aide du sulfate de chaux qui forme la partie constituante du sol dit *parisien*, et des matières organiques ; elles répandent une odeur marécageuse.

D'après de Puisaye et Leconte, les sources ont leur point d'origine dans les couches inférieures du terrain parisien, au-dessous du gypse ou dans les terrains crétacés.

Action physiologique. — A doses sagement prescrites et scrupuleusement suivies, les eaux d'Enghien produisent rarement des phénomènes physiologiques.

Les personnes irritables éprouvent quelquefois de l'agitation nocturne, de l'insomnie, un sentiment de lourdeur à la tête.

Les pulsations artérielles sont augmentées ainsi que la chaleur de la peau.

Vers le huitième jour de l'usage interne, se manifeste un peu de sécheresse de la gorge, et une certaine difficulté de déglutition.

Les fonctions digestives ne tardent pas à se régulariser, l'appétit renaît, en général les selles sont plus faciles. La diurèse toujours abondante amène avec elle beaucoup de graviers.

Les éruptions cutanées sont assez rares, et la saturation minérale s'établit aussi rarement.

La médication d'Enghien représente à de Puisaye une médication stimulante, perturbatrice, révulsive, modificatrice, tonique, adjuvante ; c'est-à-dire que ces eaux peuvent remplir des indications fort différentes suivant leur mode d'emploi, suivant les conditions constitutionnelles ou pathologiques auxquelles on les adresse.

Les effets stimulants toniques et reconstituants expliquent comment les névroses, tenant à un état général d'épuisement, sont utilement modifiées et combattues. Elles conviennent donc à ceux qui sont doués de tempérament lymphatique exagéré, à ceux qui ont des engorgements plus ou moins prononcés des ganglions, à ceux chez lesquels les parties molles superficielles ou profondes, cutanées ou muqueuses, sont arrivées déjà à suppuration.

Les catarrhes des voies respiratoires, les bronchites et les pneumonies chroniques, si difficiles à distinguer de la phthisie pulmonaire, reçoivent une heureuse influence de la cure d'Enghien.

Peuvent-elles guérir la phthisie elle-même?

De Puisaye ne leur reconnaît pas d'action favorable sur le tubercule ; elles n'agissent que sur la période catarrhale qui accompagne ce produit hétéromorphe.

Voici d'ailleurs ses conclusions :

1° Les eaux d'Enghien conviennent dans la phthisie pulmonaire ; l'époque la plus favorable à leur administration est la deuxième période, en raison du ramollissement des tubercules, et de la crainte moins grande du renouvellement de l'hémoptysie.

2° On doit suspendre les eaux s'il se manifeste une accélération du pouls, ou si l'on craint une congestion pulmonaire ; renoncer à leur emploi, s'il survient de la diarrhée et des sueurs indiquant un état colliquatif.

3° Il faut les administrer à faibles doses, augmentées graduellement si la tolérance s'établit.

4° Le traitement dure un mois.

5° Le plus souvent, les eaux sulfurées constituent à elles seules tout le traitement.

Charles Fauvel qui depuis douze ans se rend tous les matins à Enghien pour y suivre la cure de ses nombreux malades, a bien voulu me remettre dans une note inédite, le résumé de son opinion d'une autorité notoire :

« Presque toujours, pour ne pas dire toujours, j'ai vu les eaux d'Enghien être nuisibles aux phthisiques, quelle que soit la forme de la phthisie floride ou torpide..... Mais où elles triomphent presque à coup sûr, c'est dans les maladies qui relèvent du domaine *catarrhal*. Je n'ai eu dans ce

genre d'affections que des succès à enregistrer, et chose remarquable, des malades venus uniquement pour se guérir
de catarrhes soit du nez, soit du pharynx, soit du larynx,
soit des bronches, ne croyant pas que les eaux d'Enghien
pourraient améliorer le catarrhe des reins, ou de la vessie,
ou de l'utérus dont ils étaient atteints simultanément, étaient
agréablement surpris de voir ces derniers catarrhes, guéris
par le traitement sulfureux...... L'amélioration des phénomènes congestifs pendant le traitement, constitue l'exception ;
ce n'est en général que deux ou trois mois après la cure,
que se manifeste le mouvement curatif. »

Contre-Indications : Les eaux étant stimulantes, toniques
et reconstituantes, doivent être interdites aux individus irritables et sthéniquement nerveux, aux pléthoriques sujets à
des congestions ou à des hémorrhagies, aux malades atteints
d'affection du cœur.

ALLEVARD (ISÈRE), ALPES DAUPHINAISES.

Source protothermale, amétalite, sulfure faible, carbonique faible (Rotureau).

Eau sulfureuse et iodée (Niepce). Ingérée en petite
quantité, cette eau produit une sédation marquée sur la circulation générale ;

Ses effets physiologiques sur les organes respiratoires se
traduisent par une modification dans la quantité et dans la
qualité des produits de l'expectoration.

L'atmosphère de la salle d'inhalation contient d'après
Niepce :

De l'oxygène en quantité moindre que l'air normal ; de
l'acide carbonique ; une grande portion d'acide sulfurique ;
des vapeurs d'iode ; du soufre en cristaux d'une ténuité
extrême ; enfin une certaine proportion des sels que renferment les eaux minérales elles-mêmes.

De l'avis des médecins de la station, c'est dans le premier

degré de la phthisie que les aspirations de vapeurs sulfureuses et iodées conviennent essentiellement, et c'est là le triomphe des salles d'inhalation.

SAINT-HONORÉ (NIÈVRE).

Sulfurée sodique, température 26 à 31° centigrades. Prédominance des bases sodiques, et très-minime proportion des bases terreuses ; présence des silicates en notable quantité, et du sulfate de soude.

L'aménagement des vapeurs, qui dans les salles d'inhalations se dégagent naturellement des sources, constitue la spécialité thermale de cette station.

L'action physiologique et l'action thérapeutique de ces eaux, sont celles de toutes les eaux médiocrement sulfurées ; d'après Durand-Fardel et Le Bret elles doivent être recommandées aux malades atteints de phthisie pulmonaire au début, ou à la deuxième période, et encore ces malades ne doivent-ils espérer que l'amélioration ou la guérison de leur catarrhe.

Allard établit relativement à l'action thérapeutique des eaux de Saint-Honoré une distinction entre la phthisie tuberculeuse essentielle, et la phthisie scrofuleuse ; la première est rebelle à l'action sulfureuse, la seconde seule est modifiée avec avantage.

Sulfureux Pouillet. — L'importance de la médication par les eaux sulfurées, la difficulté pour les populations des campagnes de se les procurer fraîches et en bon état de conservation, l'impossibilité pour les personnes peu aisées d'entreprendre un traitement toujours coûteux, même sans se transporter aux sources, ont inspiré depuis longtemps la pensée de fabriquer des eaux sulfureuses artificielles.

Les premières tentatives laissaient beaucoup à désirer, parce que les inventeurs ne se préoccupaient que du principe soufre, en cherchant à le reproduire soit par un sulfhydrate alcalin, soit par un sulfure de potasse.

En partant d'autres prémisses, Pouillet devait arriver à des résultats pratiques plus satisfaisants ; après s'être inspiré des idées de Filhol [1], il s'est mis à étudier, avec le plus grand soin, l'action intime des eaux sulfurées naturelles ; cherchant à se rendre compte de leurs principes constituants, il les a dosés, associés entre eux dans ses proportions déterminées. Puis après un travail analytique précis, il s'est efforcé de rétablir par la synthèse, l'ensemble du produit formé par la nature, et il a obtenu cet *assortiment* des plus remarquables dont parle le savant chimiste.

Ces recherches ont ainsi amené Pouillet à obtenir, non plus des solutions plus ou moins concentrées de soufre ou de sulfure, mais des eaux sulfureuses artificielles reproduisant les éléments qui sont d'ordinaire contenus dans les eaux sulfureuses naturelles, à savoir les chlorures, les sulfates et les carbonates alcalins.

Dans ma clientèle de St-Cloud et des environs, pendant les tristes années 1871-72, alors que je devais avoir recours à la médication sulfurée, je n'ai rien trouvé de plus commode, de plus prompt, de plus utile, et en même temps de plus économique [2].

§ 3. — EAUX ARSÉNICALES.

Les eaux arsénicales ont une importance thérapeutique notable, quoi qu'il soit difficile de déterminer la part qu'il convient de faire à l'arsenic. C'est en 1839 que Tripier l'a trouvé pour la première fois dans les eaux de Hamman-Mescoutine (province de Constantine).

Chevallier et Gobley l'ont constaté ensuite dans les dépôts

[1] « Les eaux sulfureuses n'agissent pas comme le feraient des solutions renfermant, à dose égale, du sulfure de sodium et de l'acide sulfhydrique. Les eaux minérales renferment à côté des monosulfates, des silicates, des chlorures et des carbonates alcalins. (FILHOL.)

[2] 50 centigrammes de sulfureux Pouillet versés dans un litre d'eau donnent une eau sulfureuse artificielle qui a une analogie frappante avec les eaux sulfurées naturelles.

d'un grand nombre d'eaux minérales. Pour ces chimistes, la présence de l'arsenic n'est pas liée à l'état du principe ferreux, puisqu'on le rencontre dans les eaux sulfatées comme dans celles qui sont seulement carbonatées.

Les eaux minérales empruntent l'arsenic qu'elles contiennent aux minerais principalement ferrugineux, dans lesquels ce métalloïde existe à l'état de sulfure.

Thénard suppose qu'il existe le plus ordinairement dans les eaux à l'état d'arséniate de soude.

La présence, même en faible proportion, d'un principe dont l'action sur l'organisme est aussi énergique, ne saurait être indifférente, aussi Lhéritier à Plombières et Thénard au Mont-Dore, lui accordent une grande place dans l'action thérapeutique des eaux de ces stations.

MONT-DORE.

La station du Mont-Dore se trouve à 1,046 mètres au-dessus du niveau de la mer dans le département du Puy-de-Dôme, chaîne de la Basse-Auvergne; on y rencontre sept sources dont six dans l'intérieur de l'établissement.

L'eau des sources César et Caroline, claire, limpide, transparente, inodore et incolore, a une saveur piquante, légèrement salée, sensiblement bicarbonatée, qui n'est aucunement désagréable malgré sa chaleur; elle est gazeuse; sa température est de 43°,7 cent. Buvette de la Madeleine.

On commence par un demi-verre, on finit par quatre tout au plus. Doses de deux à trois verres le matin à jeun de demi-heure en demi-heure.

Voici l'analyse faite par Bertrand :

Bicarbonate de soude......................	0,633
— de chaux......................	0,225
Chlorure de sodium......................	0,380
Silice —	0,210
Bicarbonate de fer......................	0,022

Bertrand fils et Aubergier fils y ont découvert des acides

crénique et apocrénique. Thénard a trouvé dans les eaux du Mont-Dore un milligramme par litre d'arséniate soluble de soude. Chevallier a le premier constaté dans l'eau des sources de César et de la Madeleine la présence de l'arsenic.

Effets physiologiques. — Ceux de l'eau douce chaude ordinaire. Eau de la Buvette assez difficile à digérer les premiers jours. Addition de lait ou de sirop pectoral pour diminuer la pesanteur de l'estomac. Après cette épreuve l'appétit augmente ; vers le cinquième ou sixième jour il survient de la diarrhée qui force d'interrompre, à ce dérangement de corps, succède de la constipation qui persiste jusqu'à la fin du traitement.

Vers le vingtième jour, les buveurs éprouvent un dégoût insurmontable pour l'eau. — Saturation minérale. — Suspension du traitement. Ceux qu'affecte un état pathologique d'un point des voies aériennes, et qui éprouvent une toux suivie d'expectoration abondante, voient le plus souvent cette toux diminuer progressivement, les crachats devenir plus faciles et moins épais, et disparaître même tout à fait.

Les eaux du Mont-Dore ont une spécialité d'action contre les maladies chroniques des voies respiratoires, surtout contre la phthisie et contre l'asthme, mais elles représentent une médication assez difficile à définir et à caractériser.

Le médecin hydrologue se trouve en présence d'une eau faiblement minéralisée, à laquelle ses qualités ferrugineuses et arsénicales, ne sauraient imprimer une véritable caractérisation, et d'une thermalité considérable que la pratique consacrée par l'expérience, s'applique à mettre en jeu d'une façon énergique et très-particulière.

Ce traitement à la fois révulsif et déplétif, exerce sur l'économie un mouvement perturbateur, et provoque une diaphorèse considérable, phénomènes qui permettent de se rendre compte de la manière dont elle modifie l'état catarrhal des bronches.

Bertrand désigne ainsi les observations qu'il rapporte :

Maladies chroniques de la poitrine, présentant le *caractère artificiel* de la phthisie, survenues après la disparition de douleurs rhumatismales musculaires; après la cessation de douleurs goutteuses; à la suite de la rétrocession d'une affection dartreuse.

Les eaux du Mont-Dore employées à distance dans les affections chroniques des voies respiratoires ne possèdent qu'une efficacité très-restreinte.

Pidoux attribue à l'arsenic une action tonique et décongestionnante sur les vaisseaux capillaires du poumon tuberculisé. C'est ainsi qu'il explique l'action des eaux de la Bourboule, du Mont-Dore, de Royat et de Vals (source Dominique). Pour lui, l'action de ces eaux est encore aidée par les autres principes alcalins qui entrent dans leur composition (bicarbonate de soude et chlorure de sodium). « Ces sels ont quelque chose d'altérant, d'antiphlogistique, de fondant. » Toutefois cette action est superficielle, éphémère. Elles blanchissent rapidement le tubercule, mais cela *ne tient pas*. Comme les eaux alcalines, elles ne vont guère au delà de l'appareil circulatoire, et n'exercent aucune influence sur la nutrition et sur le *siége même* du tubercule.

Enfin, le grand reproche à faire au Mont-Dore, c'est de guérir trop vite : en effet, les eaux alcalines agissent efficacement contre l'arthritisme, elles empêchent la formation de l'acide urique en excès. Ne détruisez pas trop la gravelle urique chez les tuberculeux arthritiques, ne les alcalisez pas trop, vous lâcheriez d'autant la bride aux tubercules.

LA BOURBOULE (PUY-DE-DÔME).

Chlorurée sodique (Durand-Fardel et Le Bret), six sources; température de 15 à 52°.

La Bourboule est une eau minérale arseniquée, qui l'est, sans comparaison, beaucoup plus que celle du Mont-Dore (environ 6 centigrammes par litre).

Je ne sais si on y envoie des phthisiques, dit Pidoux, et ce qu'ils retirent de cette eau prise sur place . Paris elle a des propriétés analogues à l'acide arsénieux et à l'arsenic.

Voici l'analyse chimique des deux principales sources :

	SOURCES DU GRAND BAIN.	DES FIÈVRES.
Acide carbonique........	0,909	0,823
Bicarbonate de soude..	1,948	1,354
— de fer.....	traces	traces
Chlorure de sodium.....	3,966	2,791

Thénard en recherchant l'arsenic l'a trouvé sous ces trois formes :

Arsénic métallique.............................	0,008
Acide arsénique...............................	0,043
Arséniate de soude.	0,020

La constitution de ces eaux est très-remarquable.

La prédominance du chlorure de sodium, la grande proportion du bicarbonate de soude, le chiffre de l'arsenic, la température élevée, leur assignent un rang très-notable parmi les eaux thérapeutiques.

J'ai résumé de mon mieux l'opinion de Pidoux, car l'étude comparative des Eaux-Bonnes et de Mont-Dore, a donné lieu à une discussion des plus intéressantes à la société d'hydrologie.

Le rapport très-remarquable de Desnos, à propos d'un mémoire de Mascarel «traitement de la phthisie pulmonaire par les eaux du Mont-Dore » a mis en relief l'importance de ce travail et la valeur des observations sur lesquelles il s'étayait.

Malgré les doutes et les hésitations de l'inspecteur des Eaux-Bonnes, les eaux du Mont-Dore conserveront longtemps une place très-honorable dans la médication de certaines formes des affections chroniques de la poitrine.

§ 4. — EAUX CHLORURÉES.

Les eaux minérales chlorurées sont, de toutes, les plus riches en principes fixes. Dans toutes, l'élément dominant est le chlorure de sodium ; puis viennent le chlorure de magnésium, les bicarbonates et sulfates alcalins et terreux.

Toutes les eaux chlorurées sont sodiques, très-limpides, incolores et inodores.

Leur saveur est sensiblement salée, quelquefois amère, suivant la proportion du chlorure de magnésium.

La majorité des eaux chlorurées arrive au niveau du sol avec de l'acide carbonique et de l'azote, qui les font bouillonner dans les puits.

La proportion des principes minéralisateurs, les fait distinguer en faibles (au-dessous de 2 grammes), et en fortes (au-dessus de ce chiffre).

Les eaux chlorurées sodiques ne présentent pas une caractéristique thérapeutique aussi formelle que les eaux sulfurées.

Elles représentent une médication : *reconstituante* (principes toniques et stimulants à la fois) ; *altérante* (modifiant certaines altérations spéciales de l'organisme ; *purgative* (généralement bornée).

La spécialisation thérapeutique des eaux chlorurées s'applique formellement au lymphatisme et à la scrofule.

EAU DE MER.

L'eau de mer est à bon droit considérée comme le type des eaux chlorurées.

Je n'ai pas à m'occuper ici de son origine, et des différences de salure qui existent dans les différentes mers du globe [1].

[1] La salure de la Méditerranée est plus considérable que celle de l'Océan.

L'aspect de l'eau de mer varie du bleuâtre (Méditerranée) au verdâtre (Océan) : La température moyenne est de 15° [1].

Sa saveur est amère, fortement saumâtre, nauséabonde.

Elle renferme 3 p. 100 de son poids de sels minéraux.

Les principes dominants sont le chlorure de sodium 2,5 à 3,0 p. 1000, chlorure de magnésium 3 p. 1000 ; chlorure de potassium 0,6 p. 1000.

Voici du reste les résultats des analyses de Bouillon, Lagrange et Vogel, Figuier et Mialhe; Usiglio et Donny.

Sur 1,000 grammes d'eau	OCÉAN ATLANTIQUE	MANCHE	MÉDITERRANÉE
	grammes	grammes	grammes
Chlorure de sodium........	27,704	26,646	29,542
— de magnésium....	2,905	7,203	3,219
Sulfate de magnésie.......	2,462	7,020	2,477
— de chaux.........	1,210	0,150	1,557
Carbonates de magnésie et de chaux.............	0,132	0,150	0,114

Effets physiologiques et thérapeutiques. — A petite dose, l'eau de mer agit sur la nutrition, augmente la sécrétion du suc gastrique et partant l'appétit, favorise l'élimination de l'urée, élève la température et active la circulation.

A dose plus élevée, l'eau de mer est laxative; Rayer a reconnu que l'eau rendue gazeuse par Pasquier (pour masquer sa saveur désagréable) était un purgatif puissant, et que les malades la prenaient sans répugnance.

L'eau de mer concentrée par Moride (de Nantes) peut rendre les services que nous demandons aux eaux-mères des salines.

Les bains de mer agissent à la fois et par leur composition chimique, et par leur température, et par l'exercice salutaire qu'ils imposent aux personnes obligées de nager, ou de lutter contre le choc des vagues.

L'étude du chlorure de sodium que j'ai faite au chapitre V

[1] D'après Aimé, la température *minima* des couches profondes de la Méditerranée, est égale à la moyenne des températures de l'hiver à la surface.

§ 5, me dispense de plus amples considérations, et je me borne à citer le nom des auteurs qui ont le mieux élucidé la question : Russell, Robert-White, Keulish, Buchan, Lefrançois, Lalesque, Grenhow, Nardo, Rayer, Pasquier, Lecœur et Wiart.

SALIES (DE BÉARN).

Les eaux de Salies (de Béarn) dans l'arrondissement d'Orthez, sont chlorurées sodiques froides ; sous le nom de Fontaine de Salies, elles sont utilisées pour l'extraction du sel ; leur densité est de 1,198 ; elles contiennent par litre :

Chlorure de sodium................	216	gr.	020
— de potassium.............	2	—	080
Sulfates de soude, potasse, magnésie et chaux........................	9	—	750

Indépendamment de leur action reconstituante, Nogaret et de Larroque leur reconnaissent une action sédative sur le système sanguin, qui les rendrait très-salutaires chez les individus à tempérament pléthorique, disposés aux congestions sanguines. De Larroque conseille une cure à Salies après le traitement par les eaux sulfurées de Bonnes.

EAU DE SALÈS.

Depuis plusieurs années, sur la recommandation de Raimondi, j'emploie les eaux salines iodurées de Salès près de Voghera (Province d'Alexandrie), dans la longue série des affections de nature strumeuse.

J'ai publié dans l'*Union médicale* [1] les résultats très-satisfaisants de mes premiers essais ; depuis, d'honorables confrères de Montmartre et de Belleville, après les avoir expérimentées avec soin, ont reconnu qu'elles nous offraient de précieuses ressources thérapeutiques.

[1] Juillet 1872.

Les eaux de Salès étaient, au dire de Frascati, utilisées au seizième siècle par les habitants de la contrée, pour l'extraction du sel, mais ce sel déterminait des phénomènes d'amaigrissement notable chez les personnes qui en faisaient un usage journalier.

D'après Tissandier, ces eaux sont remarquables par la quantité très-considérable d'iode et de chlorure de sodium (19,218 par litre) qu'elles renferment. Voici les proportions de ses éléments constitutifs :

Chlorure de sodium	61,544
— de calcium	1,031
Iodure de magnésium	1,338
Sulfate de chaux	0,144
Carbonate de magnésie	0,165
Silice	0,019
Oxyde de fer, alumine	0,480

Énumérer les principes minéralisateurs des eaux de Salès, c'est déjà pressentir leur action thérapeutique ; car depuis les travaux de Coindet (1821), on connaît mieux l'efficacité de l'iode dans le traitement des scrofules protéiformes, et des dégénérescences tuberculeuses des poumons.

On administre les eaux de Salès en boisson, à petites doses, dans du bouillon désalé ou dans du lait ; et en applications externes dans les cas d'engorgements glandulaires et dans le goître.

§ 5. — EAUX FERRUGINEUSES.

On appelle eaux ferrugineuses, en hydrologie médicale, non pas les eaux où il existe du fer, en une proportion quelconque, mais seulement celles où, tandis que le fer existe en proportion thérapeutique, les autres principes se trouvent en proportion trop faible, pour assigner à ces eaux des caractères spéciaux.

La plupart sont froides et n'atteignent jamais une température élevée.

La proportion de fer n'est jamais très-élevée ; il existe le plus souvent à l'état de bicarbonate et de protoxyde.

Propriétés physiques. — Tant qu'elles n'ont pas reçu le contact de l'air, elles se conservent parfaitement incolores. Leur saveur est légèrement atramentaire, styptique ; elles déposent toujours une quantité notable d'oxyde rouge sur le sol qu'elles parcourent, ou sur les parois des appareils qui les récèlent.

L'eau ferrugineuse thérapeutique par excellence, c'est l'eau d'Orezza (Corse).

OREZZA (EAU MINÉRALE FERRUGINEUSE ACIDULE.)

Je ne puis prononcer ce nom sans éprouver cette satisfaction intime que donne, à l'homme de l'art, le souvenir d'un service rendu à la thérapeutique et aux malades.

Lorsqu'après une première étude sur les eaux d'Orezza (1852), je préconisais, auprès de mes confrères de Paris, les merveilleuses propriétés de ces eaux ferrugineuses acidules et gazeuses, j'ai souvent surpris, sur leurs lèvres, des sourires de défiance et d'incrédulité, mêlés parfois à une légère pointe d'ironie à l'adresse de mon patriotisme de clocher !

Même après la remarquable analyse de Poggiale [1], mes compatriotes Ceccaldi, Mattei, Marchal de Calvi, Poggioli ont eu, comme moi, beaucoup de peine à vulgariser l'administration de ces eaux, en appelant sur elles la lumière et le contrôle de l'observation clinique.

Aujourd'hui, l'expérience est complète, car du haut de la chaire de thérapeutique de la Faculté de médecine, Gubler vient de proclamer : « que l'eau ferrugineuse acidule

[1] L'Académie de Médecine a voté l'impression de ce mémoire dans le recueil de ses travaux.

gazeuse d'Orezza est la première en ce genre comme richesse en acide carbonique libre, et en carbonate de fer. »

Caractères physiques. — Sa température de 15° lui donne une fraîcheur agréable quand on la recueille dans un verre ; on la voit d'abord se troubler et blanchir par le dégagement de nombreuses bulles de gaz acide carbonique, puis elle reprend sa limpidité, elle pétille comme du vin de Champagne ; sa saveur piquante, aigrelette, acidule, laisse un arrière-goût styptique très-supportable [1].

Analyses chimiques. — La première en date est celle de Vachez et Castagnoux en 1776 ; vient ensuite celle de Laprévotte en 1833 ; puis celle de Poggiale en 1853. Dans un litre d'eau, le savant chimiste a trouvé :

Acide carbonique libre ou provenant des carbonates.......................	1,248 centim. cub.
Carbonate de fer....................	0,128 milligrammes.
— de manganèse...............	traces
Sels alcalins.......................	0,035 —

Plus, des traces de cobalt, d'acide arsénique, de fluorure de calcium, d'alumine, etc.

Boutron-Charlard et Patissier ont dressé un tableau comparatif des eaux ferrugineuses les plus connues, auquel j'emprunte quelques exemples :

LOCALITÉS.	PROPORTION D'ACIDE CARBONIQUE.		PROPORTION DE FER.
	lit.	mil.	
Orezza...............	2	»	0,128 (peroxyde)
Forges..............	»	250	0,006 (carbonate)
Spa (Pouhon).........	1	134	0,060 (oxyde)
Pyrmont.............	»	950	0,077 (carbonate)

Voici le résumé d'une étude physiologique et thérapeu-

______

[1] « C'est une sorte d'eau de Seltz ferrugineuse, très-agréable à boire et jouissant de propriétés toniques et stimulantes remarquables. » (Dr DONNÉ).

tique, faite par l'un de nos médecins hydrologues les plus compétents, Pétrequin (de Lyon).

— Orezza, en raison de sa constitution chimique (fer uni à l'acide carbonique, extrême division du fer dans l'eau rendue plus grande encore par la présence du gaz) se trouve dans des conditions privilégiées.

— L'adjonction du manganèse au fer, ajoute à ses vertus curatives et les fait mieux supporter.

— Une condition particulière qui, outre l'acide carbonique, contribue notablement à la digestibilité, c'est l'heureuse proportion des éléments alcalins qu'elle renferme.

— L'acide carbonique est un auxiliaire très-utile de ce protocarbonate de fer parfaitement soluble, en ce sens qu'il enlève aux eaux la saveur saline, alcaline ou martiale qu'elles auraient sans lui, et leur transmet le goût acidule qui les fait même rechercher comme eaux de table.

— Enfin l'absence des matières organiques en rend la conservation facile et durable.

Action physiologique. — Quand on les prend le matin à jeun, elles procurent une sensation agréable, réveillent l'appétit et précipitent la digestion ; facilement éliminées, elles produisent, à dose modérée, un sentiment de bien-être.

Plus frais et plus dispos, le buveur attend avec impatience l'heure du déjeuner.

Action thérapeutique. — Elle est franchement tonique et réconfortante. Elle est indiquée dans les maladies chroniques des organes abdominaux, et dans les affections nerveuses, qui se reliant à l'appauvrissement du sang, donnent lieu à une si grande variété de phénomènes morbides (chlorose, anémie, aménorrhées, dysménorrhées). Se fondant sur l'observation clinique et l'analyse chimique, solidaires l'une de l'autre, Marchal de Calvi les préconisait dans la dyspepsie en général et dans les gastralgies ; elles étaient pour lui un précieux adjuvant pour modifier la chlorose et l'anémie.

Dans l'administration des eaux d'Orezza, il faut toujours avoir présents à l'esprit ces deux préceptes :

Les donner à doses modérées ;

Interrompre de temps à autres et pour quelques jours la médication.

Dans une notice historique et médicale très-intéressante des eaux d'Orezza, Mattei rappelle que « d'un avis général on proscrit ces eaux dans la tuberculisation du poumon. Il faut donc les suspendre chez les chlorotiques dès qu'il survient de la toux, de la fièvre, de l'hémoptysie. »

A mon arrivée à Paris, j'étais moi-même sous l'impression de ces craintes, que j'avais retrouvées dans les écrits des inspecteurs Grimaldi, Giannetti et Perelli. En suivant les cours de thérapeutique de Trousseau, en l'entendant rejeter, avec beaucoup de vivacité, le fer comme très-nuisible et très-dangereux dans la phthisie pulmonaire [1], je restai pendant quelque temps dans une réserve très-proche de l'abstention.

Plus tard, les heureux effets obtenus par les eaux d'Orezza dans des cas particuliers d'anémie compliquant certaines périodes de l'affection pulmonaire, sont venus dissiper toutes mes appréhensions de jeunesse.

Depuis plusieurs années, j'associe très-avantageusement le phosphate de fer aux hyposulfites de chaux de Polli, et j'utilise avec succès ces préparations chez les individus qui n'ont pas les moyens d'acheter les eaux d'Orezza.

Celles-ci m'ont rendu de grands services dans les états d'anémie et de chlorose, qui précèdent l'explosion de la maladie [2], qui accompagnent sa première période ou qui compliquent ses manifestations ultimes.

---

[1] Bouyer reproche à Pidoux de partager au sujet du fer la vieille rancune de son collaborateur Trousseau ; mais, ajoute-t-il, cette condamnation n'a pas été ratifiée par les praticiens, qui trouvent assez souvent dans l'emploi des ferrugineux l'occasion de satisfaire à certaines indications thérapeutiques.

[2] L'emploi sage et modéré des préparations ferrugineuses associées

Pour être efficace, le traitement exige beaucoup de prudence et de persévérance (doses modérées, alternées de périodes en périodes, avec les autres agents de la thérapeutique pulmonaire).

En Angleterre, l'administration du fer dans la tuberculose a rencontré plus de partisans qu'en France (Wilson, Cotton, Bennet).

En résumé, étant admis le traitement sténique et tonifiant de la phthisie pulmonaire, que je m'efforce de démontrer à chaque chapitre, le fer et ses préparations naturelles se présentent forcément à l'esprit.

Elles sont utiles dans la période de convalescence et de rétrogradation ; elles sont plus utiles encore, quand le dépôt de la matière tuberculeuse a cessé, et quand se manifeste la période de résorption et de transformation crétacée.

§ 6. — EAUX DE TABLE.

Pour jouir de ce privilége, les eaux minérales de table (boissons d'agrément) doivent être froides à la source, très-saturées de gaz acide carbonique, plus riches en carbonates alcalins qu'en carbonates terreux, légèrement ferrugineuses et absolument privées d'acide sulfhydrique ou de sulfure.

« L'effet des eaux minérales de table, dit Treuille, est de faciliter les digestions difficiles et de flatter agréablement le palais ; elles sont assez gazeuses, pour faciliter simplement la sensualité du buveur, sans cette surabondance de gaz acide carbonique qui gonfle et affadit. »

Je grouperai les eaux minérales dites de table dans trois catégories, selon le principe minéralisateur qui domine dans leur composition chimique :

aux autres toniques, dit Louis, constitue l'un des éléments essentiels du traitement préventif le plus sage qui puisse être dirigé contre la phthisie pulmonaire dont une personne est menacée.

A ferrugineuses ; B alcalines ; C acidules (par acide carbonique). Après avoir consacré quelques développements à celles que je conseille de préférence, et que je prends pour types — Marcols — Médagues, source de l'Ours — eau de Seltz artificielle ; j'énumérerai celles que l'on trouve le plus ordinairement dans la consommation parisienne.

Les confrères de Province, appréciant à leur juste valeur les considérations que m'a inspirées cette patiente étude des eaux minérales, sauront à leur tour donner la préférence à celle de ces eaux qui se trouvent le plus facilement à leur portée, dans les conditions de prix les plus raisonnables.

A. MARCOLS (ARDÈCHE).

ALCALINE-FERRUGINEUSE-GAZEUSE.

Aux pieds des monts du Vivarais, dans ce pays pittoresque et accidenté formé par une série de montagnes, s'étendant des rives du Rhône aux cimes des Cévennes, vivait de temps immémorial une population robuste et pleine de vie, pendant que non loin de là, régnaient en maîtres le lymphatisme et la débilité.

En recherchant la raison d'être d'une pareille anomalie, des médecins hygiénistes n'ont pas tardé à reconnaître que les habitants de cet oasis qui avait nom Marcols, devaient l'heureux privilége d'une santé florissante, à l'usage journalier de certaines eaux minérales, jaillissant par six sources abondantes et limpides.

L'aspect du sol autour des griffons, démontrait à première vue, l'existence d'un principe ferrugineux ; le bouillonnement de l'eau indiquait la présence d'une quantité considérable de gaz.

Grâce à l'initiative de propriétaires intelligents, la science chimique est venue assigner aux eaux de Marcols leur véritable minéralisation, et l'observation clinique aidant, il a été facile de reconnaître qu'elles participaient par leur composition intime et par leurs effets physiologiques, des eaux martiales gazeuses (type Orezza) et des eaux alcalines bicarbonatées (type Vichy).

Les analyses de Bouis, Baudrimont et Kastus donnent en effet les proportions suivantes (pour un litre).

```
Acide carbonique libre..................  1,072
Bicarbonate de soude....................  2,460
       —      magnésie et chaux........  0,574
Chlorure de sodium......................  0,203
Bicarbonate de protoxyde de fer.........  0,056
```

Ces principes minéralisateurs impriment nécessairement aux eaux des propriétés toniques, digestives et reconstituantes, leurs indications naturelles se retrouvent dans l'anémie, dans la chlorose avec ses variétés, dans les longues et graves convalescences.

Les eaux de Marcols ayant une saveur aigrelette et piquante, avec un arrière-goût légèrement atramentaire, elles doivent pouvoir être bues aux repas mêlées aux vins, ou dans l'intervalle des repas associés aux sirops de cerises et de groseilles.

C'est sous ces deux formes que je les conseille à la grande satisfaction des valétudinaires, et c'est l'expérience acquise qui me donne le droit de dire que ce sont des eaux de table par excellence.

B. MÉDAGUÈS (SOURCE DE L'OURS) (PUY-DE-DOME).

BICARBONATÉE [1] MIXTE FERRUGINEUSE.

Je ne sais pas pourquoi les propriétaires actuels de ces eaux ont modifié son appellation première; et pourquoi le

[1] L'importance du bicarbonate de soude comme principe minéralisateur, n'a généralement été bien appréciée que depuis les remarques importantes de D'arcet sur les eaux de Vichy.

Les eaux alcalines modifient l'économie d'une manière assez puissante; les sécrétions acides deviennent alcalines, et le sang à la longue perd de sa plasticité; les anciens les considéraient comme fondantes et apéritives.

nom d'eau de l'Ours qui leur permet, il est vrai, d'étaler sur de grandes affiches le terrible animal se désaltérant aux bords d'une onde pure, a été substitué à celui de Médagues ou Jose déjà connu dans la science hydrologique, déjà inscrit dans le traité classique de Durand-Fardel et Le Bret.

La source du Gros-Bouillon rappelait pourtant bien la quantité considérable de gaz acide carbonique qui surgit en pétillant du sol.

Quoi qu'il en soit, ces eaux qui font partie du groupe d'Auvergne, ont été l'objet des analyses chimiques les plus précises, et des observations médicales les plus variées.

Comme eaux de table alcalines, je les crois destinées à remplacer très-avantageusement toutes celles, prétendues analogues, qui se consomment à Paris, et qui ne contiennent généralement qu'une quantité plus ou moins considérable de gaz acide carbonique.

Des travaux de captation fort bien entendus, permettent de recueillir l'eau à une basse température sans déperdition de gaz.

Cette eau incolore, transparente, limpide, exhale une odeur prononcée de bitume; sa saveur, d'abord acide et aigrelette, laisse dans la bouche un arrière goût alcalin.

Elle mousse et pétille, ce qui permet de l'associer aux vins pendant les repas.

Voici les principaux éléments minéralisateurs que Bouquet lui assignait en 1855, et qui ont été retrouvés dans des analyses plus récentes.

Acide carbonique libre......................	1,336
Bicarbonate de soude....................	1,290
— de chaux....................	1,918
— de protoxyde de fer..........	0,013
Chlorure de sodium......................	1,116

En lisant les intéressants travaux de Lecoq, Allard, Boucaumont, Parrot, je me suis convaincu que les eaux de l'Ours rencontraient des indications très-efficaces, dans les gastralgies et dans les états atoniques du tube digestif.

Pour ce qui me concerne, je les conseille comme eaux de table, alors surtout qu'après l'usage des eaux sulfurées, il se manifeste dans l'organisme une tendance à la sécrétion exagérée de l'acide urique ; alors qu'il se produit au moment de la première digestion, des symptômes de pyrosis ou de flatulences.

En les faisant alterner par périodes de quinze jours, avec les eaux de Marcols, et les eaux de Seltz, qui doivent toujours dans ma manière de voir remplacer l'eau ordinaire, on a pour soi toutes les présomptions raisonnables pour faciliter les digestions, en maintenant la contractilité normale des fibres musculaires, en combattant la paresse de l'estomac.

C. EAUX GAZEUSES.

Ce sont des eaux douces chargées artificiellement de gaz acide carbonique, qui portent improprement le nom d'eaux de Seltz artificielles :

Envisagées sous un point de vue général, les eaux minérales dites gazeuses, accusent leur présence à la source par des dégagements abondants et tumultueux d'acide carbonique libre, tandis qu'une autre portion de celui-ci reste en dissolution, et cela en quantité d'autant plus grande qu'elles sont plus froides.

Elles sont le plus souvent remplacées par les eaux gazeuses artificielles.

Les eaux acidules gazeuses produisent une espèce d'ivresse passagère et de tendance au sommeil. Elles ont une action spéciale sur l'estomac qu'elles fortifient sans l'irriter et dont elles calment l'état spasmodique.

Excellentes pour calmer la soif (Bouchardat), elles ne trompent pas la soif comme les boissons glacées (Payen).

Les moyens aujourd'hui mis en usage pour la fabrication de l'eau de Seltz artificielle, consistent à traiter d'une manière spéciale les carbonates calcaires [1] par les acides sulfuriques et hydrochloriques. L'eau est chargée à sept atmosphères, d'acide carbonique. au moyen d'un appareil de compression [2]. Malgré les soins apportés par ces honorables industriels, et des lavages répétés, on ne parvient pas toujours à débarrasser ces carbonates des substances étrangères qui s'y trouvent mêlées, et le gaz acide carbonique qui se condense dans les saturateurs, contient parfois quelques traces d'acide sulfurique.

Ozouf a trouvé une source plus directe de gaz acide carbonique dans la combustion du coke. Les nouveaux appareils qui lui permettaient d'obtenir en grand de l'acide carbonique pur, sans goût, sans odeur, pour la fabrication des eaux artificielles, ont été soumis à l'appréciation de l'Académie de médecine. Le savant aréopage sur le rapport de Boudet, leur a donné son approbation souveraine; malheureusement par je ne sais quelles raisons, les procédés d'Ozouf ne se sont pas généralisés. Dans mon Inspection de fabriques importantes d'eaux gazeuses artificielles, j'ai été à même de constater : qu'en présence de la difficulté de modifier et de changer leur outillage, les propriétaires, justement à l'effet de faire disparaître les petits inconvénients inhérents à leur *modus agendi*, redoublaient d'efforts, pour traiter avec tous les soins désirables des matières premières de premier choix.

Sans doute ils trouveront une rude concurrence dans la multiplicité des eaux gazeuses naturelles qui arrivent à Paris de tous les points de la France, mais comme le prix de ces eaux est encore relativement élevé pour les classes laborieuses, il importe que les eaux de Seltz du commerce, continuent à être le produit d'une fabrication irréprochable.

Voici la désignation des eaux de table que l'on boit le

[1] Craie, blanc de Meudon, marbre porphyrisé.
[2] Eau pure, 1 volume. — Gaz acide carbonique, 5 volumes.

plus communément à Paris. Je les distingue par leur principe minéralisateur dominant :

Ferrugineuses. — Eau d'Auteuil près Paris; Fourchambault (Nièvre); Vittel (Vosges), Source des Demoiselles; La Bauche (Savoie); Châteauneuf (Puy-de-Dôme); Vals (Ardèche), source Rigolette.

Alcalines. — Condillac (Drôme); Châteldon (Puy-de-Dôme); Saint-Alban (Puy-de-Dôme); Bussang (Vosges).

Gazeuses. — Soulzmatt (Haut-Rhin); Soulzbach (Haut-Rhin); Saint-Galmier (Loire).

CHAPITRE VIII

LES CLIMATS.

§ 1. — CONSIDÉRATIONS GÉNÉRALES.

> De tous les modificateurs dont l'homme
> puisse éprouver les effets, le climat est sans
> contredit le plus puissant [1].   Rochoux.

Dans le journal des économistes, L. Baudrillat après avoir rappelé l'opinion de Cabanis qui regardait l'influence des climats et des lieux «comme un fait tyrannique, omnipotent hautement attesté par tous les êtres animés et par les plantes », ajoute :

« L'influence des climats sur les faits économiques est incontestable, mais limitée. Elle est d'autant plus grande que l'homme est moins développé comme être moral, et possède une industrie moins puissante. Les climats sont appelés à se niveler de plus en plus devant l'action humaine, à mesure que la civilisation se répandra et deviendra commune aux différentes branches de la famille humaine. »

Ayant exposé au chapitre II Étiologie, les considérations générales qui se rapportent à l'influence des climats; et à l'article *atmosphère* du chap. III, Traitement hygiénique, les conditions atmosphériques au milieu desquelles

[1] Dans mon *Essai de climatologie*, en tenant compte des faits nouveaux que nous ont révélé l'étude des épidémies, des constitutions médicales et de la statistique, j'ai défini le climat d'Hippocrate, « l'influence positive que l'air, les eaux et les lieux exercent sur l'homme en tant qu'individu, et sur les hommes réunis en grande masse, et habitant un point circonscrit et déterminé du globe. »

l'homme vit et prospère, je me bornerai à rappeler les unes et les autres, en résumant les opinions professées par H. Bennett d'Édimbourg.

Les moyens de prévenir la maladie tuberculeuse consistent à se soumettre aux règles hygiéniques qui assurent la normalité des divers actes nutritifs. La plus importante porte sur l'air respiré, et constitue ce que l'on appelle le climat, mais malgré toutes les publications récentes, la solution de ce problème, d'ailleurs très-complexe, est encore indécise.

Bien que l'expérience personnelle de l'auteur soit en somme peu favorable à l'envoi des phthisiques à l'étranger[1], il ne peut nier « la délicieuse impression morale et la sensation de bien-être que le voyageur éprouve au printemps, sur les bords de la Méditerranée en face d'une atmosphère transparente, d'un air embaumé, d'un paysage luxuriant. »

Bennett combat comme une erreur, l'idée que la chaleur soit le seul agent de bien-être, et que, l'appellation de climat chaud, soit synonyme de climat sain.

En fait, ce n'est pas un climat chaud que le malade doit rechercher, mais bien un climat tempéré pendant l'hiver, et un climat égal pendant le printemps.

Dans le choix d'une localité, il faut se préoccuper avant tout des circonstances qui tiennent à la nature de la maladie, à la force corporelle de l'individu, à sa constitution particulière, à ses habitudes, à son excitabilité, à la puissance de son imagination, à la culture de son esprit[2].

---

[1] Bennett conseille avec J. Clark les climats de l'Angleterre méridionale, des côtes sud et ouest de l'Irlande (Queenstown, Roscarbery, Kinsale, du cap Clear à Galway), et de l'île de Whitt (Hastings, Ventnor, Torquay, Bournemouth), protégées des vents du nord par de hautes falaises, sont aussi très-heureusement influencées par le Gulf-stream.

[2] « Aujourd'hui on étudie plus pratiquement l'action des climats, suivant la variété de la maladie et des malades, suivant les constitutions individuelles et les complications pathologiques, suivant la tolérance de chacun. »   (JOHN HASTINGS.)

C'est une autre erreur de croire que le climat a par lui-même une influence curative :

Le meilleur n'est utile qu'en permettant de prendre de l'exercice, et de provoquer les fonctions nutritives sans s'exposer à tous les inconvénients inhérents aux pays continentaux.

Toute localité qui permettra à un malade délicat de sortir tous les jours à pied, à cheval, ou en voiture, sans craindre de s'exposer à des vents frais, à des rafales de pluie, aux vicissitudes de froid et de chaleur excessive, offrira des avantages réels. Sans doute, ajoute-t-il, on pourrait assurer l'immunité du froid et des changements atmosphériques, en confinant les malades dans une suite de pièces méthodiquement chauffées ; mais un tel assujettissement leur serait insupportable ; d'une part, l'esprit ne tarderait pas à devenir chagrin et morose, ce qui est un obstacle puissant à l'accomplissement convenable des fonctions digestives ; de l'autre, tout le corps serait privé d'exercice, ce stimulant nécessaire des principales fonctions de l'économie.

Il n'est plus permis aujourd'hui de mettre en doute l'importance de la climatologie [1]. L'utilité de son intervention

[1] Je dois renoncer à regret à tracer l'historique des études entreprises depuis un demi-siècle dans toutes les contrées de l'Europe ; faute d'espace, je ne puis que citer les noms des auteurs qui ont enrichi la science, de traités généraux remarquables ou de monographies locales des plus intéressantes.

ANGLETERRE. Sir James Clark (le premier entre tous), Hastings, Bennett, Gourlay, G. Blane, Reid, Fothergill, Trotter, Buxton, Heineken, Wells, Scoresby-Jackson, Beddoes, Young, Duncan, Mason, Taylor, Williams.

ALLEMAGNE et SUISSE, de Humboldt (le plus célèbre), Reyer, Mühry, Bruckmann, Brügger, Meyer-Ahrens, Lombard, Tschudi frères, Schlagintwiet, Flechner.

ITALIE. Barzelotti, Carina, Mantegazza, Plinio-Schivardi.

FRANCE. Boudin, Foissac, Ch. Martins, de Saussure, Boussingault, Ed. Carrière, Michel Lévy, N. Périer, Grellois, Schnepp, Armand, Pauly, Coindet, Jourdanet, Jules Rochard, Leroy de Méricourt, Fonssagrives, Rey ; puis Barth et Ed. Lée (Hyères) ; Sèves, Buttura, de Valcourt (Cannes) ; Lubanski, Macario (Nice) ; Taylor, Lahilonne (Pau) ; Hameau (Arcachon) ; Génieys (Amélie-les-Bains) ; Farina et Bennet (Menton); Mitchell et Bertherand (Alger) ; Gigot-Suard et Barral (Madère).

dans la plupart des affections lentes de l'organisme, n'est plus contestée ; et les modifications qu'elle y apporte, sont aussi salutaires, que celles que l'on peut demander aux ressources incontestées de la thérapeutique, aux règles bien entendues de la prophylaxie.

Ces deux circonstances caractérisent la médecine de nos jours, et la font converger de plus en plus vers l'hygiène.

Prévenir le mal, vaut mieux que le guérir, et du moment où l'observation de plusieurs siècles démontre que la maladie s'amende difficilement dans les milieux où elle a pris naissance, il importe de préconiser avant tout le changement d'air, l'émigration.

Michelet exprime d'une manière poétique cette aspiration de la thérapeutique moderne : « La Jouvence de l'avenir se trouve dans ces deux choses, une science de l'émigration, un art de l'acclimatation. »

L'émigration, c'est-à-dire le déplacement, le voyage vers le soleil, aux rives salutaires de la Méditerranée.

L'acclimatation, c'est-à-dire la mise en harmonie de l'organisation humaine avec les influences extérieures, en vue de son développement le plus complet et le plus régulier [1].

Les anciens astronomes divisaient le globe terrestre en 5 régions :

La zone tropicale, s'étendant de l'Équateur aux tropiques du Cancer et du Capricorne.

Les deux zones tempérées, qui vont de ces tropiques aux cercles polaires.

Les deux zones glaciales, comprises entre les cercles polaires et les pôles.

De là cette distinction d'observation séculaire, des climats : en climats chauds, climats froids et climats tempérés.

---

[1] « Le jour où l'hygiène sera assez avancée pour indiquer à chacun le pays qu'il doit préférer, la puissance de la médecine sera pour ainsi dire doublée. »   (*Annuaire météorologique.*)

Les climats chauds s'étendent entre les tropiques, et depuis les tropiques jusqu'aux 30° et 35° de latitude australe et boréale.

(La moyenne annuelle oscille entre 27° et 29°, l'été étant de 32° et l'hiver de 17°).

Les climats froids s'étendent des 55 degrés de latitude vers les pôles.

La température moyenne de l'hiver varie de 30° à 57°.

Les climats tempérés règnent entre les 30° et 55° degrés de latitude australe et boréale ; l'Europe tout entière avec ses îles en fait partie.

Voici les traits généraux de la zone tempérée.

1° Les saisons de l'année sont tranchées ; le froid et la chaleur s'alternent annuellement, mais n'arrivent d'ordinaire à leur apogée que par une gradation intermédiaire.

La température moyenne de l'hiver est de 3°, celle de l'été de 19°.

2° Quoique distinctes, les saisons sont d'une grande variabilité.

3° Les oscillations de température ne manquent ni de fréquence, ni d'amplitude, et les mutations de l'atmosphère font éprouver à l'organisme les modifications les plus accentuées.

4° La variabilité et le tumulte des phénomènes météorologiques correspondent aux saisons intermédiaires, c'est-à-dire à l'époque des Équinoxes.

Il résulte de là, que la zone tempérée imprime aux produits du règne animal et aux végétaux, un caractère général de puissance et de stabilité, qui se diversifie successivement sous l'empire des climats particuliers qu'elle renferme.

Pour l'Europe, Kaemtz établit deux grandes divisions :

Les climats *insulaires, littoraux maritimes*, ou *égaux*, et les climats *continentaux* ou *excessifs* de Buffon.

La France a l'immense avantage de réunir toutes ces variétés de climats dont les types existent dans les pays voisins, avec Martins (de Montpellier), je la partagerai en cinq régions climatoriales :

1° Le climat Vosgien ou du Nord-Est (circonscrit par la chaîne des Vosges) ;

2° Le climat Séquanien ou du Nord-Ouest, traversé par la Seine, *Sequana ;*

3° Le climat Girondin ou du Sud-Ouest, compris entre la Gironde et les Pyrénées ;

4° Le climat Rhodanien ou du Sud-Est, des deux côtes du Rhône, *Rhodanus ;*

5° Le climat Méditerranéen ou provençal.

Le dernier climat, provençal, de tous le plus nettement tranché et le plus chaud, possède une température moyenne annuelle de 15°. Commençant au pont Saint-Esprit sur le Rhône, il est abrité des vents du Nord par la chaîne des Cévennes, et par une ligne sinueuse de montagnes qui, dans les Basses-Alpes, circonscrit la région des oliviers, en passant par Orange, Nyons et Sisteron.

Quelles sont, dans ces zones climatoriales tempérées de la France, les caractéristiques essentielles de l'air que l'on respire aux bords de la mer, et de l'air que l'on respire dans l'intérieur des terres, en s'élevant vers les collines et les montagnes de hauteur moyenne ?

Les caractéristiques de l'atmosphère maritime sont au nombre de trois :

1° Température plus modérée, plus uniforme de l'atmosphère ambiante ;

2° Pression atmosphérique constamment forte (baromètre à 0,760 mill.), maintenant, toutes choses égales d'ailleurs, un équilibre plus stable dans les fonctions du poumon ;

3° Oscillation du baromètre, du thermomètre et de l'hygromètre, se faisant avec les amplitudes les plus minimes.

En recherchant les conditions spéciales de cette même atmosphère maritime, on constate :

1° Sa pureté plus considérable.

Elle n'est pas chargée de miasmes ou émanations délétères ; elle est constamment renouvelée par les courants qui à heure fixe se produisent sous les noms de brise de mer et de brise de terre.

2° Sa plus grande oxygénation.

A volume égal, sous une pression atmosphérique plus constante, l'air contient une proportion plus élevée d'oxygène (*pabulum vitæ*).

3° Son odeur particulière.

Elle est due aux plantes marines qui couvrent le rivage ; ces plantes sont chargées de brôme et d'iode, éléments reconnus utiles dans les affections lymphatiques de toutes sortes.

4° Sa composition spéciale.

Elle est imprégnée de sel marin. Ces légers dépôts proviennent des particules d'eau de mer qui, soulevées par les vents, se vaporisent à la surface des corps extérieurs, en y déposant des cristaux imperceptibles de chlorure de sodium [1].

Les résultats immédiats de ces conditions pour l'organisme humain sont :

— De développer la vigueur des organes ;

— D'augmenter la puissance musculaire ;

— De modifier, et d'harmoniser les circulations centrale et périphérique du sang ;

— D'exalter l'activité des facultés intellectuelles.

Quelles sont par contre les autres conditions spéciales de l'atmosphère des collines, et de celle des montagnes, à une hauteur moyenne de 1,000 mètres au-dessus du niveau de la mer ?

Au chapitre EAUX MINÉRALES, en signalant l'influence des

---

[1] Dans les analyses spectrales de Bunsen et Kirchoff, le chlorure de sodium se révèle par une ligne jaune caractéristique.

milieux, j'ai démontré : 1° Que cet air est naturellement plus léger ;

2° Qu'il contient à volume égal une proportion moindre d'oxygène ;

3° Qu'il est imprégné d'une quantité plus considérable de vapeur d'eau ;

4° Qu'il renferme beaucoup d'ozone.

Une atmosphère ainsi constituée exerce incontestablement une heureuse influence sur les personnes qui ont besoin avant tout d'un certain repos des poumons, et d'une moindre quantité de gaz comburant.

Le caractère essentiel de cette influence est de devenir éminemment sédatif ou calmant.

Cette distinction d'atmosphère maritime à effets toniques et stimulants, et d'atmosphère des montagnes, à effets calmants et sédatifs, m'a toujours paru d'une importance capitale ; ce sera notre plus sûr guide dans le groupement des divers climats, partant dans le choix à faire au lit du malade.

§ 2. — CLIMATS D'HIVER.

Pour déterminer l'influence précise des climats d'hiver sur les affections chroniques de la poitrine, à défaut d'observations météorologiques précises, de statistiques régulières, de faits cliniques incontestés, il faut :

Invoquer l'argument suprême du *consensus omnium*, c'est-à-dire l'opinion, le consentement de tous.

Mettre en relief ce grand fait de l'émigration devenant propriétaire, et s'installant à poste fixe dans les localités où elle avait retrouvé la santé et la vie.

Profiter enfin des renseignements recueillis auprès des praticiens les plus distingués du pays.

Ces notions ne constituent pas la science, mais elles précèdent et dirigent son évolution et ses progrès.

Les stations hivernales ont donné lieu dans ces dernières années à diverses classifications.

J'ai toujours donné la préférence à la division par groupes correspondant à deux catégories d'affections, à deux types spéciaux de la maladie.

La première comprend les stations hivernales tempérées, où l'air est doux, un peu mou, sédatif, chargé d'une certaine humidité. (Pise, Madère, Venise et Pau.)

La deuxième renferme les principales stations du littoral de la Méditerranée, où l'air est tonique, sec, stimulant. (Cannes, Nice, Menton, Ajaccio, Alger.)

Tout en admettant la valeur de ces distinctions, et de cette différence essentielle des milieux ambiants, je suis arrivé à reconnaître et à prouver, par une étude attentive des topographies locales, que, dans une même station, il existe des quartiers distincts dont les éléments constitutifs (degré de température, nature du sol, genre de productions, accidents de terrains, anémologie, etc.) se groupent, de manière à former les deux types de climat, dont je viens de parler, types correspondant de même aux deux formes distinctes de nos infirmités.

A Hyères par exemple, le quartier des îles d'Or n'est pas dans les mêmes conditions climatologiques que celui du Château : l'un et l'autre diffèrent des vallons de Costebelle et de Sylvabelle.

La ville de Cannes présente des conditions que l'on chercherait vainement au village voisin du Cannet et *vice versâ*.

Je me résume donc en constatant que :

Les conditions stimulantes toniques de l'atmosphère ambiante, se trouvent à proximité de la mer dons la *zone* que j'appellerai désormais *maritime* ou du *littoral;* que par contre, les conditions tempérées et sédatives se rencontrent de préférence en s'internant dans les terres, au milieu de la *zone* dite des *collines*.

Il s'agit maintenant d'exposer d'une manière sommaire

les caractères distinctifs des deux catégories de maladies.

Comme je l'ai établi plus haut, les altérations pulmonaires peuvent se développer à la suite de dispositions héréditaires, ou se produire successivement à la transformation de l'état aigu en état chronique. Dans les deux hypothèses, selon que ces altérations siégent sur des tempéraments nerveux ou sur des tempéraments lymphatiques, il se manifeste deux formes principales.

La forme *torpide* (de torpeur, inaction) greffée sur une constitution lymphatique ou scrofuleuse représente l'alanguissement, la dénutrition; les impressions y sont obtuses, la force vitale manque pour résister à la naissance du mal et à ses progrès.

La forme *éréthique* (de *éréthisme*, surexcitation) animée par l'élément sub-inflammatoire, avec les réactions de l'élément nerveux, devient plus nuisible dans ses effets, plus rapide dans sa marche, par les sympathies étendues et violentes qu'éveille l'excitation.

Il est certain que le même climat ne peut être raisonnablement conseillé dans chacune de ces modalités de la maladie.

Or, que nous apprend l'expérience clinique?

Après avoir établi que l'action du climat sur l'organisme est lente, directe, permanente, elle démontre que les affections de la première catégorie (les torpides), ont besoin d'un air sec, vif, tonique, stimulant.

Tandis que les affections de la deuxième catégorie, (éréthiques), réclament un air tempéré, imprégné d'une certaine humidité, en un mot sédatif.

La conclusion pratique de ces considérations, c'est l'impossibilité de répondre *à priori*, à cette demande de tous les jours : quel est le meilleur climat pour une personne atteinte d'affection pulmonaire? Pour moi, cette réponse ne peut être que le résultat d'un examen préalable et sérieux.

Étant reconnues les distinctions précises des climats, étant admises les formes diverses de la maladie, il est indispensable de coordonnre les idées résultant : d'une part, de l'état pathologique, de l'autre, de la connaissance de la station d'hiver.

De cette façon, il est permis d'adapter parfaitement chaque série de valétudinaires à chacune des zones spéciales. Au premier travail analytique de l'esprit, succède une opération de synthèse, une appréciation logique de rapport et de concordance qui donne au jugement toutes garanties d'exactitude et de précision.

Après avoir démontré l'utilité de l'émigration, et la nécessité de procéder à un choix intelligent et raisonné de la zone climatoriale, il me reste à faire connaître le moment où doit s'effectuer le voyage, en indiquant les précautions à prendre par les valétudinaires.

L'accord le plus parfait règne parmi tous les observateurs, anciens et modernes, relativement à l'obligation de se rendre dans les villes d'hiver aux débuts de la maladie.

C'est principalement lorsqu'il s'agit d'une phthisie pulmonaire que l'influence curative des séjours du Midi se manifeste, en conjurant les prédispositions, en combattant les premiers phénomènes morbides.

Lorsque la tuberculose a déjà parcouru les premiers degrés de son évolution, lorsque les symptômes de désorganisation locale coïncident avec l'existence de symptômes généraux, il faut se garder de conseiller l'émigration.

L'homme de l'art aurait bientôt à se repentir d'avoir enlevé son malade aux soins et aux affections de la famille, et l'on constaterait avec douleur une marche plus rapide dans les phénomènes de dépérissement, préludes d'une fin prochaine.

Si de temps immémorial, l'on a constaté dans ces contrées des transitions brusques de température au lever de l'aurore et au coucher du soleil, de tout temps aussi l'on a reconnu que la période de la journée comprise entre dix heures du matin et trois heures de l'après-midi, présentait une certaine régularité, et une constance bien marquée de température. C'est dans ces limites que je renferme, ce que

J'appelle *la journée médicale*, celle qui doit être consacrée à l'exercice et aux distractions.

Je parle, bien entendu, des belles journées qui sont la règle ; car pendant les jours exceptionnels de pluie, de neige ou de vent, le seul conseil que l'on doive donner aux valétudinaires, c'est de ne pas quitter leur appartement.

Une précaution essentielle c'est de consulter, dès l'arrivée, le médecin sur le choix de l'habitation. Cette intervention est aussi utile pour mettre en jeu les influences morales, que pour aider les efforts de la nature, quoique au dire de Montaigne, elle soit armée de dents et de griffes pour chasser la maladie.

§ 3. — CLASSIFICATION DES CLIMATS D'HIVER.

Les développements qui précèdent me paraissent de nature à justifier la division, que j'ai le premier proposée, des climats du midi de la France en trois groupes parfaitement distincts.

1° ZONE MARITIME OU DU LITTORAL, comprenant les stations suivantes :

Hyères (quartiers des Iles-d'Or et du Château) ; Cannes ; Nice (quartiers des Ponchettes, de la promenade des Anglais, des Terrasses) ; Menton ; Alger (quartier Saint-Eugène) ; Ajaccio (Ile de Corse).

2° ZONE DES COLLINES. — Hyères (quartier de Costebelle) ; village du Cannet ; Nice (quartiers de Cimiez, Carabacel, du Ray, de Saint-Barthélemy, du Lazaret) ; Alger (quartier de Moustapha supérieur) ; Pau ; Orthez en Béarn.

3° ZONE MIXTE OU INTERMÉDIAIRE. — Forêt d'Arcachon ; Montpellier ; Amélie-les-Bains.

Voyons actuellement celles qui ont été proposées par Champouillon, J. H. Bennet et Théodore William ; Champouillon, au dire de Fonssagrives, dose et prescrit la médication climatérique avec un soin et une précision qui semblent toucher de près à la subtilité. La forme ou l'étiologie particulière de la phthisie que l'on a à traiter, indique et le choix de la station méridionale, et l'époque de l'année où elle doit être fréquentée.

Partant de là, l'auteur adopte l'ordre suivant :

1° Disposition héréditaire à la phthisie, poitrine faible : Pau (les mois de février, mars et avril exceptés) — Cannes — Villefranche — la campagne de Nice — Mantoue — Sorrente — Madère (l'automne excepté) — Alger (du mois de janvier au mois de mai) — Rome (en octobre, mars et avril) — le Caire (pendant l'automne et l'hiver).

2° Phthisie chez les sujets lymphatiques ou scrofuleux : Venise — Sorrente — Gênes — Cannes — Villefranche — Hyères (octobre et novembre exceptés).

3° Phthisie avec toux brève, fréquente, aride ; muqueuse pulmonaire irritable : Venise — Madère — Pise — le Caire — Alger.

4° Phthisie catarrhale : Pau — Madère — Alger — Cannes — Villefranche et Hyères.

5° Phthisie chez les sujets opprimés par la tristesse : (Venise — Alger — Albano — Frascati — environs de Naples — Florence.

6° Phthisie chez les sujets nerveux : Mantoue — Pise — Madère — Venise.

7° Phthisie à forme hémoptoïque : toutes les stations méridionales (Pise, Rome et Naples exceptés.)

8° Phthisie colliquative : Pau — Hyères — Cannes — Villefranche — Madère — Alger.

Cette classification fondée sur les qualités thérapeutiques, n'a été sanctionnée ni par l'expérience, ni par l'observation clinique ; purement théorique, tracée dans le silence du cabinet, elle ne correspond pas à la réalité ; l'on y voit figurer des stations où l'on trouverait à grand'peine un abri pour des malades, et des villes où aucun climatologiste ne doit songer à envoyer des valétudinaires.

En outre, comme Champouillon n'attribue à ces séjours qu'une efficacité temporaire, pendant certains mois de l'année, il faudrait astreindre les émigrants à un déplacement perpétuel.

Cette idée malencontreuse, irréalisable « des étapes hivernales, des stations progressives », a pourtant été adoptée par Pidoux. « Les stations d'hiver, dit-il, n'ont pas leur maximum d'opportunité et de bonne influence dans les mêmes mois » aussi conseille-t-il Pau du 15 octobre à la fin de janvier, Menton ou Cannes du 1er février au 1er mai.

Dans le peu de pages qu'il consacre aux climats, Pidoux reconnaît « que la question d'hibernation des phthisiques s'impose d'elle-même à la thérapeutique » malheureusement, comme il l'avoue lui-même, il n'a pas eu le loisir de s'en occuper. Comme, d'autre part, il n'a pas voulu se mettre en frais d'érudition, ne désirant parler que de ce qu'il connaît par expérience personnelle, il arrive à énoncer dans ce chapitre des principes très-discutables, en fournissant les indications les plus confuses et les moins pratiques.

C'est ainsi qu'il croit « compenser la dureté de l'atmosphère marine » en choisissant dans la Méditerranée même une station plus méridionale, en donnant à Alger la préférence sur Cannes ou Menton.

C'est ainsi qu'il conseille, indistinctement, le littoral de Cannes ou les collines du Cannet.

C'est ainsi que pour les stations d'Italie, il met sur la même ligne Venise, Naples et Palerme. Palerme avec sa température variable (moyenne 11°) que Carrière n'a même pas nommée dans son livre classique, parce qu'elle est en effet mal abritée, exposée à des pluies abondantes, dépourvue d'installations confortables en dehors de son hôpital de phthisiques !

J. H. Bennet divise les climats européens en trois groupes :

1° Littoral du golfe de Gênes depuis Toulon jusqu'à

Massa et Carrara. (Comprenant le littoral des Alpes maritimes, de la Corniche, de la Rivière du Levant, et de la Rivière du Ponent.)

Exposée au midi, protégée contre les vents du nord-ouest et de l'est par les Alpes maritimes et les Apennins, la côte n'est qu'une lisière, qu'une plage étroite aux pieds des montagnes, l'hiver y est sec, tempéré, chauffé par le soleil.

Ce climat convient à la phthisie envisagée comme maladie de langueur et de débilité, ainsi qu'aux affections caractérisées par l'anémie et le défaut de force organique.

2° Côtes orientales de l'Espagne depuis Barcelone jusqu'à Gibraltar. (Air sec et doux, absence de brouillards, pluies rares l'hiver, soleil radieux et brûlant.)

Ces stations sales, malsaines, présentant une mortalité élevée, n'offrent pas de ressources matérielles.

3° Iles Méditerranéennes. (La Corse, la Sardaigne, la Sicile, Malte, Iles Baléares, côte septentrionale de l'Algérie.)

Ces climats sont plus humides, plus doux, plus pluvieux. Les vents du nord s'imbibent d'humidité en traversant la mer et arrivent aux Iles imprégnés de plus ou moins d'humidité.

Toutes les côtes nord et nord-est de la Méditerranée depuis Malaga jusqu'à Constantinople, ont nécessairement le même genre de climat. (Air sec, pluies peu abondantes, ciel bleu et pur, soleil radieux, vents dominants nord-nord-est, nord-ouest.)

La différence entre les divers climats de ces régions dépend de leur topographie locale, du degré plus ou moins prononcé de protection que les montagnes leur font contre les vents du Nord.

Théodore Williams[1], dans un travail très-remarquable, basé sur des documents d'une grande valeur, (après avoir reconnu les difficultés inhérentes au choix d'un climat

---

[1] *Étude sur les effets des climats chauds dans le Traitement de la consomption pulmonaire*, trad. du Dr Nicolas Duranty, 1874.

d'hiver) adopte à défaut d'une bonne classification le « groupement » suivant :

1° Climats de terre tempérés et humides.

2° Climats secs du bassin de la Méditerranée.

3° Climats très-secs de l'Afrique.

4° Climats humides et chauds de l'Atlantique.

1° Le premier de ces groupes (climat sédatif) est caractérisé par une température modérée, même en hiver; un grand nombre de jours de pluie et une absence presque totale de vents., Arcachon, Pau, Bagnères de Bigorre, Rome.

2° Le deuxième comprend les localités du bassin de la Méditerranée, plus au Sud, jouissant d'une température d'hiver plus élevée, plus égale, malgré de grandes variations dues à l'influence des vents, à de petites ondées, à un nombre limité de jours de pluie.

La sécheresse de l'atmosphère combinée avec l'excitation produite par l'influence maritime, donne au climat un caractère franchement stimulant : Hyères, Cannes, Nice et Cimiez, Menton, San-Remo, Rivières en général, Malaga, Malte, Corfou, Alger.

3° Le troisième groupe des climats très-secs, renferme des localités, les unes dans l'intérieur des terres, les autres au bord de la mer.

Il est caractérisé par une température hivernale plus élevée et par une plus grande sécheresse.

Il renferme : Sud de l'Europe en général, Égypte, Cap et Natal.

4° Le quatrième groupe, composé des climats chauds de l'Atlantique, présente cette combinaison d'une température d'hiver élevée, accompagnée d'une grande humidité, ce qui le fait généralement considérer comme nettement sédatif : Madère, Canaries (Ténériffe), Sainte-Hélène, Indes Occidentales.

Williams établit que les climats humides, soit tempérés comme Pau et Rome, soit chauds comme Madère et les

Indes Occidentales, ne sont pas favorables. L'humidité contenue dans l'atmosphère, aussi bien que l'absence d'é-léments stimulants, les rend moins profitables pour les phthisiques, d'une manière générale, que les climats plus secs, plus toniques.

Mais ces climats peuvent précisément par leur manque d'élément excitant, être utiles dans les cas de phthisies dans lesquels il existe de la fièvre, ou un état d'irritation de l'intestin ou du système vasculaire.

Il s'efforce ensuite de déterminer :

Pourquoi certaines formes de phthisie obtiennent un meilleur résultat suivant un climat particulier?

« Les cas de notre statistique sont trop peu nombreux pour élucider cette question sous tous ses aspects, mais ils sont suffisants pour les cas d'origine inflammatoire ou catarrhale. »

Sur 55 malades pour lesquels la maladie se rattachait aux suites d'une pneumonie, d'une pleuro-pneumonie ou d'une pleurésie, 4 ont passé plusieurs hivers à Pau, 18 à Madère et 35 dans le sud de l'Europe.

Nous sommes amenés à dire (le plus grand nombre de « plus mal » étant fourni par Madère et Pau) qu'un climat chaud et sec est plus utile dans le traitement de la Phthisie d'origine inflammatoire qu'un climat chaud et humide[1].

De 41 cas de phthisie d'origine catarrhale, 10 passèrent l'hiver à Pau, 9 à Madère et 21 dans le sud de l'Europe.

Suivant ces chiffres, le climat de Madère paraîtrait le mieux répondre à l'indication, celui de Pau le plus mal; et les stations du sud de l'Europe occuper une situation intermédiaire. D'où nous concluons : qu'un climat chaud et égal est plus important qu'un climat sec pour les malades atteints de phthisie d'origine catarrhale.

---

[1] Ce sont des conclusions bien tranchées avec un nombre si limité d'observations. Les résultats mentionnés pour Pau ne concordent pas avec ceux obtenus par les médecins anglais eux-mêmes (INGLIS et TAYLOR).

§ 4. — STATIONS D'HIVER FRANÇAISES.

1. HYÈRES (VAR).

Température moyenne de l'année, 15° cent.

Parfaitement exposée au sud dans la plus grande partie de son étendue, (quartier des Iles d'Or, place des Palmiers, boulevard Saint-Denis), à 4 kilomètres de la mer : Climat chaud, modérément sec, moins excitant que celui de Nice.

Les quartiers les mieux situés occupent le versant méridional des collines de Costebelle, Saint-Pierre des Horts, Sylvabelle : Les villas y sont abritées par une ceinture de bois, où dominent les pins d'Alep et les plantes aromatiques les plus variées.

2. CANNES (ALPES-MARITIMES).

Température moyenne de l'hiver, 9°.

Située aux bords de la Méditerranée, défendue contre le mistral (nord, nord-ouest) par les pics tourmentés de l'Esterel.

Buttura reconnaît dans cette station climatoriale, très-estimée, très-suivie, trois zones distinctes :

1° Espace compris entre la route nationale et la mer depuis la Bocca jusqu'à la Croisette ; son air tonique, vivifiant, convient pour les cas d'anémie, de lymphatisme, de faiblesse générale.

2° Vallée de Vallergues, routes de Valauris, Montfleury ; air plus calme, plus tempéré, pour les phénomènes d'irritation, d'excitation prononcée.

3° Petite plaine à l'est de Cannes, couverte de villas nombreuses ; air tenant le milieu entre l'air marin et l'air des collines.

3. LE CANNET (MADÈRE DE LA FRANCE).

Ce village offre le type le plus parfait de la zone des collines, à température régulière et constante.

Sur la route de Cannes à Nice, les collines de Valauris et du golfe Jouan sont appelées à un avenir prochain.

4. NICE (ALPES-MARITIMES).

Assise au bord d'une plage qui s'arrondit en cirque, pour s'élever jusqu'aux premières bases des Alpes, qui lui forment un véritable paravent contre les brises du nord.

Les quartiers exposés au midi sur les bords de la mer, (promenades des Anglais, boulevard du Midi. Terrasses les Ponchettes) jouissent d'un air sec, tonique, stimulant; ceux situés dans les accidents de terrain formés par les collines à mesure qu'elles s'éloignent du rivage (Lazaret, Cimiez), sont plus chauds, plus salubres. Les résidences où l'air est plus mou, plus imprégné d'humidité, plus sédatif, (véritables serres chaudes, pour les sujets à tempérament très-nerveux et très-irritable), se trouvent à Carabacel, Riquiès, Ray, Saint-Barthélemy, Saint-André.

5. VILLEFRANCHE (PRÈS NICE).

Resserrée entre deux montagnes, au bas d'un golfe magnifique, où les habitations seules font défaut.

6. MONACO (PRINCIPAUTÉ).

Les villas situées à la Condamine et aux Spelugues, rivalisent par la douceur de la température, le calme de l'air et l'heureuse position topographique, avec les villas les plus privilégiées de Cannes et de Nice. Au fond du port d'Hercule, se groupent de riches campagnes, « véritables nids d'orangers, de citronniers et de violettes. »

7. MENTON (ALPES-MARITIMES).

Température moyenne de l'hiver 9°; de l'année, 17° 50'.

Incomparable plage disposée en arc de cercle au bas d'un rideau de montagnes; la ville est bâtie sur le penchant d'une colline, avec la mer au sud-est, les Alpes maritimes au nord; dominant à gauche la baie de Garavan. Dans le quartier le plus abrité, sa magnifique promenade est bordée d'une foule de villas et d'hôtels confortables.

8. AJACCIO (CORSE).

Température moyenne de l'année 17° 55'.

Bâtie sur une pointe de terre qui s'avance sur un golfe magnifique, elle possède les conditions les plus favorables pour une importante station d'hiver (climat tempéré, intermédiaire entre ceux de la Provence et celui d'Alger; zone marine jouissant de la plus grande uniformité de température).

« Il faut aller jusqu'aux îles de la Grèce pour trouver une température aussi douce, un hiver aussi clément, un été aussi tempéré. » (Donné.)

9. ALGER (AFRIQUE).

Température moyenne de l'année 19°.

La ville est bâtie en amphithéâtre sur le versant nord des dernières ramifications du Sahel et abritée contre les vents du sud.

Les chaleurs sont tempérées par les brises de terre et de mer qui soufflent à des heures régulières.

Dans le choix de l'habitation, les malades torpides rechercheront l'air vif de l'atmosphère marine de Saint-Eugène; tandis que les valétudinaires éréthiques, nerveux et fébricitants s'installeront sur les collines de Mustapha.

Il faut éviter d'une manière absolue, le séjour du Frais-
Vallon, de la vallée des Consuls, de la Bouzaréah.

10. ARCACHON (GIRONDE).

Température moyenne d'hiver 7°.

Sur le bassin de ce nom formé par le golfe de Gascogne :
Outre les influences générales du climat Girondin, Arcachon subit encore celle du Gulf-Stream, (ce grand fleuve
de l'Océan, à la température de 30°). Les particularités de
son séjour tiennent d'une part à sa position topographique,
(air marin), et de l'autre aux conditions spéciales que crée à
son atmosphère le voisinage d'une forêt de plantes résineuses.

Cette station est très-utile dans les phthisies de forme éréthique, dans les névropathies en général, dans certaines
variétés de l'asthme.

Hameau constate que « tous les malades de la poitrine
doués d'un tempérament nerveux, sont améliorés dans la
forêt, quelques-uns y ont été complétement guéris. »

11. AMÉLIE-LES-BAINS (PYRÉNÉES).

(220 mètres d'altitude).

Cette station thermale (sulfurée sodique) se transforme
l'hiver en séjour propice pour les malades. La température
y est plus élevée qu'à Pau. (Génieys.) .

12. PAU (BASSES-PYRÉNÉES).

Température moyenne de l'hiver 7° 6'.

Par sa position topographique complétement abritée des
grands courants d'air du Nord, et des vents énervants du
Sud.

Les caractères prédominants de son climat sont : le calme

de l'atmosphère, les pluies abondantes qui maintiennent un certain degré d'humidité ; l'absence de toute grande agitation dans l'air, atténue les grandes vicissitudes de l'état thermique, et rend les perturbations de la caloricité ambiante moins sensibles pour les organisations délicates et souffreteuses.

D'après Louis, on trouve à Pau « de magnifiques promenades, une température douce, une atmosphère calme ou rarement agitée par le vent, dépourvue d'humidité libre.»

13. LE VERNET (PYRÉNÉES-ORIENTALES).

A 651 mètres au-dessus du niveau de la mer, est aussi une station hivernale pour certaines formes des affections de poitrine.

14. MONTPELLIER (HÉRAULT).

Le climat de cette ville a dû pendant longtemps sa célébrité aux professeurs de son illustre Faculté.

La température est douce, mais les conditions anémologiques sont des plus défavorables.

15. ORTHEZ (BÉARN).

De temps immémorial, on vantait la douceur de son ciel. De Marca avait été frappé : « de l'aménité des lieux et du bon air que l'on jouit en Béarn. »

Les observations météorologiques de Currie ont confirmé l'excellence de sa climatologie.

§ 5. — STATIONS D'HIVER ÉTRANGÈRES.

1° ITALIE.

Ce beau ciel, si vanté par les voyageurs, n'offre pas toujours à la médecine hygiénique toutes les ressources qu'on lui attribue, tout en satisfaisant l'esprit et le cœur par l'at-

trait de ses sites prestigieux, par les jouissances intellectuelles et morales, de ses chefs-d'œuvre des beaux-arts, et
de ses souvenirs historiques.

Les séjours d'hiver peuvent se grouper dans ces 4 catégories :

1° Villes que doit éviter par dessus tout le valétudinaire,
à cause des grandes vicissitudes atmosphériques, et des topographies locales qui amènent des chaleurs excessives l'été,
des froids intenses l'hiver (Gênes, Milan, Florence, Turin,
Bologne, Sienne).

2° Localités qui présentent d'heureuses conditions climatologiques, mais où font défaut en général des installations
matérielles convenables [1] (Rivières de Gênes ; au ponent
(ouest) Roquebrune, Vintimille, Bordighera ; au levant (est)
Recco, Chiavari, Sestri, la Spezzia ; golfes de Gaëte, de
Naples, de Salerne).

3° Villes où le séjour d'hiver peut se limiter à deux ou
trois mois (Rome, Naples).

4° Stations de premier ordre (Pise et Venise).

1. ROME.

La Rome moderne n'a plus les mêmes conditions de salubrité que la Rome ancienne ; elle est presque inhabitable
à certaines époques de l'année. Les seuls mois de séjour possible pour les valétudinaires sont : mars et avril, octobre et
novembre.

2. NAPLES.

Les instabilités atmosphériques, la constitution volca-

____

[1] Toutefois je dois une mention spéciale à San Remo et à Rapallo. San
Remo est entouré par les collines des Alpes Liguriennes, couvertes de
citronniers, d'orangers et de palmiers. Sa température moyenne oscille
entre 9° et 16° ; d'octobre à mars on compte 16 jours sereins par mois ;
au printemps, dit P. Schivardi « tout chante, tout est odoriférant. »
A Rapallo, la maison de santé de Maragliano de Gênes offre aux valétudinaires des installations des plus confortables.

nique du sol, les propriétés excitantes du climat de Naples, doivent le faire proscrire dans tous les cas d'altérations graves des organes respiratoires.

Les sujets mélancoliques et névrosés, les personnes anémiques, délicates et souffreteuses, pourront y séjourner pendant les derniers mois de l'hiver et au printemps.

3. PISE.

A l'entrée de la dernière vallée de l'Arno, à 3 kilomètres de la mer. Les malades, à tempérament éréthique, à sensibilité exagérée, qui peuvent habiter les quais de la rive droite du fleuve, éprouvent une amélioration sensible.

Ses conditions climatoriales, température douce et égale, atmosphère calme, constamment imprégnée d'humidité, conduisent à des influences sédatives antiphlogistiques.

4. VENISE.

Le ciel de Venise est l'un des plus purs et des plus salubres de l'Italie, en raison de la prépondérance en toute saison des brises du sud-est, qui poussent les miasmes de la lagune vers le continent.

Caractéristiques du climat : douceur par l'harmonieux concours de l'humidité et de la température ; égalité par suite de l'espèce de balancement qui se continue entre les influences froides et chaudes, par la distribution des vents régnants.

Très-utile pour enrayer l'évolution tuberculeuse chez des sujets lymphatiques ; très-favorable pour modifier l'éréthisme nerveux ; souverain pour combattre les susceptibilités des voies aériennes.

5. GRIES (TYROL).

Près Bolzano, à 670 mètres d'altitude, abritée par le mont Gutschna. Le cactus opuntia et le raisin y sont en pleine végétation. Cures de raisin en septembre et de petit-lait en avril. (Reimer).

6. MÉRAN (TYROL).

Près de Botzen, sur une belle route qui longe l'Adige, bien abritée : peu de vents, peu de pluie. Température moyenne en janvier 2°, en février 6°. Cures de raisin et de petit-lait.

7. ARCO (TYROL ITALIEN).

Sur la rive droite de l'Adige ; doit sa valeur comme climat à sa position spéciale dans la vallée de la Sarca, aux pieds d'une montagne de granit qui la protége contre tous les vents. (Reimer, Althamer, Périni).

2° ÉGYPTE.

Pays chaud, par sa latitude, par son voisinage de l'équateur, et par la disposition du sol.

Le séjour sur les bords du Nil pendant la saison tempérée (octobre à mars) est favorable aux personnes atteintes de la poitrine. Le climat d'Alexandrie, comme celui du Delta du Nil, est soumis aux inconstances atmosphériques et à la violence des vents.

Le Caire (quartiers de Bab-el-Foutuh, Bab-el-Hadid au nord de la ville) jouit d'un air vivifiant et embaumé.

Les conditions d'installation les plus favorables se retrouvent dans un séjour prolongé sur le Nil.

3° ILES CANARIES (OCÉAN).

Archipel de l'Atlantique à 120 kilomètres de la côte occidentale d'Afrique ; (îles groupées autour de Ténériffe).

De tous les climats connus, dit Belcastel, le meilleur est celui de la vallée d'Orotava. Dans ce climat doux, égal, sans nuées, sans brouillards, le thermomètre ne descend pas au-dessous de 10°, ne monte jamais au delà de 18°.

« Les Canaries sont le trait d'union entre l'Europe et les Tropiques. » (Laure).

4° ILE DE MADÈRE.

La première des stations médicales connues. Le climat de cette délicieuse résidence, le meilleur du monde au dire de Macaulay et de Bowdich, est doux, tempéré, uniforme; les paysages y sont d'une grâce et d'une beauté infinies.

Le séjour de Funchal, sa capitale, exerce une action sédative sur la sensibilité et l'innervation ; active et régularise les fonctions plastiques de l'organisme. Les valétudinaires à forme éréthique, s'installeront de préférence dans les quartiers situés à l'est de Funchal.

« Le climat de Madère est essentiellement calmant ; ce n'est qu'après quelques mois que l'influence sédative d'une atmosphère uniforme, et la respiration d'un air humide, chaud et doux, deviennent fatigantes et commencent à énerver le corps et l'esprit. » (Stone, in the Lancet).

5° ILES BALÉARES.

Archipel de la Méditerranée à 95 kilomètres de la côte de Valence en Espagne. Les principales îles sont : Majorque, Minorque, Iviça. La ville de Palma au fond d'une baie et le port Mahon, n'offrent que des installations primitives, mais dans toutes ces campagnes grandissent en plein vent, orangers, limons, grenadiers, vignes. Les détails météorologiques manquent.

§ 6. — L'ESTIVATION.

En étudiant les conditions climatologiques les plus favorables aux phthisiques, j'espère avoir démontré les graves inconvénients des saisons trop chaudes, des climats à température trop élevée, des habitations à air peu renouvelé et surchauffé.

Nos connaissances physiologiques et pathologiques nous démontrent aussi les heureux effets du séjour prolongé en été dans un lieu sain, balayé et assaini à chaque moment par les vents, où la vie se passe en plein air loin des influences pernicieuses de la *malaria* des grandes villes. En activant les fonctions digestives, ce séjour améliore la santé générale, et réagit favorablement sur les lésions locales.

En Allemagne comme en Italie, en Suisse comme en France, les praticiens ont compris que le traitement de trois semaines à une eau minérale, quelque merveilleuse qu'elle fût, qu'un climat quelque parfait qu'on le supposât, ne pouvaient faire œuvre de réparation générale, si l'on ne parvenait à soustraire les malades d'une manière permanente aux températures déprimantes, aux chaleurs de l'été, et des plaines.

Il importe donc de signaler sommairement les localités les plus propices à ce que l'on nomme aujourd'hui l'Estivation [1].

En thèse générale, les pays de montagnes situés à une altitude moyenne, présentent les conditions les plus propices d'un séjour bienfaisant : qu'ils offrent les ressources d'eaux thermo-minérales célèbres, ou des installations confortables pour les cures de petit-lait et de raisin, ils n'en sont pas moins par eux-mêmes d'une utilité incontestable.

La France a l'immense avantage de réunir toutes ces variétés de climats dont les types existent dans les pays voisins, et disons-le hautement, avec Ch. Martins, c'est la cause la plus réelle de sa richesse, c'est le secret de sa puissance. Ce n'est donc pas sans raisons que l'étranger nous envie la beauté et la splendeur de cet heureux climat, la variété de

---

[1] Au sens zoologique, estivation vient de *æstivare*, passer l'été en un certain lieu (LITTRÉ).

ses productions, la diversité de ses sites, nos belles Pyrénées, nos grandioses montagnes de l'Auvergne et de la Savoie, nos Alpes et notre Dauphiné, nos Vosges, nos Cévennes, notre Jura [1], nos côtes baignées par deux mers.

Dans cet ordre d'idées, le choix du médecin pourra donc dépendre uniquement de convenances personnelles, de raisons de famille, d'économie, d'habitudes.

L'essentiel, c'est de soustraire le malade à l'action d'une température trop élevée, surtout après un séjour d'hiver dans le midi.

Je n'insisterai pas sur les avantages réels que présentent les stations hivernales, situées à proximité de localités où le valétudinaire est certain de trouver une estivation salutaire.

La ville de Pau, par exemple, en face de ce splendide panorama des Pyrénées, est de toutes la plus heureusement partagée.

Je dois une mention spéciale à deux autres stations moins connues, mais dignes de l'être : la Corse et la vallée de la Nervia près Menton.

Les valétudinaires qui ont séjourné l'hiver à Ajaccio, trouveront aux approches du mois de juin, de salutaires et agréables résidences dans les villages voisins, d'Ucciani, Bastelica, Bocognano, Sari-d'Orcino, etc. S'ils veulent pénétrer plus avant dans l'intérieur de l'île, ils en rencontreront d'aussi favorables près des eaux ferrugineuses d'Orezza, au milieu de cette contrée de la Castagniccia, si pittoresque avec ses forêts de châtaigniers séculaires, et ses nombreux hameaux semés à mi-côte, sur la vallée, ou perchés comme des nids d'aigles au sommet des montagnes.

Dans un charmant volume qu'il a publié sur la vallée de la Nervia, Farina en préconise avec toute la compétence qui lui appartient, le séjour comme station d'été : indépendam-

---

[1] Dans ces centres forestiers peuplés de sapins, où l'air est saturé de leurs émanations, règne constamment une fraîcheur vivifiante.

ment des ressources que leur offrent les eaux déjà célèbres de Pigna [1], les malades trouveront de puissants auxiliaires de l'hibernation dans les belles plaines de Tanarda, situées à 1200 mètres d'altitude. Ils y bénéficieront nécessairement d'un air pur moins oxygéné, imprégné des senteurs de plantes agrestes et résineuses.

On y parvient par une route pittoresque et accidentée qui traverse les Alpes Maritimes au-dessus de Saorgio.

Depuis longtemps les médecins des Thermes Pyrénéens, conseillent après la saison thermale, la résidence pendant quelques semaines dans l'une des nombreuses stations maritimes du golfe de Gascogne (Arcachon, Biarritz, Royan) ou de la Manche, (Boulogne, Dieppe, Tréport, Trouville, Etretat, etc.).

On y retrouve une fraîcheur tonique, un air constamment renouvelé par les courants de l'Océan.

Michelet a si bien décrit ces avantages que je me fais un véritable plaisir de le citer.

Dans les excursions à la mer, il y a trois choses à considérer : le spectacle de la mer, l'aspiration de l'air marin, le bain d'eau salée.

« C'est un grand et brusque passage de quitter Paris pour la plage déserte ; aux premières visites à cette grande *nourricerie* comme l'appelle Maury, l'impression est peu favorable. C'est monotone et c'est sauvage, aride ; la grandeur inusitée du spectacle fait, par contraste, sentir qu'on est faible et petit... Autre est le souffle de la mer, de lui-même il purifie. Cette pureté vient aussi de l'air ; elle vient surtout de l'échange rapide qui se fait de l'un à l'autre, de la transformation mutuelle des deux océans. »

[1] Sulfuro-calciques analogues aux eaux d'Enghien, et très-bien étudiée dans ces dernières années par Farina.

§ 7. — CLIMATS DE MONTAGNE.

A l'époque où Rochard constatait dans son mémoire couronné par l'Académie, que la phthisie qui s'observe sur tous les points du globe sévit de préférence dans les pays plus chauds, et pendant que les premiers praticiens de l'Angleterre démontraient l'heureuse influence des climats tempérés, et de la médication sthénique, les médecins allemands et suisses mettaient à l'étude cet intéressant problème climatologique, « l'influence des altitudes dans la phthisie pulmonaire. »

Lombard les avait déjà distinguées en altitudes moyennes et en altitudes élevées ; celles au-dessous de 1,000 mètres, et celles au-dessus, les Alpines et les Alpestres.

Comme j'ai longuement parlé des premières (alpines), à l'article « Influence des milieux » (chap. *Eaux minérales*). Je dois faire connaître les faits généraux tendant à démontrer l'heureux privilége qu'ont les secondes (alpestres) de ne pas avoir de phthisiques, et même de modifier les altérations pulmonaires des malades qui viennent y séjourner pendant un certain temps.

1° Les villes populeuses du continent américain situées dans la zone tropicale à une altitude supérieure à 2,000 mètres (Paz en Bolivie ; Quito à l'Equateur ; Jauja au Pérou ; Santa-Fé de Bogota), sont exemptes de poitrinaires, alors que sous la même latitude, la phthisie ravage les régions inférieures.

2° Une immunité analogue existe sur les plateaux élevés de l'Hindoustan, de la presqu'île du Gange, des versants méridionaux de l'Himalaya, où la Compagnie des Indes a fondé ses établissements sanitaires *sanatoria*.

(Malcompelt, présidence de Bombay ; Ontacamund dans les Neilgherries ; Dittinghur, Murree dans l'Himalaya).

3° La rareté de la phthisie s'observe dans la zone tempérée à des altitudes moins grandes (Alpes ; hauteurs du Harz et de la Thuringe) [1].

4° Les malades originaires de l'Engadine (Suisse) qui ont contracté la phthisie dans les vallées (et en général dans de mauvaises habitations) guérissent rapidement, et d'une manière durable s'ils retournent à temps dans leur air natal.

5° Il est généralement admis que les pays de montagnes exercent sur la santé une action particulièrement tonifiante, qui se caractérise par un sentiment d'alacrité et de vigueur.

Avant de passer aux applications pratiques, je dois rappeler les phénomènes physiologiques que l'on observe dans les hautes ascensions, et qui sont désignés dans la science sous le nom de « mal des montagnes. »

1° Effets sur le système nerveux : céphalalgie ; somnolence.

2° Effets sur la circulation et la respiration : dyspnée ; constriction thoracique ; transudation de sang par les muqueuses (yeux, nez, oreilles) ; syncopes ; palpitations ; accélération du pouls.

3° Effets sur les fonctions digestives : soif ; anoréxie ; nausées ; vomissements.

4° Effets sur la locomotion : douleurs musculaires ; affaiblissement des membres.

5° Effets sur le système cutané : peau rugueuse ; suppression de la transpiration ; pâleur de la peau ; cyanose de la face.

Sans doute tout ce cortége de symptômes qui constitue le mal des montagnes, ne se présente pas toujours avec la même fréquence et avec la même intensité ; mais l'étude

---

[1] Si les basses vallées ou régions inférieures des montagnes présentent un grand nombre de phthisiques, cette maladie devient de plus en plus rare à mesure qu'on s'élève sur les hauteurs, de telle manière qu'au-dessus de 1,000 mètres on n'en rencontre que quelques cas isolés ; entre 1,200 et 1,500 mètres la phthisie disparaît complétement.

de la succession de ces phénomènes se relie trop à notre sujet pour n'être pas prise en sérieuse considération.

Biot, Gay-Lussac, Bixio, Barral dans leurs ascensions en ballon, ont constaté les mêmes phénomènes déjà signalés par de Saussure et Martins, en gravissant le Mont-Blanc (4,800^m); de Humbolt, le Pic-Ténériffe (3,700^m); Boussingault, sur le Chimboraço (6,500^m).

C'est en s'inspirant de ces faits et de ces principes que d'honorables praticiens ont installé leurs stations de montagnes à près de 2,000 mètres, à Davos (Suisse), à Gobersdorf (Silésie autrichienne).

Rhoden nous apprend qu'à Davos, les malades par les jours les plus froids, et par les temps de neige, peuvent aller sans inconvénients à l'air libre et se promener en traîneau.

Si l'été est venteux et la température variable, l'hiver est plus calme, la température plus égale, l'air plus sec.

L'hiver commence en novembre par une neige qui reste profonde jusqu'en avril.

Pendant cinq mois on a de 60 à 90 jours clairs, pendant lesquels les poitrinaires sont assis au soleil alors même que le thermomètre à l'ombre descend à 10°.

La transparence et la sécheresse de l'air rendent la chaleur solaire plus active.

Une expérience de cinq ans, ajoute Rhoden, m'a appris que le séjour et la méthode do traitement conviennent surtout aux individus à forme torpide avec sueurs profuses, peu de fièvres et appétit affaibli.

A Gobersdorf, à l'influence du climat vient se joindre celles de l'hydrothérapie, de la gymnastique pulmonaire, de la nourriture fortement animalisée.

De nouvelles résidences se sont créées à Saint-Moritz (1856), à Samaden, dans l'Engadine, à Bormio, dans le Tyrol (1856) [1].

---

[1] Bormio se recommande par un printemps et un automne plus doux.

Comment les climats des montagnes agissent-ils sur les poumons ?

Les opinions sont aussi variées que contradictoires.

Walshe pense que c'est en augmentant la capacité de la poitrine par l'inhalation continuelle d'un air raréfié.

Brehner invoque l'accélération du pouls, ce qui amène une augmentation du volume du cœur; il part de cette idée que la consomption se produit lorsque le cœur est petit et qu'il possède des fibres musculaires faibles et relâchées.

Weber de Londres pense que l'immunité ne résulte pas seulement du climat, et que beaucoup d'autres circonstances jouent un rôle important : le degré d'agitation de l'air; la position de montagne ou de plaine, de colline ou de vallée; l'exposition à la rose des vents; la sécheresse ou l'humidité du sol; le voisinage des neiges, des glaciers, des cours d'eau; l'état de transparence et de sérénité du ciel, etc.

Selon Weber, dans le climat des montagnes, la tendance à la résorption et à la cicatrisation des produits pneumoniques, est beaucoup plus grande, peut-être parce que la nutrition y est plus active.

Hirtz formule en ces termes ce qu'il appelle la synthèse physiologique et clinique du problème : « Si la phthisie, au point de vue du processus histologique, est une inflammation, c'est une inflammation particulière, suivie de dégénérescence caséiforme avec destruction des tissus : que les conditions hygiéniques des hautes régions, par leur ensemble énoncé ci-dessus, facilitent l'évaporation, l'exosmose gazeuse et liquide, débarrassent le sang et les cellules des produits d'élimination, empêchent les dépôts caséeux de se former, les cellules de dégénérer dans leur évolution progressive et l'inflammation de se convertir en néoplasie misérable et régressive. » Quelques auteurs ont parlé d'une influence tellurique latente; et de modifications d'ordre chimique ou physique.

Lombard fait intervenir les mystères de l'antagonisme pathologique entre la phthisie pulmonaire et l'emphysème. Jourdanet accorde un rôle prédominant à la diète respiratoire, imposée aux poumons par la dilatation de l'air et la diminution de l'oxydation (plus de carbone, moins d'oxygène). Schnepp admet la nécessité d'une inspiration complémentaire et d'une douce gymnastique du poumon, qui développe l'élasticité et la perméabilité des dernières ramifications de l'arbre bronchique. Pour lui, l'air agit à la fois comme stimulant et réparateur [1].

N'étant pas en mesure de juger par expérience personnelle, le bien fondé de ces appréciations diverses, et la valeur réelle de cette nouvelle médication, je vais résumer l'opinion des auteurs les plus compétents.

J'observe d'abord que jusqu'à ces derniers temps les médecins suisses, appuyés sur une tradition séculaire, étaient opposés au séjour prolongé dans les montagnes pour les personnes atteintes de la poitrine.

J'ajoute que les renseignements recueillis par Richter (de Dresde), ne sont nullement favorables à la loi d'immunité des montagnes relativement à la phthisie.

Lebert qui a longtemps professé à Zurich, s'exprime en ces termes : « Avant de recommander les stations élevées des montagnes, comme stations médicales appropriées aux maladies de poitrine, la question doit être examinée d'une manière plus scientifique qu'elle ne l'a été jusqu'ici. »

Après avoir fait une étude consciencieuse des faits et des observations publiées jusqu'à ce jour, Hirtz n'ose pas se prononcer d'une manière formelle :

« Quant au séjour des malades sur les hautes montagnes en hiver, notre opinion n'est point absolue quant à présent.

---

[1] J'ai fait voir que l'action spéciale de cette atmosphère conduit à une action éminemment sédative, et que chez les personnes qui arrivent aux Pyrénées dans un état de subirritation congestive du poumon et d'impressionnabilité nerveuse générale, il se produit même avant l'administration des eaux sulfurées, une amélioration lente mais progressive.

Cette pratique extrême est une réaction contre les climats trop chauds; conduite par le bon sens, éclairée par la physiologie pathologique, dirigée par une clinique sévère, elle peut comporter des indications précises pour le choix des sujets qui peuvent être encouragés à des tentatives. »

Meyer-Ahrens dans son traité classique sur les eaux minérales et les stations de la Suisse, dit en parlant de Davos « qu'il ne peut encore se permettre de jugement sur ce point. »

Imitant la réserve de Meyer-Ahrens, j'attendrai de nouvelles recherches pour envoyer dans les hautes montagnes de la Suisse, nos chers compatriotes pendant la saison d'hiver.

§ 8. — L'ATMOSPHÈRE MARITIME.

L'air de la mer est-il pernicieux ou utile dans la phthisie pulmonaire ?

Les travaux les plus contradictoires ont été publiés sur ce sujet, parce que la plupart du temps les auteurs n'ont pas établi des distinctions en rapport avec la nature des différentes variétés de la maladie.

L'activité, la puissance thérapeutique de la brise maritime est des plus incontestables, mais comme une arme à deux tranchants, elle se montre nuisible ou efficace, selon qu'elle est appliquée mal à propos, ou avec intelligence, car souveraine pour les formes torpides, elle est désastreuse pour les formes éréthiques.

J'ai déjà fait connaître les conditions climatériques des pays situés sur les bords de la mer.

J'ai indiqué aussi sur quelles opinions et sur quels faits s'appuient l'opportunité et l'efficacité du chlorure de sodium, dans les affections lymphatiques ou scrofuleuses. L'expérience des siècles a consacré de la manière la plus formelle l'heureuse influence de l'air marin dans certaines affections chroniques de l'organisme :

Hippocrate, Arétée, Pline, Galien, tous les médecins de l'ancienne Rome, conseillaient aux poitrinaires le séjour sur les bords de la mer.

Plus près de nous, Stokes, Williams, Hufeland, Percival, Reid, Smith, Clark signalent des observations qui militent en faveur de cette croyance.

Parmi les médecins de nos jours, je citerai Parola, Castellani, Bottini, Macario, Willemin et la phalange d'élite des médecins militaires qui ont habité l'Algérie.

Telle était la doctrine la plus généralement admise, doctrine basée sur l'expérience du passé, sur l'observation du présent, lorsque Rochard de Brest est venu tout armé de statistiques, contester et nier l'influence de la navigation et des pays chauds sur la marche de la tuberculisation. Pour lui, les voyages sur mer accélèrent la marche de la tuberculisation pulmonaire beaucoup plus souvent qu'ils ne la ralentissent.

D'autre part, cette maladie loin d'être rare parmi les marins, est au contraire beaucoup plus fréquente chez eux que dans l'armée de terre. « La phthisie marche à bord des navires avec plus de rapidité qu'à terre. »

Ces conclusions trop absolues ont rencontré une vive opposition dans la presse médicale et scientifique.

Les médecins qui conseillaient les excursions sur mer, et l'inspiration de l'air marin, avaient tous en vue des voyageurs, libres, aisés, naviguant dans le but d'améliorer leur santé, des jeunes gens enlevés aux veilles et aux fatigues des grandes villes.

Rochard, au contraire, ne comprend dans ses statistiques que des marins, c'est-à-dire des individus à l'existence remplie d'excès de tout genre, et placés par les nécessités du métier dans les conditions hygiéniques les plus défavorables.

Il se place aussi dans de mauvaises conditions d'étude

pour déterminer l'action bienfaisante de l'air marin, alors qu'il est respiré sur des bâtiments, toujours suspects d'encombrement, alors que le marin est exposé à passer instantanément d'un milieu où règne un air confiné, vicié, chaud et humide, au pont où s'agite un air pur fouetté par les vents, la pluie et les orages. Aussi Forget a-t-il pu écrire avec raison :

« Vous avez pris vos sujets d'observation et de statistique parmi de pauvres soldats ou de malheureux marins, obligés à faire faction ou à travailler rudement sous un soleil vertical, et voilà ce que vous nous donnez comme preuve de l'influence pernicieuse de l'air marin sur les phthisiques. »

« Nous ne pouvons, ajoute Dechambre, consentir à déposer devant une armée de chiffres une conviction fondée sur des faits positifs et rigoureusement observés.

« Les relevés de Rochard ont le défaut de substituer à une question particulière, simple, une question générale et tellement complexe que le fait à éclaircir ne peut plus être dégagé. »

Carrière traite le travail de Rochard « d'œuvre de scepticisme. »

Dans ces conditions n'aurait-il pas été plus juste de dire, que ce n'est pas la mer qui est funeste aux marins prédisposés à la phthisie, mais bien leur genre de vie ?

Ce qui me confirme dans cette pensée, c'est l'expérience clinique qui se poursuit depuis plusieurs années en Italie et en France dans des hôpitaux spéciaux installés sur les bords de la mer, pour le traitement des malheureux enfants scrofuleux et rachitiques des grands centres de population.

C'est sur l'initiative de Barellai, aidé dans son œuvre bienfaisante par toutes les dames de l'aristocratie de Florence, que furent installés les premiers établissements à Via Reggio sur les bords de la Méditerranée, non loin du magnifique golfe de la Spezzia. Les plus heureux résultats étant venus confirmer les aspirations de la philanthropie, des créations analogues ont vu le jour sur d'autres points du littoral de la mer Tyrrhénienne et de l'Adriatique.

Grâce à la sollicitude de trois administrateurs de cœur et d'intelligence, Davenne, Husson, Blondel, le petit hôpital construit, en 1861, à Berck-sur-mer (Pas-de-Calais) est devenu un grand établissement modèle, donnant asile aujourd'hui à 700 enfants des deux sexes.

C'est là qu'ont été faites sous la direction de Pérochaud, les expériences les plus complètes et les plus concluantes, sur les effets curatifs de l'hydrothérapie marine et du séjour sur les bords de la mer. Afin de permettre de continuer, pendant l'hiver, l'usage des bains de mer, on a créé au centre de l'hôpital, une vaste piscine dans un local chaud et lumineux, et susceptible de reproduire autant que possible, par l'élévation de température de son atmosphère et de son eau, les conditions habituelles des bains de mer.

Je termine cet article par une autre citation aussi poétique que vraie de Michelet : « La puissance tonique, la salubre tonicité qui rassure tout être vivant, elle est triplement dans la mer : elle l'a répandue dans ses eaux iodées à la surface, elle l'a dans son varech qui s'en imprègne incessamment, elle l'a toute animalisée dans sa plus féconde tribu les Gades (Morues). »

§ 9. — LES VOYAGES AU LONG COURS.

Pour Fonssagrives, le mot voyage implique en lui-même l'idée d'un déplacement lointain, dont le résultat thérapeutique est éminemment complexe, et peut être attribué en partie au trajet lui-même et à ses péripéties, à la différence des climats échangés, à la rupture d'habitudes souvent en désaccord avec les lois de l'hygiène, aux modifications intervenues dans la nourriture, à la diversion morale puissante déterminée par la curiosité, la satisfaction de voir et d'apprendre, l'attrait du nouveau, l'oubli des pensées tristes ou des préoccupations pénibles, etc.

Fournet demande aux voyages une heureuse diversion dans la vie morale et physique ; car pendant que la triste monotonie et les réflexions inquiètes entretiennent l'alanguissement général des fonctions, les changements de sensation raniment et aiguillonnent par la variété des objets, les fonctions du système nerveux.

Envisagée de cette manière, la question rentre dans celle de l'émigration que j'ai déjà traitée avec tous les détails qu'elle comporte.

Le titre du présent article s'applique plus spécialement aux voyages sur mer, à la navigation.

Lorsque Bayle, Laënnec, Andral préconisaient les voyages sur mer, ils s'appuyaient sur l'opinion des chirurgiens de la Marine qui avaient constaté dans des faits spéciaux d'affections pulmonaires, tantôt de l'amendement, tantôt une tendance à la guérison. Ils s'inspiraient pareillement de la pratique de Boerhaave, de Cullen et de Grégory qui recommandaient cet exercice (*æqualis, moderata et continua*).

La navigation comme moyen de guérison de la phthisie pulmonaire, dit Cazalas, est une illusion théorique ; elle n'a aucun avantage sur un bon climat partiel de terre, et elle est inséparable de tant d'inconvénients, qu'elle n'est même applicable que dans des cas tout à fait exceptionnels.

Le mot illusion est un peu sévère : H. Bennet pense, en effet, que dans quelques cas de phthisie, un long voyage en mer peut être aussi avantageux que le séjour d'hiver dans le Midi.

Il le sera surtout aux jeunes gens prédisposés à la maladie, ou qui ne présentent qu'une certaine débilité originelle ou acquise.

Gilchrist conseille les voyages parce que les rhumes sont rares dans les hautes mers.

Pichard donne le récit d'un voyage fait au Bengale en

compagnie d'un officier de marine marchande, qui malgré son état phthisique avancé, a été embarqué sur l'as-
surance donnée par Huet (du Havre), que le voyage loin
d'augmenter les symptômes, arrêterait la marche de la
maladie, ce qui arriva effectivement.

Roquette, dans un voyage de Lisbonne à Loanda, côte occidentale d'Afrique, a pu faire une étude comparative sur deux
personnes tuberculeuses ; l'une matelot, l'autre passager : le
premier a succombé à des symptômes de congestion active
au passage de la Ligne, le deuxième est retourné à Lisbonne
amélioré et engraissé.

J'ai par devers moi des faits qui tendent à reconnaître :
1° que le voyage au long cours doit être utilement conseillé
aux personnes qui peuvent réunir toutes les conditions
d'hygiène et de soins nécessaires, à celles chez qui la lésion
pulmonaire est peu avancée, aux constitutions faibles, aux
enfants délicats, aux valétudinaires souffreteux.

2° Qu'il est dangereux pour les malades dont les altérations locales du parenchyme sont profondes et généralisées.

Des documents plus précis sur le sujet nous sont fournis
par Maclaren et Williams.

Le premier, c'est la relation très-intéressante publiée dans
le *British Review* (1871) d'un voyage au long cours exécuté
en novembre 1869 par Roderick Maclaren qui, phthisique
lui-même, s'était embarqué pour l'Australie avec plusieurs
poitrinaires à des degrés divers, confiés à ses soins.

Pour ces malades et dans ces conditions, le voyage en
Australie a été essentiellement favorable, malgré la fatigue
produite chez plusieurs personnes par le passage de la Ligne,
où le calme et la température élevée sont réellement op-
pressifs.

Le traitement alcoolique a été merveilleusement supporté
en mer, le régime gras et salé très-bien assimilé et réparateur.

Le résultat du voyage qui a compris quatre-vingt douze

beaux jours, vingt de petite pluie et vingt de grande pluie, a été : cessation de la toux ; plus grande liberté de la respiration ; cessation des hémoptysies ; augmentation des forces et du poids du corps.

Williams nous donne un tableau comparatif très-instructif des 251 observations qu'il a recueillies à Brompton hospital.

PROPORTION SUR CENT.

	Considérablement améliorés.	Stationnaires.	Plus mal.
Pau	50	4,55	45,45
Rivière	58,53	20,73	20,73
Égypte	65	25, »	10
Voyages	89	5,50	5,50

Les voyages sur mer doivent, dit-il, être combinés de telle sorte que les malades rencontrent les saisons chaudes dans les pays qu'ils visitent.

Les uns vont au Cap, dans l'Inde, en Chine ; les autres aux Indes occidentales, beaucoup en Australie.

Le grand succès des voyages maritimes mérite donc d'être noté. Si nos malades avaient seulement croisé dans les climats chauds comme les marins français de Rochard, leur voyage n'aurait pas été si favorable.

La plupart ont fait le voyage d'Australie aller et retour, les autres ont gagné l'Inde et la Chine en passant par le Cap, les autres sont allés aux Indes occidentales, et quelques-uns ont gagné le continent américain par les bateaux à vapeur qui relient ces deux régions.

Ces bons résultats ne peuvent pas être attribués à l'égalité de température (la variété des climats, et le mauvais temps rencontré sur la route, font éloigner cette explication).

Il faut plutôt les rapporter à un changement constant de l'air pur, obtenu sans fatigue, à une augmentation de l'appétit, à la nourriture différente qui est bien digérée, ce qui est un signe évident d'amélioration.

L'influence morale qui accompagne un changement complet de genre de vie a une action considérable.

CHAPITRE IX

L'AÉROTHÉRAPIE.

§ 1. — AIR EN MOUVEMENT.

Jourdanet avait inscrit le mot d'aérothérapie sur le livre destiné à justifier la possibilité d'imiter la nature, en réalisant, d'une manière artificielle, les effets bienfaisants de l'air des montagnes.

En généralisant cette idée trop restreinte, j'appellerai *aérothérapie*, la méthode thérapeutique dans laquelle l'agent de curation, l'élément actif, se trouve représenté par l'air dans ses diverses modalités : air en mouvement, air dilaté, air comprimé, air contenant une plus ou moins grande proportion d'oxygène.

Je réserverai le mot de *pneumatologie*, à l'application médicale des gaz (oxygène et acide carbonique), qui entrent dans la composition de l'air.

La ventilation seule formait la base d'un traitement de la phthisie pulmonaire dans les mains de l'Irlandais Mac Cormack, de Belfast.

Son ouvrage, *la Phthisie par la respiration d'air déjà respiré*, qui constitue un très-éloquent plaidoyer en faveur de l'air pur et de la respiration physiologique, démontre les « inconvénients d'un air, qui déjà respiré par l'homme ou par les animaux, a perdu en partie son oxygène, le soutien de la vie, et est devenu chargé des produits de décomposition des tissus animaux. »

Malheureusement cette observation très-juste et très-vraie, l'amène à des idées par trop rétrécies sur l'étiologie de la maladie. En attribuant presque uniquement à la respiration de cet air « prérespiré » dans des chambres mal aérées et mal ventilées, en ne tenant aucun compte des influences héréditaires, des conditions constitutionnelles de débilité et d'abaissement de la vitalité, il ne voit d'autre moyen de la combattre sûrement que la ventilation !

L'anatomie pathologique et l'observation clinique la plus variée, ayant démontré à Ramadge que les personnes atteintes de maladies, qui entraînent les poumons à une rétention prolongée et considérable de la respiration[1], ne deviennent jamais phthisiques, l'auteur a recherché soigneusement les conditions les plus favorables pour imiter les efforts de la nature médicatrice.

Si la tuberculose ulcéreuse peut guérir, si la formation de nouveaux tubercules peut être prévenue par l'expansion des vésicules pulmonaires encore existantes, si les granulations spécifiques qui persistent, peuvent devenir inoffensives grâce à une couche de matière saine qui les circonscrit, il faut avant tout obtenir la dilatation des cellules encore perméables du poumon.

Cette dilatation entraînera nécessairement l'occlusion des cavernes résultant de la fonte des tubercules, et par suite de la pression exercée en tous sens sur les parois de ces cavités, par les parties saines du parenchyme pulmonaire, l'oblitération s'établira d'une façon lente mais progressive.

Il ne faut pas perdre de vue, que les tubercules se développent toujours aux sommets des poumons, là où le thorax est plus resserré, là où par conséquent l'expansion vési-

---

[1] Catarrhe pulmonaire, asthme, affections organiques du cœur, emphysème pulmonaire. « Tout individu frappé d'asthme, par quelque cause que ce soit, est entièrement à l'abri de la phthisie, aussi bien que celui qui ayant été atteint de celle-ci, a vu son affection se changer en asthme habituel. »   (RAMADGE.)

culaire est moins grande et les cellules peu dilatables.

A cet effet, Ramadge recommande les inhalations de vapeurs aqueuses, simples ou médicamenteuses, répétées deux ou trois fois par jour pendant un quart d'heure et ce pendant plusieurs mois ; on les suspend momentanément lorsqu'il survient de la céphalalgie ou des douleurs thoraciques.

Toute la respiration doit s'effectuer à travers un tube étroit, de manière à la rendre artificiellement asthmatique.

« Ce traitement est d'autant plus efficace qu'on y a recours à une époque plus rapprochée du début de la maladie. On ne doit en espérer une guérison complète que lorsqu'il n'existe de cavernes qu'au sommet de l'un ou des deux poumons ; toutes les fois que les lobes inférieurs sont creusés de cavernes, ou même occupés par des tubercules crus, on n'obtient qu'une amélioration plus ou moins prononcée[1]. »

Steinbrenner ayant reconnu dans l'habitude d'une respiration incomplète, la principale cause de la tuberculisation pulmonaire, a proposé dans le but de combattre la prédisposition, des inhalations et exhalations forcées, déjà conseillées par Autenrieth, Crichton, Carswell, Clark, Ramadge.

Un vase en fer-blanc de la contenance de deux kilogrammes, est rempli à moitié d'eau chaude, puis recouvert d'un couvercle à fermeture hermétique ; celui-ci est percé de deux ouvertures : l'une, surmontée d'un tube conique, forme l'ouverture de communication avec l'extérieur ; l'autre, reçoit un long tube élastique terminé par une embouchure de corne.

---

[1] L'hypertrophie du cœur, le catarrhe violent, l'emphysème général des poumons, l'inflammation des plèvres ou du tissu pulmonaire, l'hémoptysie, la phthisie déjà ancienne, sont des contre-indications pour l'emploi des inhalations forcées.

On la place dans la bouche du sujet, et on l'oblige à respirer, le nez étant absolument fermé à la respiration.

L'ouverture de communication avec l'air extérieur étant très-petite, il faut que l'air de la respiration la traverse promptement en entrant et en sortant, afin de remédier à l'étroitesse de sa colonne par la vitesse de son passage.

Dans ces mouvements d'inspiration ou d'expiration, pendant que les muscles du thorax fonctionnent avec plus d'activité, ceux du bas ventre se contractent, le diaphragme étant presque immobile, et la base de la poitrine moins dilatable : dès lors les lobes inférieurs du poumon sont gênés dans leur expansion, tandis que le contraire a lieu pour les lobes supérieurs.

L'eau chaude du réservoir est destinée à empêcher que l'air inspiré soit trop sec ou trop froid, et qu'il ne produise par la rapidité de son passage, une irritation nuisible dans les conduits aériens.

Mode d'emploi. — Deux exercices d'inhalation d'une demi-heure par jour, pendant deux mois ; exercices moins fréquents pendant trois autres ; puis reprise pendant deux mois, des inhalations bi-quotidiennes ; nouveau repos, et ainsi de suite, jusqu'à ce que l'on ait obtenu le résultat désiré. Après chaque inhalation, on doit conseiller une petite promenade ou tout autre exercice musculaire.

Steinbrenner assure qu'il a vu cette méthode produire des résultats fort remarquables ; des personnes qui avaient la respiration courte, irrégulière, insensible, qui étaient essoufflées à la moindre fatigue, ont été délivrées de ces incommodités ; des bruits respiratoires faibles, rares, rudes, ont repris leurs caractères normaux ; la dépression et la matité des régions sous-claviculaires disparaissent, les mouvements d'élévation et d'abaissement des côtes supérieures sont plus prononcés ; la circonférence supérieure de la poitrine devient plus considérable, et augmente de 6, 8, 12 et même 17 centimètres.

Persuadé de l'efficacité des respirations profondes et réi-
térées, Piorry conseille la respiration de vapeurs d'eau de
sureau, dégagées dans un ballon placé sur une lampe à alcool ; puis ensuite il provoque lentement une très-profonde
inspiration que l'on fait suivre d'une expiration énergique
et très-brusque.

Malgré sa rationnalité, et sa facilité d'application, la méthode de Ramadge et de Steinbrenner n'a pas rencontré chez
nous beaucoup de partisans.

Toutefois, en présence des heureux résultats obtenus par
les frictions, le massage et la gymnastique de chambre pour
développer la capacité pulmonaire en renforçant les muscles thoraciques, j'ai recherché les moyens d'atteindre la
plus grande dilatation physiologique, d'une manière plus
simple, plus pratique, et en même temps plus économique.
Avec l'appareil que j'expérimente depuis plusieurs mois
et que je décris ici, avec confiance, je me propose un double
but :

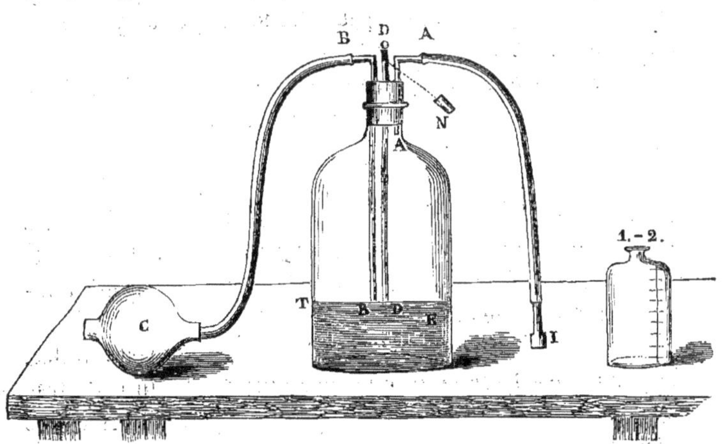

Fig. 1. — Inhalateur Chevrier.

1° Faire de la gymnastique pulmonaire, au moyen d'inspirations méthodiques et forcées, que l'on peut rendre plus

profondes par la propulsion d'une plus grande quantité d'air atmosphérique.

2° Introduire dans les bronches et dans les vésicules pulmonaires, par cette inhalation physiologique, un air imprégné, selon les nécessités du moment, soit de vapeurs émollientes et sédatives, soit de vapeurs toniques, stimulantes, de nature à modifier heureusement les ulcérations des muqueuses bronchiques dans leurs ramifications ultimes.

Le flacon de cristal, rectangulaire, de la contenance de 600 grammes, est fermé par un bouchon plein, en caoutchouc, que traversent à frottement trois tubes de verre A,D,B.

Le tube aspirateur A s'ouvre à la partie supérieure de l'appareil, et se termine par un tube en caoutchouc portant à son extrémité une embouchure I de corne, d'ivoire ou d'ambre.

Le second tube D s'élève par sa partie supérieure au-dessus du bouchon, et plonge inférieurement au fond du flacon rempli d'eau E jusque vers le tiers (point marqué par un trait de lime T), ce tube D peut être fermé par un petit bouchon de verre N.

Le troisième tube B plonge aussi, dans le liquide, et se continue en haut par un tube en caoutchouc qui se termine lui-même par la poire élastique C.

Le mécanisme est des plus élémentaires :

Si le malade peut s'habituer à faire lui-même de fortes inspirations, il aspire par le tube A l'air qui pénètre dans le flacon par le tube D, et traverse le liquide E imprégné de vapeurs d'eau d'une nature spéciale.

Comme les lumières ou ouvertures des tubes sont étroites, la personne est forcée d'imprimer plus d'activité et de travail aux muscles intercostaux, thoraciques, et supérieurs de l'épaule.

Si par contre, l'on veut aider le malade dans ses inspirations forcées, après avoir bouché l'ouverture du tube D, l'on fait manœuvrer la poire en caoutchouc C (en imprimant aux parois de la poire saisie dans la main, une série de petites pressions).

L'air qui vient de l'extérieur traverse alors le liquide G et pénètre dans les poumons par le tube inspirateur A après s'être naturellement imprégné de vapeurs aqueuses.

Voilà pour la partie que j'appelle la gymnastique pulmonaire. Je passe à la deuxième, à savoir l'inhalation.

On commence par placer l'appareil dans une terrine ou vase quelconque d'eau bouillante, pour échauffer le liquide contenu dans le flacon, puis on verse dans celui-ci l'une des solutions renfermées dans les fioles graduées 1 et 2 (contenant chacune dix doses du liquide médicament).

La solution n° 1 est destinée à fournir des vapeurs émollientes et sédatives.

Elle se compose des éléments suivants : cynoglosse, alcoolate d'aconit, eau de laurier-cerise, etc.

La solution n° 2 doit donner naissance à des vapeurs balsamiques, toniques, stimulantes, aptes à modifier les muqueuses plus ou moins ulcérées.

Ses éléments sont représentés par l'hyposulfite de soude, les essences d'eucalyptus, de goudron, etc.

Les indications ordinaires de la solution n° 1 seront en conséquence, les phénomènes d'irritation de la gorge et des bronches (*vulgo* grippe), les toux fatigantes, les expectorations difficiles.

Celles de la solution n° 2 résulteront principalement de la nécessité de modifier la nature de l'expectoration (quantité et qualité) et d'agir directement sur les lésions pulmonaires.

Si la raison d'être du double but que je demande à cet appareil est établie, démontrée par de nombreuses observations, toutes confirmatives des idées de Ramadge et de Steinbrenner, je n'ai pas besoin de m'appesantir davantage sur sa manœuvre aussi commode que facile.

Comme la partie pharmaceutique de cette médication

joue un rôle très-important, j'ai confié à un pharmacien, chimiste très-distingué, le soin de préparer les solutions dont nous avions étudié avec beaucoup de soin les formules, et comme d'autre part, son obligeance à surveiller la construction de l'appareil, en a rendu le fonctionnement possible, je n'ai pas hésité à le présenter au public médical, sous sa nouvelle appellation de *Gymnastique pulmonaire, Inhalateur Chevrier.*

§ 2. — AIR DILATÉ.

A propos des conditions atmosphériques que l'on rencontre à certaines altitudes, j'ai déjà indiqué l'importance de ces recherches et la valeur des théories de Jourdanet.

L'air des montagnes n'a par lui-même d'autres propriétés que celles qui lui sont départies par les divers degrés d'altitude auxquels on les considère. L'influence qu'on ne saurait alors lui refuser, est due tout entière à la diminution du poids de l'atmosphère qu'on respire. De là ces trois propositions : — Au pied des grandes chaînes, l'air des montagnes n'a pas plus d'influence sur la santé que l'air ordinaire des plaines ; — cet air devient corroborant à des hauteurs modérées ; — il affaiblit l'homme au delà de 2,000 mètres.

Deux choses, ajoute Jourdanet, sont nécessaires à l'entretien de la vie : l'absorption de l'oxygène (agent essentiel de notre existence, élément actif de toutes les transformations vitales) ; et le rejet de l'acide carbonique (produit d'une combustion lente où la chaleur animale trouve sa source presque exclusive). La régularité de l'hématose consiste dans la stabilité des rapports entre ces deux gaz bien plus que dans la quantité plus ou moins élevée d'oxygène.

[1] A côté de l'anémie due à la diminution des globules sanguins, et de l'hémoglobine, Jourdanet place une anémie nouvelle, due à la moindre richesse de cette combinaison de l'hémoglobine avec l'oxygène, et l'appelle *anoxyhémie.*

L'action régulière de l'oxygène sur la vie, est garantie par trois forces qui en assurent le jeu physiologique.

La pression atmosphérique intervient d'une manière efficace pour introduire et retenir l'oxygène dans le sang.

Les globules du sang jouissent du privilége d'assurer la condensation de ce gaz par une action chimique.

Le gaz acide carbonique, par son accumulation ou sa sortie exagérée, tempère, ou rend plus active, la présence de l'oxygène et en fait varier la densité.

C'est sur ces données, que prenant la raréfaction de l'air comme cause unique des troubles, des périls ou des avantages qui se trouvent liés au séjour, comme aux voyages sur les montagnes, l'auteur a cherché, dans l'imitation de la nature, les moyens de réaliser par des appareils spéciaux, les effets que des hauteurs variées ont coutume de produire sur l'homme.

Dans l'application artificielle de l'air des montagnes, afin de mieux apprécier les résultats thérapeutiques, il ne faut pas perdre de vue : son action essentielle d'une part, l'effet des transitions de l'autre.

Rien de plus simple que de diminuer la pression barométrique autour d'un sujet malade.

En établissant un jeu convenable de pompes, au-dessus d'un récipient à parois très-résistantes, et en leur faisant ramener au dehors une certaine quantité de l'air qui s'y trouve renfermé, on force l'air restant à occuper l'espace tout entier représenté par la capacité de l'appareil.

Dans ces conditions, l'effort de l'air, pour continuer à s'agrandir, sera d'autant moindre que sa dilatation aura été plus considérable; et par conséquent la pression qu'il exerce sur les corps sera diminuée dans la même proportion.

Voici les symptômes que j'ai éprouvés en entrant dans l'appareil à air dilaté :

Pendant que la dépression barométrique marchait de $0^m,760$ à $0^m,580$, les mouvements respiratoires se ralentissaient ; je sentais ma poitrine à l'aise comme si elle était débarrassée d'un poids incommode ; le pouls s'accélérait, et l'ouïe s'altérait sans arriver à la douleur.

Pendant une demi-heure de séjour dans l'appareil, (pression permanente de 0^m,580) ma respiration a été calme ; le pouls toujours accéléré tendait à se ralentir vers la fin de la séance ; en rentrant à l'air libre, il me restait un peu de lourdeur de tête [1].

Les cas de la plus grande efficacité de ce moyen thérapeutique, se sont rencontrés chez les sujets de tout âge, affaiblis par la maladie, par la respiration d'un air insalubre, par la vie sédentaire, par des dérèglements d'hygiène ; quant aux poitrinaires, après avoir éprouvé un court moment d'agitation, sous l'influence du vide qui s'opère, ils retrouvaient le calme et se sentaient à l'aise. Les mouvements respiratoires, irréguliers, saccadés, comme convulsifs, se transformaient souvent en toux sèche et fatigante, se modéraient promptement sous l'influence de la raréfaction de l'air, pour faire place à une respiration ample et naturelle. La poitrine se soulage donc dans le vide partiel. L'action sédative de l'air raréfié calme les symptômes existants de la phthisie, mais ne peut modifier l'affection organique elle-même.

D'accord avec mon distingué confrère, je résume dans ces paroles les résultats obtenus jusqu'ici : quelle que soit l'action bienfaisante de l'air raréfié, respiré par les phthisiques d'une manière continue, quel que puisse être le bénéfice que l'homme obtienne de la respiration d'un air artificiellement raréfié, il est aujourd'hui prouvé que les perturbations qu'ils éprouvent pour y arriver et pour en sortir, dépassent en préjudice le bien qu'ils eussent pu retirer de la raréfaction elle-même.

---

[1] « Sous l'influence du jeu des pompes, pendant que le vide se fait au quart d'atmosphère 0.570 millimètres, l'acide carbonique est dégagé dans une proportion plus forte que dans les conditions normales de pression, tandis que l'oxygène, obéissant aux lois de l'endosmose, continue à s'introduire en proportion de l'acide carbonique exhalé. »   (JOURDANET.)

Malgré cette déclaration catégorique, je ne puis passer sous silence les intéressantes recherches expérimentales faites à la Sorbonne par Paul Bert, dans le but de déterminer l'influence que les modifications dans la pression atmosphérique exercent sur les phénomènes de la vie. Comme malgré la précision mathématique des faits, leur exposition un peu confuse, se ressent trop de la multiplicité et de la variété des expériences, j'avais eu la pensée d'emprunter à Jourdanet, le résumé qu'il en fait dans son volume en cours de publication [1] ; mais après réflexion, j'ai mieux aimé transcrire *in extenso* les diverses conclusions du savant professeur [2] :

— Quand la pression diminue, le sang s'appauvrit en oxygène et en acide carbonique.

— Quand la pression augmente, le sang devient plus riche en oxygène, ce qui est dû exclusivement à la tension augmentée de ce gaz, dans l'air comprimé ; l'acide carbonique est au contraire diminué.

— En thèse générale, la respiration s'accélère quand la pression diminue; mais rien n'est plus irrégulier que ces modifications dans la rapidité respiratoire.

— Dans l'air confiné, à la pression d'une atmosphère et aux pressions moindres, la mort des moineaux arrive lorsque la tension de l'oxygène est réduite à une certaine valeur constante, représentée par un chiffre qui varie de 3 à 4. Pour les pressions trop élevées, la mort est due exclusivement à la tension trop considérable de l'oxygène ambiant.

— Dans tous les cas, la pression barométrique avec ses variations, n'est jamais directement, par elle-même, la cause des phénomènes ; elle n'est qu'une des conditions qui font varier la tension des gaz, et l'autre facteur, la composition centésimale, peut parfaitement, s'il marche en sens inverse,

---

[1] *De la pression de l'air et des climats des montagnes au point de vue de leur influence sur la vie et sur les destinées de l'homme.*

[2] A l'article *Pneumatologie*, je relaterai les expériences sur l'action nocive de l'oxygène.

en contrebalancer les effets de même qu'il les augmentera rapidement, s'il marche dans le même sens.

Nous arrivons à conclure, ajoute Bert :

1° Que trois animaux dont l'un épuise par sa respiration un espace clos plein d'air, dont le second est contraint de respirer dans un courant d'air de moins en moins riche en oxygène, dont le troisième est soumis à une diminution graduelle de pression ; que ces animaux sont tous les trois, par ces procédés si divers, menacés des mêmes accidents et de la même mort, de la mort par privation d'oxygène, par véritable asphyxie.

2° Que deux animaux dont l'un respire dans un courant d'air de plus en plus riche en oxygène, et dont l'autre est soumis à une pression barométrique croissant de 1 à 5 atmosphères, sont dans des conditions identiques.

Pas assez d'oxygène en tension, ou trop d'oxygène, toute l'influence que les modifications de la pression barométrique exercent sur les êtres vivants, se résume en ces termes. De là ces conséquences générales et ces applications pratiques :

1° Les modifications dans la pression barométrique n'ont d'influence sur la vie animale et sur la vie végétale, que par les changements qu'elles apportent dans la tension de l'oxygène ambiant, et les changements qui en résultent dans les processus chimiques de la nutrition.

2° Il faut combattre l'influence des modifications dans la pression, quand elles sont fâcheuses, par des modifications inverses dans la composition chimique de l'air, de telle sorte que la tension de l'oxygène ambiant reste à sa valeur normale (20,9).

§ 3. — AIR COMPRIMÉ.

Pendant que les noms de Triger, Hamel, Watelle, François, Folley, se rattachent aux études entreprises sur l'air comprimé dans ses applications industrielles, ceux de Pravaz, Junod, Bertin, Tabarié rappellent à la pensée les importantes applications thérapeutiques faites aux catarrhes bronchiques, à l'emphysème pulmonaire, à la coqueluche, à la phthisie.

Depuis son invention, la méthode de Triger a été surtout employée dans les mines de Maine-et-Loire et de Douchy ; aux ponts de Kehl, d'Argenteuil, de Bayonne ; aux ports de Brest, de Bordeaux.

Voici les phénomènes éprouvés par les ouvriers à leur descente dans les tubes, c'est-à-dire dans un air comprimé (à trois atmosphères) et humide : bourdonnements d'oreilles et obtusion de l'ouïe dans les premières minutes ; respiration aisée, plus profonde, moins fréquente ; ampliation de la capacité pulmonaire ; circulation d'abord accélérée, puis ralentie ; au début augmentation de l'appétit ; diminution de l'appétit quand la pression devenait trop forte. Une fois la compression obtenue, les ouvriers travaillent dans les tubes sans rien éprouver ; mais en sortant, surviennent des démangeaisons violentes à la peau, des douleurs musculaires.

Dès que les pressions ont dépassé trois atmosphères, les ouvriers ont présenté des accidents plus ou moins graves, allant jusqu'aux vertiges et à la mort.

J. Guyot attachait, par intuition, une grande importance thérapeutique, à l'augmentation artificielle graduelle et constante de la pression atmosphérique.

Cette compression réparatrice et tonique de l'atmosphère, exempte de toute influence extérieure et de variation, devait avoir d'après lui, sur les poumons, une influence remarquable, et pour ainsi dire immédiate. D'abord elle fait cesser toute hémoptysie en rapprochant les tissus ulcérés, et en affermissant les surfaces des muqueuses ; en second lieu, elle présente plus d'oxygène aux surfaces restées saines, et soutient ainsi la vie en rendant sa fonction la plus importante, la respiration, plus complète.

Enfin elle présente toute la série des effets opposés à ceux des ventouses et de la diminution de pression.

Ces idées généralement admises par les praticiens de nos jours, sont naturellement combattues avec beaucoup de vivacité par Paul Bert :

« J'attribue, dit-il, une très-grande importance pratique aux applications thérapeutiques de l'air comprimé, mais les médecins qui les ont employées n'en ont pas tiré un bien utile parti au point de vue physiologique, parce que leur sphère d'action ne dépasse pas deux atmosphères.

« Les effets remarquables obtenus sous ces faibles pressions, auraient bien dû les éloigner de leur première erreur sur l'influence de la compression ; c'est toujours l'écrasement des muqueuses, la dilatation du poumon, par l'air comprimé, qui servent d'explication. Cette théorie ne peut soutenir l'examen physique. Lorsqu'un emphysémateux se soumet à l'action de l'air comprimé, il voit très-rapidement sa capacité respiratoire augmenter dans une proportion extraordinaire, de plus d'un tiers parfois. Il semble que le poumon se dilate comme si l'on y insufflait réellement de l'air comprimé.

« Cette amélioration si capitale persiste après que le malade est sorti des appareils, et peut durer pendant des semaines, quand le traitement a été suffisamment prolongé. »

Leval-Picquechef, qui a utilisé les appareils de L. Tabarié dans une installation plus complète et plus confortable, n'emploie cependant qu'une compression de 15 à 20 centimètres ; seulement il pose en principe que cette médication exige une surveillance de tous les instants, et une étude minutieuse des idyosincrasies du malade, et des modalités successives qui se produisent dans l'économie.

Il pense, avec raison, que toutes les fois que l'on dépasse la pression barométrique normale, l'on se trouve en présence d'un modificateur nouveau, d'un véritable médicament à haute puissance.

L'air comprimé est administré dans des petits cabinets, ou cloches, traversées par 40 mètres cubes d'air par heure. La sensation la plus désagréable en entrant dans la cloche provient de douleurs d'oreilles, dues à des tensions inégales sur les deux faces de la membrane du tympan.

Au bout de quelques instants, le calme s'établit sur toute la ligne, et la dilatation plus profonde de la poitrine fait éprouver au malade un bien-être très-significatif.

Dans les cas d'anémie, d'hémorrhagies passives, d'asthme, d'emphysèmes pulmonaires, de coqueluche, l'action salutaire de l'air comprimé est des plus accentuées.

Les modifications obtenues sur les poitrinaires sont moins évidentes, parce que les éléments de la maladie sont plus complexes.

Il est des formes de la phthisie qui sont plus promptement amendées. C'est surtout dans le traitement de cette affection, que l'on reconnaît l'utilité du *modus agendi* de Leval-Picquechef, et la nécessité de faire pour ainsi dire chaque jour un diagnostic précis de la lésion pulmonaire, du retentissement qu'elle fait naître dans l'organisme, des complications qu'elle engendre.

§ 4. — DIÈTE RESPIRATOIRE.

Sales Girons justifie le nom de diète respiratoire qu'il a le premier proposée, au moyen de ce raisonnement :

Toute diète implique des modifications dans la quantité et dans la qualité du *pabulum ;* or, comme l'air est l'aliment de la respiration, et que l'oxygène en constitue le pabulum, il sera toujours aisé de modifier cet élément en quantité et en qualité.

Notions physiques. — Lorsque l'air normal est trop peu oxygéné pour certains états morbides, on peut recourir à la cloche à air comprimé ; lorsqu'il faut diminuer l'oxygène,

on fait pénétrer le malade dans les appareils à raréfaction ;
on le transporte au haut des montagnes ou on le fait descendre au fond d'une mine [1].

La chaleur [2] et le repos [3] sont aussi deux moyens de diète respiratoire.

Le phosphore, dans l'air goudronné, ne brûle pas, et il perd sa phosphorescence.

Notions cliniques. — Les émanations balsamiques de goudron, si efficaces contre la phthisie, atténuent sur les bronches les effets de l'oxygène de l'air.

Pour traduire la théorie en pratique, Sales Girons établit sa thérapeutique sur ces deux indications :

1° Échauffer l'air respiré pour lui donner plus de volume et diminuer ainsi la quantité d'oxygène [4] ;

2° Répandre dans cet air des émanations de goudron pour adoucir les qualités de ce même oxygène [5].

A cet effet, il propose sa cravate cache-nez contre le froid et le vent [6]. (On échauffe l'air respiré ; on respire de l'air expiré chaud ; on amoindrit la quantité d'oxygène.)

La cravate cache-nez a eu son jour de vogue ; à un mo-

---

[1] D'après Hervier, l'air des mines ne contient que 17 à 20 d'oxygène pour 100 au lieu de 21.

[2] L'air augmente de volume par la chaleur ; donc en été ou dans une chambre à 20°, l'oxygène est en moindre quantité qu'en hiver et au dehors.

[3] L'homme qui court, qui fait un effort, respire plus d'oxygène que l'homme en repos.

[4] Sales Girons s'appuie sur la pratique de Chomel qui conseillait (bien à tort selon moi), d'établir le malade dans une chambre chaude, dont l'air peu renouvelé, serait imprégné de vapeurs de goudron, afin de diminuer la quantité d'oxygène.

[5] Plus tard, il a cherché dans la pulvérisation de l'eau sulfurée, cette modification de l'oxygénation de l'air, en considérant toujours l'oxygène comme la cause secondaire qui entretient et active la maladie.

[6] Ce petit appareil, de l'épaisseur de quelques millimètres, s'applique devant la bouche et les narines. Il est confectionné avec des lames de tissus de crin et de laine, dans l'intervalle desquelles est étendue la goutte de goudron, dont les émanations doivent adoucir le contact de l'oxygène sur les organes.

ment elle a même obtenu les honneurs d'un rapport à l'Académie, et l'approbation de la savante assemblée.

Les idées que j'ai exposées sur la nécessité d'une aération complète, d'une ventilation bien ménagée d'une part ; sur les conditions physiologiques de l'air et des altitudes, de l'autre ; me dispensent de discuter les bonnes intentions, et les illusions bénévoles de Sales Girons. Voici du reste, comment Champouillon, avec son style mordant et sarcastique, apprécie la méthode : « qui pourrait, en effet, sans passer pour récalcitrant, refuser de prendre au sérieux l'idée d'une *diète respiratoire*, quand un homme célèbre et parfaitement estimable (Bouillaud), donne à cette idée une adhésion enthousiaste ; et quand l'Académie tout entière reconnaît dans l'invention d'une muselière goudronnée une immense découverte ? »

ÉTABLES A VACHES. — Le séjour des étables à vaches, comme moyen prophylactique et curatif de la phthisie, préconisé d'abord par un empirisme vulgaire, est devenu l'objet de controverses et d'expériences scientifiques.

Pour l'anglais Read et pour le suédois Bergius, l'air agit par les parties vitales, balsamiques et sulfureuses, de la respiration et de la transpiration des vaches elles-mêmes.

Pour Beddoès, cette atmosphère artificielle est rendue moins excitante par l'augmentation de l'acide carbonique ; et cependant Pettenkofer et Mon Marker mesurent la viciation de l'air, d'après la proportion d'acide carbonique qu'il renferme.

Pettenkofer regarde l'air comme malsain pour l'homme, alors qu'il contient 1 p. 100 d'acide carbonique.

Il résulte des expériences de Marker, que la proportion de 2 1/2 à 5 p. 100 d'acide carbonique dans l'intérieur des habitations des animaux, eu égard à la température exigée dans les étables, peut être regardée comme la proportion normale.

Sales Girons, fidèle aux principes de sa diète respiratoire, rapproche le bénéfice de l'habitation des étables pour le poitrinaire, de l'abaissement qu'éprouve la normale de l'oxygène dans cet air confiné.

Le matin avant d'élargir les portes, les étables à vaches marquent 20 et même 19 d'oxygène au lieu des 21 de l'atmosphère extérieure.

Il est d'autant moins utile de combattre les idées de Sales Girons, que la pratique elle-même est aujourd'hui tombée en désuétude.

§ 3. — PNEUMATOLOGIE.

Demarquay, dans son remarquable *Essai de pneumatologie*, nous apprend que cette partie de nos connaissances médicales, a pour but de rechercher les applications que l'on peut faire des gaz à la thérapeutique.

Afin de rester dans les limites de mon travail, je ne m'occuperai que de l'acide carbonique A et de l'oxygène B.

Quelles sont d'abord nos notions physiologiques sur les gaz du sang? Les travaux de Magnus ont démontré qu'il existe des gaz dans le torrent circulatoire, et que ces gaz en proportions variables dans les deux sangs, sont formés par les éléments constitutifs du sang lui-même.

Oxygène. — Dumas a prouvé : 1° que l'oxygène du sang se trouve surtout combiné avec les matériaux de ce liquide ; 2° que les globules sanguins sont l'élément sur lequel s'opère cette fixation de l'oxygène de l'air, dans l'appareil circulatoire.

Cl. Bernard enseigne que l'oxygène n'est pas seulement à l'état de dissolution dans le sang, mais bien combiné avec ses matériaux ; toutefois cette combinaison chimique de l'oxygène avec les globules n'est pas assez stable pour que l'oxygène ne puisse en être chassé (par le vide pneumatique, ou par l'oxyde de carbone). Ces considérations physiologiques ont amené G. Sée à reconnaître (*mémoire sur l'a-némie*) que les globules sont les véhicules de l'oxygène combiné et de l'ozone, et que leur diminution entraîne des troubles graves de la calorification, des fonctions respiratoires, de la sensibilité générale et de l'innervation du cœur.

Acide carbonique. — Le gaz acide carbonique du sang veineux résulte de la combinaison, ou mieux de la combustion du carbone dans les capillaires généraux, par l'oxygène des globules mis en liberté.

Pour Lavoisier, l'acide carbonique se formait ou dans le poumon, ou dans le sang.

Spallanzani a le premier démontré que l'acide carbonique se forme dans les capillaires généraux, et qu'il est apporté tout formé par le sang veineux, à la surface pulmonaire chargée de l'exhaler en même temps qu'elle absorbe l'oxygène.

Quel est le rapport qui existe entre l'oxygène absorbé par la respiration et celui que l'on retrouve dans l'acide carbonique exhalé ?

Comme l'avait annoncé Lavoisier, la totalité de l'oxygène ne servant pas à brûler le carbone, une partie de ce gaz peut s'unir à l'hydrogène des matériaux organiques du sang pour engendrer de l'eau.

Cl. Bernard admet que la transformation de l'oxygène en acide carbonique s'opère dans le sang lui-même.

Azote. — L'azote du sang était considéré par Magnus, comme un gaz dissous dans le fluide nourricier.

« L'azote, dit Longet, se trouve là comme dans les eaux courantes qui sont en libre communication avec l'atmosphère. »

Pour Regnault et Reiset, l'azote du sang doit provenir du dedans, c'est-à-dire d'un travail dépendant de l'organisme.

A. L'acide carbonique a été découvert par Van Helmont qui lui donna le nom de *esprit Sylvestre :* Jean Bernouilli et Halls l'isolèrent vers la fin du dix-septième siècle.

L'action physiologique qu'exerce l'acide carbonique sur l'organisme, est sujette à controverse.

Gaz irrespirable pour les uns, délétère et tonique pour les autres, il a été considéré dans ces derniers temps, comme un merveilleux succédané du chloroforme.

Voici le bilan des notions que nous possédons à ce sujet :

1° L'acide carbonique exerce sur la surface du corps une action excitante d'autant plus marquée que la peau est plus fine et douée de plus de sensibilité.

Expériences sur les gaz des cuves en fermentation (Collard de Martigny), et sur les gaz fournis par les sources carbonatées (Abernethey et Rotureau) ;

2° Son action sur les organes des sens participe de l'influence générale exercée sur le tégument externe (impression de froid, excitation vive, exaltation sensoriale, ou perturbation nerveuse, tous phénomènes fugaces) ;

3° L'action stimulante sur les voies digestives, entraîne avec elle une légère excitation névro-vasculaire (expériences de Mathew Dobson) ;

4° L'introduction de l'acide carbonique dans l'organisme, par les voies respiratoires, produit des phénomènes diversement appréciés.

Pour les uns cette action est délétère, le gaz est essentiellement tonique. Étuves de Macbride, Dobson, Beddoès, James Watt, en Angleterre. — En France, Fourcroy, Collard de Martigny, Dumas de Montpellier, Pelouze et Frémy (mêlé à l'air à la dose de 1/5 ou de 1/4 il détermine l'asphyxie).

Pour les autres, il est simplement irrespirable, et indemne de dangers. Guyton de Morveau pressentait déjà, en 1786, les idées admises de nos jours.

Bichat admettait que l'acide carbonique n'est pas tonique, et que les animaux ne meurent pas dans ce gaz aussi vite qu'on le disait.

Nysten en l'injectant avec précaution dans le système veineux, n'obtenait que de la faiblesse musculaire passagère.

D'expériences faites sur les animaux et sur lui-même, Demarquay conclut à l'innocuité relative de l'acide carbonique mélangé avec une quantité d'oxygène ou d'air. Pour lui, l'acide carbonique est simplement irrespirable :

« L'acide carbonique respiré pur met un obstacle matériel à la fonction pulmonaire, et par suite détermine l'asphyxie ; l'azote et l'hydrogène quoique irrespirables, le sont moins que l'acide carbonique, parce qu'étant différents par leur nature du gaz qui doit être éliminé, l'échange peut se faire pendant quelques instants. »

D'après ses expériences personnelles, on peut respirer une atmosphère chargée d'une quantité d'acide carbonique beaucoup plus considérable que celle que l'analyse chimique a constatée dans un air confiné, ayant déterminé des accidents d'asphyxie plus ou moins complète, sans que la respiration soit sérieusement entravée pendant quelques minutes.

« L'asphyxie en vases clos, dit Paul Bert, l'asphyxie par strangulation et par submersion, sont dues à la privation de l'oxygène, l'acide carbonique ne jouant dans ces deux dernières aucun rôle, et dans la première n'ayant qu'une influence tout à fait sans importance. »

D'après ces idées, la plupart des accidents produits par la vapeur du charbon, l'air confiné, les vapeurs des cuves en fermentation, mis à tort sur le compte de l'acide carbonique, doivent être imputés en grande partie soit à l'oxyde de carbone[1], à l'hydrogène sulfuré, aux vapeurs alcooliques, soit à d'autres gaz mal connus qui prennent naissance dans ces cas. Quelles ont été, et quelles sont aujour-

---

[1] Dans ses essais d'inhalation d'oxyde de carbone, Samuel Witte a vu qu'après deux ou trois inhalations, l'individu est saisi de vertige, de tremblement et de commencement d'insensibilité, auxquels succèdent la langueur, la faiblesse, la céphalalgie.

d'huiles applications thérapeutiques de l'acide carbonique dans la phthisie pulmonaire?

L'empirisme vulgaire a précédé les indications raisonnées de la science.

Solano de Lucques, Fouquet et Sprengel recommandaient les bains de terre fraîchement remuée, d'où s'exhalait une certaine quantité d'acide carbonique.

L'influence bienfaisante du séjour des étables était aussi rapportée à l'augmentation de ce gaz.

Enfin Brera, en Italie, conseillait l'inspiration d'une atmosphère méphitique (*arie mefitiche*).

Avant d'être préconisé dans le traitement de la phthisie, l'air fixe avait été employé par Macbride, Priestley et Dobson dans le traitement des ulcères et des fièvres continues à formes putrides.

Percival de Manchester est le premier qui ait fait respirer de l'acide carbonique aux phthisiques, ayant observé que l'eau minérale de Bath, loin de nuire aux personnes atteintes de phthisie, les soulageait au contraire beaucoup.

Il faisait installer le gaz qui se dégageait d'un mélange effervescent de craie et de vinaigre. Il obtint d'excellents résultats dans plus de 30 cas de phthisie bien constatée.

Romas Beddoès cite un cas remarquable de guérison.

Dobson, Withering, Home, Simmons traitèrent par le procédé de Percival de nombreux cas de phthisie.

John Ewarth, de Bath, laissait séjourner les malades dans une chambre, dont l'air était imprégné d'acide carbonique.

Les médecins italiens et allemands ont souvent fait usage, contre la phthisie, de l'acide carbonique en inhalations.

Hufeland, dans son Traité des eaux minérales d'Allemagne, dit :

« Il est démontré que l'acide carbonique est du petit nombre des médicaments qui, dans toutes les variétés de phthisies pulmonaires, soit muqueuse, scrofuleuse ou purulente, exercent une influence des plus salutaires. Il facilite l'expectoration, en améliore la nature et diminue la quantité. Il apaise la fièvre hectique. Ce moyen a même produit plusieurs fois des guérisons radicales. »

En France, l'acide carbonique n'eut qu'une existence éphémère comme agent thérapeutique.

Expérimenté officiellement, et par ordre, il n'obtint pas la consécration de la Société royale de médecine.

Dans ces dernières années, ce gaz a repris de la vogue. Il a été utilisé auprès des sources minérales de Vichy, Celles, Saint-Alban, comme l'indiquent les travaux de Goin, Nepple, Graefe, Granville, Rotureau, Herpin de Metz.

Des sources abondantes de gaz acide carbonique pur, existant à Saint-Alban, Goin a soumis ses malades à la médication gazeuse, soit seule, soit associée à la médication hydro-minérale. S'il n'a pas guéri la phthisie, sous l'influence de cette diète respiratoire, il a réussi à améliorer et à enrayer des affections chroniques pulmonaires ayant l'apparence de phthisie.

Nepple a fait aussi des recherches intéressantes à Saint-Alban.

Herpin de Metz recommande surtout les inhalations comme moyen prophylactique, « avant que le mal n'ait fait des progrès, pour modérer l'action trop excitante de l'oxygène de l'air, modifier la composition du sang artériel, tempérer sa vivacité, calmer l'irritabilité et l'énergie surabondante des organes et des fonctions de la respiration. »

Après mûre réflexion, j'adopte ces conclusions très-sages de Demarquay.

« Nous croyons qu'avec un fluide aériforme doué des propriétés que nous lui connaissons, qui se met en communication si directe avec l'organe principal de la respiration et qui agit aussi immédiatement sur la fonction elle-même, on pourrait peut-être constituer une espèce de diète respiratoire qui, dans certains cas de phthisie (individus à tempérament nerveux, irritables, avec tendance aux hémorrhagies actives, mettrait l'organisme dans le milieu le plus favorable à une profonde modification, laquelle seule peut conduire à une guérison plus ou moins prochaine, quand toutefois elle est possible. »

C'est pour rendre véritablement pratique l'inhalation de l'acide carbonique, que Rengade a construit son *gazogène inhalateur*. Cet appareil se compose d'un récipient principal, en verre, à large ouverture, et contenant une cloche de dimensions plus petites.

C'est dans le vase extérieur que l'on prépare le gaz carbonique qne le malade doit inhaler.

Mais avant de sortir de l'appareil, le gaz est conduit par un tube dans la cloche intérieure du gazogène; en traversant les liquides qui y sont renfermés, il s'imprègne de leurs principes volatils, et c'est alors seulement qu'il est aspiré par le malade.

B. *Oxygène.* — Burdach fait remonter à Démocrite, l'idée de *l'esprit vital* ou πνεῦμα que l'air fournit au sang.

Dans son *Traité de l'air et de la flamme*, Léonard de Vinci écrivait ces remarquables paroles : « Lorsque l'air n'est pas dans un état propre à recevoir la flamme, il n'y peut vivre ni flamme ni aucun animal terrestre ou aérien. »

Mayow admettait après lui « que l'esprit nitro-aérien est le principe vital de l'air, aliment de la combustion et de la respiration. » Enfin, Lefèvre, Robert Boyle, Drebbel, Hales, avaient émis des idées analogues.

Toutefois, ce n'est qu'en 1774 que Priestley isola pour la première fois ce gaz oxygène qu'il appela *air vital* ou *air déphlogistiqué*.

Priestley reconnut que le changement de couleur du sang noir devenant rouge au contact de l'air, était dû à l'oxygène, et que dans ce processus, l'oxygène était enlevé par le sang à l'air commun qui perdait ainsi la propriété d'entretenir la combustion et la respiration [1].

---

[1] Les recherches modernes ont appris que c'est l'hémoglobine qui prive

Tout d'abord, Priestley rechercha quelles pouvaient être ses applications utiles, et voulut l'utiliser comme agent thérapeutique.

Voici comment il décrit la première expérience physiologique faite en le respirant avec un syphon de verre :

« La sensation qu'éprouvèrent mes poumons, ne fut pas différente de celle que cause l'air commun : mais il me sembla ensuite que ma poitrine se trouvait singulièrement dégagée et à l'aise pendant quelque temps. »

Les premières inhalations d'oxygène amènent quelquefois une légère sensation de chaleur dans la bouche, qui se communique au larynx et dans l'intérieur de la poitrine, sensation plutôt agréable que désagréable. Le pouls, en même temps que l'air vital pénètre, s'élève généralement.

Les effets sur les sens sont peu marqués du côté du système nerveux central; on ressent parfois un peu d'ivresse, et les personnes impressionnables accusent des sensations de picotement aux extrémités des doigts, et de l'agitation.

Du côté des voies digestives, survient un fait très-important et assez général, le développement de l'appétit. De La Passe a constaté par des expériences sur lui-même, que l'on pouvait vivre plusieurs heures dans une atmosphère fortement saturée d'oxygène, sans éprouver d'autres symptômes qu'un redoublement de vitalité [1].

Brown-Séquard a prouvé :

1° Que tous les tissus contractiles et nerveux pouvaient, après avoir perdu leurs propriétés vitales, les recouvrer sous l'influence d'un sang chargé d'oxygène ;

---

ainsi l'air de son principe actif; de brune elle devient rouge lorsqu'elle a fixé ce principe et présente alors au spectroscope les bandes normales de l'hémoglobine oxygénée.

[1] « Tous ceux qui spontanément ou sur mon conseil ont respiré eux-mêmes l'oxygène, ont été convaincus de son innocuité; appliqué avec précaution (dans les limites de 15 à 20 litres), il ne peut amener d'accidents sérieux. Les craintes exprimées par quelques physiologistes n'ont pas de raison d'être. »   (DEMARQUAY.)

2° Que l'oxygène augmentait les propriétés vitales de la moelle épinière, des nerfs moteurs et sensitifs ;

3° L'irritabilité musculaire peut être maintenue pendant longtemps dans des membres séparés du corps, dans lesquels on injecte du sang chargé d'oxygène.

Cyon a déterminé le rôle important exercé par l'oxygène sur les contractions cardiaques ; sa présence dans le sang est indispensable pour exciter les ganglions automoteurs du cœur.

Action sur la nutrition. — Lavoisier démontre que la chaleur animale provenait de la combustion qui engendrait de l'eau et de l'acide carbonique au sein de l'organisme. Cette action comburante était plus ou moins activée sous l'influence des divers médicaments, action directe de l'oxygène.

Kollmann a vu l'acide urique diminuer sous l'influence de l'inhalation du gaz, de 236 milligrammes, proportion normale à 122 milligrammes, après inhalation de 12 litres d'oxygène.

Les expériences de Paul Bert que j'ai relatées à l'article *Air dilaté*, ont produit une grande émotion dans l'esprit des partisans de l'oxygène, et des praticiens qui poursuivaient avec soin une étude clinique attentive. Je ne suis en mesure ni de les contrôler ni de les combattre, mais je crois fermement qu'au point de vue pratique auquel nous sommes placés, elles n'ont pas toute la portée que l'on serait tenté de leur accorder tout d'abord. Je transcris textuellement les conclusions du savant professeur telles que je les ai retrouvées aux divers chapitres de son volume.

« Il reste établi par les expériences qui précèdent que l'augmentation d'oxygène dans le sang, au-dessus de la proportion habituelle, devient rapidement défavorable, redoutable, mortelle ; mais rien ne prouve qu'il n'y ait pas au début, un certain avantage à augmenter faiblement cette proportion, et c'est ce qu'indiquent clairement les applications médicales de l'air comprimé. »

L'oxygène à trop haute dose, est donc un agent mortel

pour toutes les espèces animales ; il agit en diminuant les combustions intraorganiques, celles du moins d'où résulte la chaleur. L'oxygène se comporte comme un poison rapidement mortel, lorsque sa quantité dans le sang artériel s'élève à environ 35 mètres cubes par 100 centimètres cubes de liquide (empoisonnement caractérisé par des convulsions).

Applications thérapeutiques. — Aux premiers jours de la découverte de l'air vital, les nombreux partisans de Priestley crurent en trouver une application heureuse et immédiate dans le traitement des affections de la poitrine.

Caillens, l'un des premiers, s'imagina d'autant plus volontiers trouver un spécifique, qu'il avait bien compris que c'était en relevant les forces que l'oxygène agissait comme moyen curatif.

Chaptal, Chaussier et Jurine publièrent successivement des observations assez intéressantes pour émouvoir le gouvernement, qui demanda à l'Académie des Sciences, son opinion sur l'opportunité d'un remède qu'on disait si efficace dans le traitement de la phthisie pulmonaire.

Fourcroy, qui fut chargé du rapport, développa sa théorie chimique sur le rôle médical de l'oxygène, et fit intervenir ce vieux phénomène de la coction des humeurs « qui consiste dans un épaississement égal et homogène d'une humeur quelconque ; effet qu'on ne peut pas méconnaître pour une fixation d'oxygène.» Dumas de Montpellier et Baumès constatèrent des résultats favorables dans les phthisies à formes lentes et atoniques.

En Angleterre, les observations les plus probantes ont été recueillies par Beddoès et Trotter. C'est sur leurs conseils qu'avait été installé à Londres un Institut pneumatique. Beddoès avait appliqué ses idées théoriques sur l'oxygénation du sang, à l'étude de la phthisie ; pour se rendre compte de la raison d'être de la médication, il admettait la possibilité de ces deux hypothèses :

1° La phlegmasie diathésique peut altérer la structure

dès poumons, de façon à leur faire transmettre au sang une quantité d'oxygène plus considérable que normalement ;

2° Ou bien quelque cause qui nous échappe ayant rendu les poumons aptes à transmettre, ou le sang à attirer une plus grande quantité d'oxygène, une inflammation peut s'en suivre.

Beddoès n'a jamais prétendu avoir trouvé un spécifique contre la phthisie, il avoue au contraire avec une rare modestie, que des recherches plus approfondies sont indispensables « pour déterminer exactement la part qu'a eue l'action du gaz dans les résultats favorables. »

Malheureusement les tentatives de Beddoès et de Trotter sont tombées dans l'oubli, ainsi que l'Institut qu'ils avaient créé.

De toutes ces tentatives, dit Demarquay, presque rien n'est resté ; on ne peut admettre pourtant que tous ces auteurs aient été induits en erreur.

Il ne faut pas laisser dormir, de son éternel sommeil, cette médication, sous prétexte que les résultats ont souvent manqué de netteté et de précision ; nous avons cru qu'on pouvait aux lumières de la science moderne, contrôler de nouveau ces faits dont quelques-uns sont presque merveilleux, et voir s'il n'y avait pas là un précieux secours pour l'art de guérir.

Voici l'opinion d'Hervé de Lavaur sur l'opportunité et l'efficacité de l'oxygène dans la phthisie :

« Sur 9 malades soumis d'une manière un peu suivie aux inhalations d'oxygène, j'ai obtenu 3 succès remarquables. »

Monod et Cosmao-Dumenez se montrent favorables à la nouvelle médication.

Sans aucun doute, ajoute Demarquay, ces faits ne peuvent pas suffire pour établir la curabilité de la phthisie par les inhalations d'oxygène, mais tels qu'ils sont, ils sont suffisants pour démontrer le bienfait que l'on peut retirer de cette médication.

Les insufflations de gaz oxygène constituent le moyen le plus rationnel et le plus certain pour combattre les asphyxies [1].

Nous savons aujourd'hui que ces états graves résultent du défaut d'oxygène dans l'hémoglobine, soit que ce gaz ne soit pas fixé en quantité suffisante sur ce principe, soit qu'il en ait été chassé par des composés toxiques (sulfhydrate d'ammoniaque, oxyde de carbone).

L'usage de l'oxygène, qui remonte au siècle dernier, a été préconisé par Van Marum, Goodwin (d'Edimbourg), Gorcy (de Neuf-Brisach).

Les cas les plus remarquables observés à notre époque, ont été rapportés par : C. Paul (au Palais de l'Industrie) ; Lancereaux (empoisonnement par fosses d'aisances) ; Surkind de Londres (asphyxie par gaz d'éclairage).

Dans ces circonstances, à la suite de l'inhalation d'oxygène, le malade est sorti de l'affaissement et de l'insensibilité où il était plongé ; le pouls est devenu perceptible, et la peau s'est colorée légèrement. Il y a eu toutefois persistance assez prolongée de l'état de faiblesse.

N'oublions pas non plus, que les expériences de Duroy et Ozanam, ont établi l'utilité réelle de l'oxygène pour combattre les accidents qui surviennent pendant l'administration du chloroforme.

En résumé, bien que je considère la question de l'efficacité des inhalations d'oxygène dans la phthisie pulmonaire, comme devant rester encore à l'ordre du jour de l'observation clinique, il serait imprudent de proscrire une médication qui, dans certains cas déterminés, dans certaines formes torpides de la phthisie, chez des tempéraments lymphatiques ou scrofuleux, peut donner une amélioration sensible [2].

---

[1] « La respiration de l'oxygène pur, ainsi que l'emploi des courants ascendants continus (Legros et Onimus), est l'un des meilleurs moyens propres à rappeler la vie. »   (RABUTEAU.)

[2] A chaque mouvement régulier d'aspiration, le malade puise un demi litre d'oxygène dans l'appareil.

Si l'on ne peut combattre directement la maladie elle-même, on sera plus heureux dans l'amendement des phénomènes qui constituent des complications sérieuses : ne perdons pas de vue les succès obtenus dans l'asthme, aussi bien par Beddoès, Murching et Poulle, Stoll, Chaptal, que par Trousseau et Demarquay [1].

Il est à désirer que de nouvelles observations cliniques soient recueillies dans les stations médicales, qui sont en possession des appareils installés par Limousin. (Arcachon, Vichy, Pougues, Champel-sur-Arves sur le lac de Genève, (Glatz).)

Pour produire promptement, et à peu de frais, 250 litres d'oxygène en moins d'une heure, il suffit de placer dans une cornue préalablement chauffée, un mélange de chlorate de potasse et de peroxyde de manganèse.

Après avoir laissé refroidir le gaz dans le gazomètre, on l'aspire en se plaçant à l'extrémité des tubes inhalateurs.

Dans la cornue de l'appareil, aussi simple qu'ingénieux, dont je donne ici le dessin, le sel dosé pour 30 litres, le gaz se dégage instantanément et se purifie dans le flacon laveur.

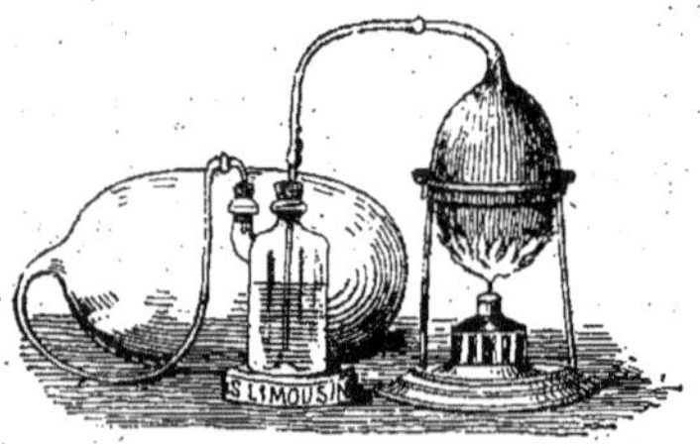

Fig. 2. — Appareil Limousin.

Limousin a donc rendu un véritable service à la thérapeutique, en faisant sortir cette fabrication des laboratoires de chimie, en obtenant un gaz très-pur, et en l'administrant

---

[1] Pendant les accès, l'inspiration de l'oxygène rend la respiration moins pénible et moins accélérée : le pouls perd en même temps de sa petitesse et de sa fréquence.

d'une manière facile, commode, voire même économique.

Grâce à l'impulsion donnée par l'enseignement de Trousseau et les belles recherches de Demarquay, les praticiens les plus distingués de Paris conseillent avec confiance, dans les cas spécifiés plus haut, les inhalations de gaz oxygène.

§ 6. — LA PULVÉRISATION.

En 1861, dans une lettre adressée à Rayer, président du Comité d'hygiène publique [1], je réclamais le mérite d'avoir le premier fait entrer la question de la pulvérisation des eaux minérales, dans la voie de contrôle scientifique qui devait conduire nécessairement à de profondes modifications des appareils Sales Girons et de Flubé.

Malgré l'extrême faveur que, cette fois encore, les idées de Sales Girons ont rencontré à l'Académie de médecine, malgré l'ingéniosité de ses pulvérisateurs de tout genre et de toute dimension, malgré l'engouement des Inspecteurs de nos grands établissements d'Eaux thermales, la médication n'a fourni aucun résultat sérieux, au point de vue du traitement des affections des voies respiratoires.

Il ne peut entrer dans ma pensée de rappeler ici, et les conclusions des savants rapports de Poggiale et de Réveil, et les luttes passionnées que j'ai dû soutenir contre des adversaires intéressés et enthousiastes.

Je me borne à transcrire textuellement aujourd'hui les questions que je m'étais posées au début de ces études, ainsi que les résultats auxquels elles m'avaient conduit.

L'oubli dans lequel sont tombés les premiers appareils de Sales Girons, les profondes modifications qu'ont subies ceux qui ont survécu au naufrage (pour des applications plus restreintes et mieux déterminées) constituent, pour mon

---

[1] *La pulvérisation.* État de la question (*in* Gazette médicale de Paris).

amour-propre de travailleur, des arguments d'une valeur péremptoire, je me demandais alors :

1° Cette poussière est-elle bien et dûment de l'eau fragmentée et persistante dans toute son intégrité native ?

2° Les particules ainsi réduites à l'état fragmentaire pénètrent-elles effectivement très-avant dans les bronches ?

3° Peut-on en déterminer, d'une manière précise, les effets thérapeutiques spéciaux à ce nouveau mode d'inhalation ?

Je formulais en ces termes les conclusions de mes recherches :

a. Dans l'acte de sa pulvérisation, l'eau thermo-minérale de Bonnes perd une très-grande quantité de calorique [1].

b. La seule élévation de la température de l'eau de Bonnes à 60°, lui fait perdre une partie de ses sulfurations.

c. Par le fait de sa pulvérisation, l'eau de Bonnes perd la très-grande partie du sulfure de sodium, qui en forme l'élément minéralisateur par excellence.

d. La pénétration de l'eau minérale pulvérisée, dans les grosses bronches ne se produit que d'une manière très-exceptionnelle; le plus souvent, elle ne dépasse pas l'isthme du gosier.

e. Les résultats thérapeutiques de la pulvérisation, à savoir, des effets, bien observés et bien constatés, font complétement défaut.

Les nombreux travaux publiés depuis cette époque [2] n'ont fait que confirmer ces deux propositions :

— D'une part, l'abaissement considérable de l'eau par le fait de la pulvérisation.

— De l'autre, la perte considérable de sulfure de sodium dans l'acte même de cette pulvérisation.

[1] Voir à l'article saint Boès, les détails des expériences.
[2] Dans son article du *Dictionnaire de médecine et de chirurgie pratiques*, Oré de Bordeaux a méconnu les droits d'un critique sévère, en laissant dans l'ombre mes expériences et mes recherches pour ne signaler que celles de mes adversaires.

Par contre, j'ai eu la satisfaction de voir passer dans la pratique la méthode que j'exposais en ces termes :

« Possibilité de pouvoir utiliser, pour certaines affections de la gorge, des appareils destinés à faire pénétrer dans l'arrière-bouche, avec une force d'impulsion modérée, des douches d'eau minérale, ou de la poussière d'eau préalablement chargée de principes médicamenteux particuliers. »

En décrivant ici d'après une note même de Rengade, l'appareil de pulvérisation le plus récent, j'appelle l'attention de mes lecteurs sur les soins que met l'auteur, à différencier son appareil de ceux de Sales Girons.

Le pulvérisateur à réactions de Rengade, est composé de deux flacons juxtaposés, solidement maintenus par une ar-

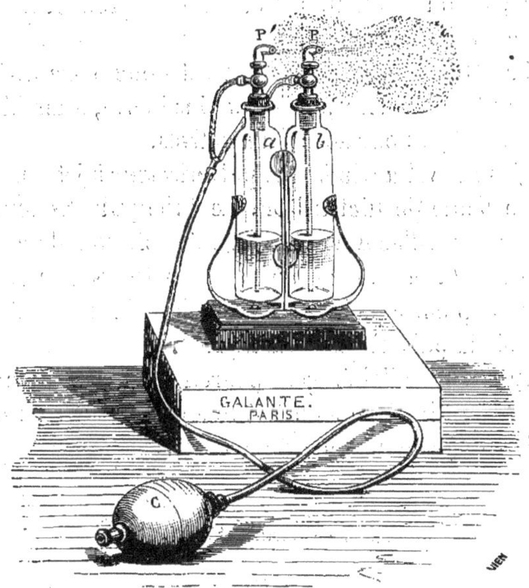

Fig. 3.

mature métallique, et dans chacun desquels plonge un tube pulvérisateur.

Une poire à soupapes, en caoutchouc, permet de faire simultanément la pression dans les deux récipients, et les becs des pulvérisateurs convergent de telle sorte, que les brouillards qui en émanent, se pénètrent et se confondent à une petite distance en avant de l'appareil.

Les solutions médicamenteuses contenues dans les flacons, étant chimiquement composées de façon à réagir l'une sur l'autre, pour laisser se dégager l'agent thérapeutique ; il arrive, au moment de la pulvérisation, que la mise en liberté du médicament a précisément lieu au point même où les deux brouillards se rencontrent.

Cet appareil met ainsi à la disposition du praticien un médicament à l'état naissant, dans un état de division extrême, à son maximum d'activité, et prenant naissance par la pulvérisation même.

Le brouillard médicamenteux est donc constitué, non plus par une poussière plus ou moins inerte, mais bien par des gouttelettes, pour ainsi dire, actives.

Charles Fauvel a adopté un pulvérisateur à jet continu et à double boule de Richardson. Le tube pulvérisateur (qui plonge dans un flacon contenant une solution de goudron ou d'eau sulfurée), est formé par deux tubes à angle droit qui se rejoignent à petite distance : c'est dans cet intervalle que se fait la pulvérisation du liquide.

Malgré sa simplicité, cet appareil n'est pas exempt des inconvénients inhérents au fait même de l'extrême divisibilité de la substance médicamenteuse.

§ 7. — L'INHALATION.

En présentant mon appareil à Gymnastique pulmonaire, j'ai déjà montré l'importance que j'attachais à la méthode de l'inhalation.

Le jour où je demandais la suppression de la salle de pulvérisation des Eaux-Bonnes, je proposais la création d'une salle d'inhalation à l'instar de celle de Lamothe-les-Bains : à savoir un vaporarium à la partie inférieure, avec colonne d'eau venant se briser, se fragmenter à la partie supérieure, pour répandre dans cette atmosphère une plus grande quantité d'acide sulfhydrique.

L'inhalation a été introduite dans la science par Ingenhousz et Selle, de Berlin ; adoptée par tous les adeptes de la médecine pneumatique, elle avait inspiré à Mascagni cette sage prédiction.

« Si jamais on découvre un spécifique contre la phthisie, c'est par les bronches qu'il devra pénétrer dans l'organisme. »

En recherchant, dans un travail des plus intéressants, si l'inhalation fait absorber les corps à tous les états, Leconte arrive à cette conclusion :

« Si l'inhalation des corps gazeux est démontrée, celle des substances à l'état vésiculaire ou solide reste encore à rechercher. »

Charles Bellot, le défenseur convaincu de l'*atmiatrie pulmonaire* [1], en formule ainsi les préceptes : La science possède des moyens pour soulager les souffrances et prolonger les jours des malades ; on obtient ce résultat par les inhalations.

Tous les médicaments peuvent être employés par la voie des inhalations, de manière à avoir leur action sur le larynx, les bronches ou le poumon. On en fait usage, soit en dissolution dans l'eau ; soit sous forme de vapeur, à l'état de gaz, en forme de poussière impalpable.

Le choix du médicament dépend de son action physiologique sur la muqueuse des voies aériennes.

L'absorption du médicament par la muqueuse des poumons se fait d'une manière très-rapide. Les médicaments

---

[1] Martin Solon a donné ce nom à la méthode thérapeutique qui consiste à diriger des vapeurs ou des gaz sur la membrane muqueuse de l'appareil respiratoire.

qui sont d'un usage plus fréquent et dont l'action est la mieux connue, sont : Les eaux minérales (sulfurées sodiques — chlorurées — arséniées). Les médicaments émollients ou narcotiques ; les balsamiques (éthérés ou aromatiques) ; les astringents (perchlorure de fer — alun — tannin) ; les spécifiques (iode, — deutochlorure de mercure, — nitraté d'argent).

Escoubas [1] préconise beaucoup dans la dernière période de la phthisie, les inhalations émollientes pour favoriser l'expectoration et l'expulsion de la matière tuberculeuse, et les inhalations stimulantes pour cicatriser les parois de la caverne.

Je veux signaler quelques-unes des principales applications. La méthode de Freund, contrôlée par Payne Cotton, consiste dans l'inhalation des vapeurs d'une solution de $2^{gr},50$ de nitrate d'argent dans 100 grammes d'eau distillée.

Après s'être assuré que ce sel ainsi dissous n'est pas altéré par l'ébullition, il fait évaporer une cuillerée à thé de cette solution, matin et soir, dans une éprouvette de porcelaine sur une lampe à alcool, et le malade, placé convenablement et la bouche ouverte à cet effet, aspire les vapeurs qui s'en dégagent.

Chartroule a voulu porter directement l'iode pur sur le siége du mal dans les affections pulmonaires, et de là sa pratique d'inhalations iodées, au moyen d'un appareil spécial l'*iodomètre*.

Ce moyen vaut mieux que celui qui consiste à faire fumer l'iode, car dans ce cas l'agent médicament ne va pas au delà du larynx et de la trachée, et n'arrive pas dans les profondeurs des voies aériennes.

Piorry, grand partisan du précieux métalloïde sous toutes ses formes, fait tout simplement respirer ses malades au-dessus d'un bocal à large ouverture, de la capacité d'un litre, qui contient à la partie inférieure un gramme d'iode.

---

[1] *Quelques mots sur le traitement le plus avantageux pour la curation des maladies des voies respiratoires.* Toulouse, 1874.

Alors que les préparations d'iode me paraissent indiquées, je préfère les vapeurs qui émanent d'une soucoupe préalablement chauffée, contenant de la teinture d'iode iodurée. Ces malades supportent mieux ces vapeurs alcoolo-iodées.

Libermann, qui a lu à la Société médicale des hôpitaux un mémoire très-intéressant sur les inhalations du chlorhydrate d'ammoniaque dans les affections des voies respiratoires, emploie l'*Inhalateur Lewin*.

Cet appareil se compose d'un grand flacon laveur mis en communication au moyen de tubes en caoutchouc, avec deux petits flacons contenant, l'un l'ammoniaque, l'autre l'acide chlorhydrique.

Dans le mouvement d'aspiration, le gaz se dégage et pénètre jusqu'aux dernières ramifications des bronches.

Le vaporifère pulmonaire de Chéron est destiné à amener par l'inhalation des vapeurs des essences oxygénées, la cicatrisation des ulcères du poumon et du larynx dans la phthisie chronique.

Composé d'une pompe à compression et d'un récepteur dans lequel se trouve la substance à vaporiser, cet appareil permet de comprimer de l'air, et de le projeter vivement dans les bronches.

Chevandier de la Drôme et Moser, pour compléter la médication thermo-résineuse, souveraine dans les affections rhumatismales et les névralgies, ont installé un vaste salon de respiration à l'adresse des malades atteints d'affections des voies aériennes.

Les vapeurs humides et tièdes dégagées des copeaux de pin Mugho des montagnes de la Drôme, sont d'une douceur incomparable, et d'après eux mieux tolérées que les vapeurs, obtenues par d'autres substances balsamiques. En fait, et par expérience personnelle, j'adopte volontiers l'inhalation de cet air calme, chaud et embaumé, pendant un temps très-limité de la journée; mais je ne saurais y voir une application logique de la fameuse diète respiratoire!

Lorsque le médecin n'a pas à sa disposition les divers appareils que je viens de signaler, il peut avoir recours à des inhalations de fumée, produites par la combustion de certaines feuilles (belladone, stramonium, plantes aromatiques) ou de papiers imprégnés de substances médicamenteuses (arséniées, iodées), feuilles ou papiers rendus plus combustibles par le nitrate de potasse et présentés sous forme de cigares, de cigarettes ou de tubes.

Mais tous ces produits de l'industrie pharmaceutique ne sont pas également indemnes d'inconvénients; ceux où dominent les plantes vireuses, suscitent aisément des nausées, des vomissements, voire même des symptômes de narcotisme.

Les plus généralement employés, sont les tubes Levasseur; leur influence bienfaisante dans les formes nerveuses de l'asthme, leur a fait donner le nom de tubes anti-asthmatiques[1], mais je crois que leur emploi doit être généralisé pour calmer la toux et la dyspnée chez les phthisiques.

Le fumigateur tubulaire de Levasseur demande une certaine accoutumance : Il ne s'agit pas d'aspirer promptement, mais de faire des inspirations espacées et profondes.

Dès que la fumée s'est dégagée dans la bouche, il est indispensable d'écarter grandement les lèvres en provoquant ainsi une forte aspiration; le courant établi de la sorte par l'air extérieur, entraîne alors la fumée dans les dernières ramifications des bronches.

Desmartis et Founucieller préconisent les fumigations des feuilles de chanvre (*canabis indica*) contre la phthisie. On se sert à cet effet des feuilles et des sommités fleuries, desséchées et trempées avec soin dans une dissolution de nitrate de potasse pour activer la combustion.

Ainsi préparées, ces feuilles sont aisément roulées dans du

[1] Aux Eaux-Bonnes, j'ai pu toujours amender d'une manière sensible chez les malades qui savaient fumer ces tubes, les accès dispnéiques ou asthmatiques produits par l'*altitude*, au moment des perturbations de l'atmosphère dépendantes de la rareté d'ozone et du règne des vents du Sud.

papier à cigarettes, ou fumées dans de petites pipes avec une poudre iodo-aloétique (amidon 8 grammes, iode et aloès succotrin, et nitrate de potasse 1 à 2 grammes).

§ 8. — L'ÉLECTRICITÉ.

L'électricité a été plusieurs fois employée pour le traitement de la phthisie pulmonaire, mais le plus souvent d'une manière empirique.

Bertrand qui vient de publier une brochure intéressante sur ce sujet, expose ainsi ses idées et ses préceptes.

L'auteur pense que l'on peut arriver à la guérison de la maladie en remplissant les quatre indications suivantes :

1° Expulser la matière tuberculeuse déjà formée ; 2° empêcher sa reproduction *in situ;* 3° cicatriser les cavernes existantes; 4° modifier l'organisme au point de déterminer la résorption de la matière tuberculeuse partout où elle se trouve, tout en évitant l'intoxication successive qu'elle peut produire.

Pour atteindre ce but il faut :

Provoquer la contraction des muscles thoraciques et du diaphragme, afin d'obtenir une respiration exagérée.

Réveiller la contractilité pulmonaire et l'élasticité des parois vésicules bronchiques, afin de détacher les sécrétions morbides des surfaces sécrétantes où elles adhèrent.

(L'expulsion des matières provoque la cicatrisation des cavernes et favorise la formation d'un tissu cicatriciel, en permettant à un air sec et chaud d'arriver librement sur les surfaces sécrétantes altérées.)

La sensibilité tactile des bronches est sous la dépendance du nerf pneumo-gastrique, il faut éloigner les causes qui s'opposent à son fonctionnement régulier.

C'est par l'action des courants électriques que ces indications sont remplies avec le plus de succès.

L'électricité produit des effets différents selon la source d'où elle émane et selon les modifications apportées à son dégagement.

Les courants d'induction de première et de deuxième ordre, qui conviennent pour éveiller la contractilité musculaire, sont impuissants et même dangereux pour agir sur le poumon labouré de tubercules.

Le fluide électrique est l'un des plus grands modificateurs de notre organisme, et l'électricité atmosphérique exerce une influence incontestable sur les hommes et sur les animaux.

L'électricité affecte deux manières d'être.

L'une appelée *électricité statique*, parce qu'elle reste déposée en couches plus ou moins épaisses, s'accumulant à l'état de tension à la surface des corps;

L'autre se meut, au contraire, avec une vitesse prodigieuse et produit des effets remarquables : *c'est l'électricité dynamique*, celle-ci s'appelle *électricité galvanique*, si elle émane d'une pile, *électricité magnétique*, si elle est engendrée par un aimant. Différents quant à leur origine, ces deux fluides déterminent des phénomènes physiologiques et curatifs différents.

L'un et l'autre possèdent plusieurs courants ayant chacun une action spéciale.

Parmi eux il en est deux, capables d'agir heureusement sur le poumon malade et de le guérir.

Les courants d'induction qui ralentissent les battements du cœur, et qui dirigés sur un pneumogastrique altéré et comprimé, amèneront comme résultat final une respiration plus facile.

L'extra courant inverse, qui agit sur la fibre élastique des tissus de la vie organique, tels que poumon, cœur, vaisseaux, diaphragme. Par son action on réveille la contractilité pulmonaire; les vésicules bronchiques distendues par les crachats ou comprimées par l'infiltration tuberculeuse, reprennent leur élasticité et deviennent capables d'expulser les mucosités et les tubercules ramollis qui les obstruent. Pour mettre en jeu les masses musculaires du dos et de la poitrine, et pour provoquer leurs brusques contractions, on utilise les décharges de la bouteille de Leyde.

Les premières applications d'électricité ont pour effet d'augmenter l'expectoration ; peu à peu l'hématose se rétablit, le sommeil redevient réparateur, et l'appétit renaît ; l'amélioration générale se traduit par une augmentation de poids.

Voici les conclusions de Bertrand :

Non-seulement la phthisie, mais encore toutes les autres affections pulmonaires graves, caractérisées par l'obstruction de l'arbre bronchique, et l'accumulation de mucosités plus ou moins épaisses dans les vésicules des poumons, seront traitées avec le même succès.

(Asthme humide, Bronchite et Pneumonie chroniques, Emphysème pulmonaire, etc.)

J'ai exposé de mon mieux la théorie et la méthode, mais mon expérience personnelle ne me permet pas de la juger, avec toute l'impartialité que comporte une question scientifique de cette nature.

Je fais néanmoins toutes mes réserves sur des espérances trop *accentuées*.

CHAPITRE X

LES PHOSPHATES.

§ 1. — NOTIONS GÉNÉRALES.

Le rôle important que jouent les Phosphates dans les trois règnes de la nature, les nombreuses applications thérapeutiques dont ils forment l'élément capital comme agents réparateurs ou analeptiques[1], les espérances qu'ils ont fait naître comme traitement spécifique de la Phthisie pulmonaire, m'imposaient naturellement l'obligation de consacrer à cette étude un chapitre spécial.

Après avoir exposé quelques considérations générales au point de vue physiologique et thérapeutique, j'analyserai le travail très-important de Polli, (poudre zootrophique); je m'efforcerai de déterminer la valeur des préparations de Churchill et de Boyer; je ferai connaître finalement les produits qui, d'après mon expérience personnelle, m'ont paru répondre le mieux aux exigences de l'observation clinique dans les affections chroniques de la poitrine. (Coirre, Grimaud d'Ingré, Tréhyou.)

Les phosphates de chaux se groupent tous dans ces trois espèces : le phosphate acide (monocalcique) soluble dans l'eau; le phosphate neutre (dicalcique) et le phosphate tribasique (tricalcique) insolubles dans ce liquide.

---

[1] « Les Réparateurs (G. Sée) ou Analeptiques (Bouchardat) sont les agents qui interviennent, soit en fournissant aux éléments anatomiques et aux humeurs les matériaux nécessaires à leur constitution, soit en réparant les pertes dues à la désassimilation. » (RABUTEAU.)

Le phosphate tribasique [1] se rencontre sous plusieurs formes, (phosphorites, ostéolithes, coprolithes) dans le sol. (Faluns de la Touraine, crag d'Angleterre, grès vert du Havre.)

Les végétaux en fournissent une grande quantité aux herbivores, et ceux-ci les dispensent aux carnivores.

Toutefois il est inégalement réparti dans la série animale; les vertébrés en contiennent davantage, et parmi eux les oiseaux, les mammifères, et les carnivores; après eux viennent pour la richesse en phosphate, les reptiles, les insectes et les poissons.

Le poids moyen du squelette humain est de 5 kil. et comme les os renferment en moyenne 52 p. 100 de phosphate de chaux, notre système osseux devra contenir environ $2^{kil},80$ de sel calcaire.

Etude physiologique. — L'homme éliminant chaque jour 3 grammes environ de phosphate calcaire [2], il doit trouver dans son alimentation, soit le phosphate de chaux en nature, soit les matériaux pouvant donner naissance à ce sel dans l'économie [3]; et comme les graines des graminées et les muscles, sont riches en phosphates, c'est dans le pain et la chair musculaire qu'il puisera le plus aisément ces principes.

Le phosphate de chaux, ingéré à petite dose et dans une faible quantité de véhicule, est absorbé en totalité parce qu'il se dissout dans les acides du suc gastrique; mais à haute dose, la majeure partie du sel qui ne peut être dissoute, chemine le long du tube digestif où elle agit comme une substance absorbante et anomiotique; ainsi donc en général, pour être convenablement absorbé, le phosphate de chaux

---

[1] Lassaigne a démontré que le phosphate de chaux ne se rencontre jamais dans l'économie qu'à l'état tribasique, et c'est sous cette forme qu'il y pénètre.

[2] Les urines sont la principale source d'excrétion.

[3] Le phosphate de potasse se transformant ultérieurement en phosphate de chaux.

doit être dissous dans l'estomac, au contact d'un acide organique [1], et il s'élimine alors chaque jour en quantité égale à celle qui est ingérée.

Les expériences de Chossat, confirmées par celles de Boeker et Bischoff, ont prouvé que dans l'alimentation insuffisante, l'organisme perd plus de phosphates qu'il n'en reçoit ; mais en ajoutant aux aliments des matières hydrocarbonées, l'élimination diminue.

Le phosphate de chaux concourt d'une manière énergique à l'accomplissement de la nutrition, mais nous ne connaissons pas sa manière d'être, intime, dans l'organisme.

Boussingault et Corenwinder ont prouvé que dans les graminées, c'est l'enveloppe azotée de la graine qui renferme des phosphates ; l'amidon en est dépourvu, et c'est pour ce motif que le pain noir est plus nourrissant que le blanc.

Les éléments cellulaires des végétaux sont les plus riches en phosphates, or ce sont ceux où la nutrition et la reproduction sont le plus actives.

Pasteur les regarde comme de véritables aliments pour les ferments, aliments dont le concours est nécessaire pour la multiplication des cellules.

G. Ville a fait voir qu'une graine confiée à un sol privé de phosphates, germe ; la jeune plante s'accroît en hauteur, mais n'arrive pas à maturité.

Lehmann a constaté une abondance de phosphates dans toutes les exsudations plastiques, et dans les liquides où se produit une génération active d'éléments anatomiques (sperme).

Enfin Schmidt a démontré qu'ils sont en grande proportion dans les tissus de formation récente.

Usages thérapeutiques. Des expériences très-concluantes de Dussart, il ressort que dans les fractures, le phosphate

---

[1] André Sanson conclut à la non-absorption du phosphate de chaux, autrement que sous la forme où il se présente dans le lait et certains végétaux.

de chaux abrège le temps nécessaire à leur consolidation, tout en provoquant la formation d'un cal plus volumineux.

Comme le lait renferme beaucoup de phosphate de chaux, il n'est pas étonnant de voir la suppression de l'allaitement chez l'enfant, devenir une cause de rachitisme.

L'administration du phosphate calcaire est donc nettement indiquée dans ces circonstances, et c'est avec raison que René Blache, guidé par ses intéressantes recherches, soumet les enfants à l'alimentation lactée, et au régime du phosphate de chaux.

Mouriez ayant déduit de ses analyses, que l'alimentation dans les grandes villes est défectueuse sous le rapport de sa teneur en phosphates, et qu'elle est ainsi la cause de l'excessive mortalité des enfants, a proposé de l'introduire dans le régime alimentaire de tous les jours.

Stone a le premier employé le phosphate de chaux dans la phthisie pulmonaire. Cet agent lui paraissait très-rationnel par les trois arguments suivants :

a. Son action spéciale sur la nutrition [1] et la formation des cellules.

b. La diminution des phosphates dans cette maladie.

c. La possibilité de provoquer et de faciliter mieux que tout autre sel, la transformation crétacée des tubercules.

a. C'est en effet au point de vue de cette action reconstituante générale, et de l'impulsion qu'il donne à la nutrition, que l'on envisage de nos jours le phosphate de chaux, en lui reconnaissant dans la tuberculose une utilité incontestable.

b. Voici les conclusions d'un mémoire très-intéressant de H. de Renzi :

1° L'un des caractères les plus fréquents et les plus re-

---

[1] « Le premier but qu'on doit se proposer, c'est d'obtenir une restauration de la nutrition et des forces, afin que l'accroissement de la résistance organique arrête le processus local, et substitue à l'évolution nécrobiotique, un état stationnaire ou même une évolution réparatrice. »

(JACCOUD.)

marquables de l'urine des phthisiques, consiste dans la présence d'une grande quantité de phosphate de chaux.

2° Celle-ci n'est pas due à l'introduction de ce sel dans l'économie comme médicament, mais provient de l'altération du processus nutritif qui signale la phthisie pulmonaire.

3° La clinique fait reconnaître assez souvent un rapport direct entre la quantité de phosphate de chaux contenue dans l'urine, et l'amaigrissement du malade (augmentation ou diminution du poids du corps).

4° La chimie qui nous révèle l'excessive quantité de ce sel dans l'urine des phthisiques, nous montre la nécessité d'en réparer la perte par l'administration du phosphate calcique à l'intérieur, comme médicament.

c. G. Sée qui regarde la transformation crétacée comme « au moins problématique » est forcé d'avouer que ce sel « paraît favoriser la formation de la lymphe plastique et des tissus nouveaux. »

Pour Rabuteau, le rôle de ce sel est double dans la tuberculose :

D'abord il favorise, comme tous les sels calcaires, la transformation crétacée des tubercules ; en second lieu il exerce une action sur la nutrition. On sait, en effet, que par l'usage de ce sel, on parvient à faire disparaître les taches blanches qu'on remarque parfois sur les ongles des personnes chez lesquelles la nutrition est défectueuse.

Les chiens ne sont jamais phthisiques, parce qu'ils ingèrent beaucoup d'os.

Piorry doit être à juste droit regardé comme le partisan le plus convaincu de l'efficacité du phosphate de chaux ; Mouchot, son élève, a rapporté des observations très-probantes de son influence dans la pneumo-phymie.

Piorry et Mouchot administraient le phosphate neutre, mais Dussart qui avait été amené par la théorie à demander au phosphate de chaux des applications thérapeutiques nouvelles, a reconnu que ce corps a des propriétés tout à fait inattendues, quand il est offert à l'économie sous la forme soluble, c'est-à-dire dans des conditions qui favorisent singulièrement son assimilation.

§ 2. — POUDRE ZOOTROPHIQUE.

Dans les mémoires qu'il a présentés à l'Institut Lombard, sous ce titre : *Influence des matières minérales dans les Processus nutritifs de l'organisme humain*, 1870, Polli (de Milan) se pose ces deux questions :

1° Quel est l'ensemble (*il complesso*) des combinaisons minérales aptes à favoriser la nutrition générale du corps humain ; à s'opposer à ses déviations ; à augmenter ou à accélérer sa marche naturelle ?

2° Dans le milieu organique liquide que nous offre le sang, et dans lequel se développe, comme un *animal aquatique* selon Cl. Bernard, toute la série des éléments histologiques, d'où résulte l'individu ; ne pourrait-on pas introduire, outre les composés hydrogénés, carbonatés et azotés fournis par l'alimentation ordinaire, une quantité plus ou moins grande de ces composés minéraux que les aliments (surtout après leur préparation culinaire) ne contiennent pas toujours ?

Je résumerai ce travail en empruntant le plus possible le texte même de l'auteur :

Nous savons parfaitement que les principes minéralisateurs que nous retrouvons dans les cendres de nos organes et de nos tissus, ont activé pendant la vie les processus nutritifs de l'organisme ; par conséquent il sera toujours logique de les introduire artificiellement, mais en proportions convenables, dans l'économie animale.

En comparant, dit Liebig, la nutrition des animaux destinés à l'agriculture, à la nutrition ordinaire de l'homme, nous sommes d'un siècle en arrière ; et pour ce qui concerne les sels alimentaires, nous connaissons mieux les moyens de composer des engrais convenables pour les végétaux, que ceux d'instituer une alimentation logique et substantielle pour l'organisme humain.

Le point de départ serait de connaître le nombre et la proportion exacte, de tous les principes minéraux que l'on retrouve par l'incinération du cadavre d'un homme adulte, bien constitué, enlevé par une mort subite et accidentelle.

En outre de l'oxygène, de l'hydrogène, du carbone et de l'azote, le corps humain contient les éléments suivants, combinés avec l'oxygène ou entre eux : — Phosphore, soufre, chlore, calcium, magnésium, potassium, sodium, fer, manganèse, silicium.

Nous savons, pour le moment, que par l'analyse chimique l'on retrouve :

1° Dans le cerveau et les nerfs : du phosphore à l'état d'acide phospho-glycérique, de combinaison quaternaire albuminoïde, de phosphate alcalin terreux.

2° Dans la substance grasse du cerveau : du soufre, de la potasse, de la soude, du fer, des traces de manganèse.

3° Dans les os et les dents : des phosphates et carbonates de chaux, des traces de fluorure de calcium.

4° Dans le sang : des phosphates et des chlorures en abondance, du soufre à divers états, du fer, du manganèse [1].

5° Dans les parties molles : en plus ou moins grande proportion, tous les composés minéraux du sang.

6° Dans les poils et les ongles : outre ces éléments, de la silice (Schmidt et Funck).

Les travaux de Dussart sur la fonction physiologique du phosphate de chaux, ont montré la solidarité étroite qui existe entre les phosphates et les matières albuminoïdes.

« La présence dans une plante de l'une de ces substances, implique nécessairement celle d'une quantité proportionnelle de l'autre.

[1] Egidio Pollacci a le premier découvert le manganèse comme élément intégral du sang.

« Le phosphate qui entre dans la composition des végétaux ne fait pas partie de leur squelette, mais, au contraire, il accompagne la matière azotée, dont l'existence est indépendante anatomiquement de celle des tissus.

« La quantité de phosphate calcaire contenue dans les êtres vivants est toujours proportionnée à leur activité, à leur température, à leur développement.

« Un animal soumis à l'inanition minérale perd rapidement l'appétit, diminue de poids et présente une consommation de phosphate si considérable, qu'elle peut faire disparaître en quelques mois la plus grande partie du squelette. »

Beneke, en confirmant l'importance des phosphates dans la nutrition, a prouvé de plus que le phosphate de chaux est indispensable pour la formation des cellules dans tous les règnes organiques (les substances grasses et albuminoïdes ne suffisent pas pour produire les cellules).

Dans ses recherches sur l'alimentation des enfants, Coudereau a démontré :

Que le plus grand accroissement de l'enfant coïncide en général avec la prédominance des bases alcalines et terreuses ;

Que les éléments minéraux ne peuvent subir un abaissement un peu considérable dans leurs proportions, sans que la santé de l'animal ne soit altérée.

Il est hors de doute que le rôle de l'acide phosphorique et des sels alcalins, ne consiste pas seulement à fournir les éléments minéraux indispensables au squelette, et à réintégrer dans le sang ceux qui se perdent par les sécrétions de toute sorte, mais aussi et principalement ce rôle a pour but de diriger les processus assimilatifs dans la formation des tissus, et de présider ainsi à la formation physiologique des diverses parties qui composent l'organisme.

Après une étude minutieuse des combinaisons, sous lesquelles il convient de faire pénétrer dans l'organisme ces éléments minéraux, Polli propose la formule suivante :

Poudre zootrophique, hypophosphite de chaux. . 10 parties.
Phosphate de chaux tribasique. 10
Phosphate de soude. 15
Carbonate de chaux. 10
Hyposulfite de magnésie. 15
Chlorure de sodium. 10
Bicarbonate de potasse. 15
Oxyde de fer. 10
Oxyde de manganèse. 2.5
Silicate de potasse. 2.5
                                                  ————
                                          100 parties.

Cette poudre (à la dose de 5 à 6 grammes) a une saveur salée et amère, mais il est facile de masquer ces inconvénients en mêlant la poudre à la substance alimentaire dans la première cuillerée de potage.

Je termine en énumérant les principales indications : Adolescents atteints d'ostéomalacie, de rachitisme. — Cachexies puerpérales. — Fractures. — Tabes. — Infections purulentes. — Tuberculose avec excavations pulmonaires. — Anémies. — Convalescences longues et difficiles. — Individu voulant régulariser et renforcer les processus nutritifs sans augmenter la quantité des aliments.

Avec une modestie digne de tous éloges, Polli fait cette importante déclaration « à la composition de cette poudre zootrophique feront subir des modifications utiles, l'expérience, l'étude et les progrès de la science ! »

Malgré toute ma sympathie pour les travaux de mon savant confrère et ami, j'ai été ébranlé dans mes convictions par ces paroles de Liebig :

« Les sels que nous prenons avec les aliments, sont de nature et de composition si diverses de ceux contenus dans l'intérieur de notre corps, qu'il nous est impossible d'établir entre eux une comparaison quelconque.»

§ 3. — LES HYPOPHOSPHITES CHURCHILL.

Parmi les traitements préconisés pendant ces trente dernières années, il n'en est aucun qui ait été plus favorablement accueilli et plus généralement adopté que celui des hypophosphites; présenté au monde médical en 1857 par des mémoires lus à nos deux Académies, il a eu l'heureux privilége d'être consciencieusement examiné et sérieusement discuté.

Si cette médication n'occupe pas la place honorable qu'elle aurait pu conquérir, la faute en est à Churchill qui n'a pas voulu rester dans les limites du vrai et du raisonnable, qui s'est exagéré les résultats sans tenir compte des hésitations et des conseils de praticiens distingués, qui a montré une confiance aveugle et irrationnelle dans un remède, élevé mal à propos à la hauteur d'un spécifique, et qui n'est après tout qu'un tonique nutritif.

Et d'abord *Cæsari quod est Cæsaris !*

Ce que Churchill appelle *sa découverte* appartient de droit à Beneke (de Marburg) qui a publié son premier mémoire dans *The Lancet*[1].

Après avoir établi que le phosphore est aussi essentiel à la bonne nutrition qu'à la formation des tissus azotés, le médecin de l'hôpital Dalton le conseille à la dose de 20 à 40 centigrammes par jour dans les ulcérations scrofuleuses ; l'atrophie infantile liée à la diarrhée et au rachitisme ; les affections tuberculeuses en général, et surtout la phthisie au premier degré.

Tout en reconnaissant une relation intime entre la scrofule et le défaut de phosphate de chaux, l'auteur constate l'impossibilité de guérir la dyscrasie par l'emploi seul de ses sels. Il professe les mêmes idées pour la tuberculose, qu'il considère comme liée d'une manière intime, sinon identique, avec la scrofule.

Dans les deux formes, ajoute Beneke, par l'administration du sulfate de chaux, l'on favorise d'une manière effi-

---

[1] *La physiologie et la pathologie des phosphates et des oxalates de chaux, et sur leurs relations avec la formation des cellules.* Londres, 1851.

cace la guérison ; l'on augmente la formation des cellules, en empêchant la déperdition rapide et désastreuse des tissus.

Dans la pensée du savant clinicien, ce traitement ne constitue pas une panacée.

Je résumerai la doctrine de Churchill d'après son livre [1] :

La cause immédiate, ou tout au moins une condition essentielle de la diathèse tuberculeuse, c'est la diminution dans l'économie, du phosphore qui s'y trouve à l'état oxygénable.

Le remède spécifique de cette maladie consiste dans une préparation de phosphore qui présente le double caractère 1° d'être immédiatement assimilable; et 2° de se trouver en même temps au minimum possible d'oxydation.

Les hypophosphites de chaux et de soude sont les préparations qui semblent jusqu'ici le mieux réunir ces deux conditions. Cette médication a une action immédiate sur la diathèse proprement dite, et fait disparaître avec une rapidité vraiment merveilleuse, tous les symptômes qui en sont l'expression générale.

Lorsque le dépôt morbide qui est le résultat spécial de la dyscrasie est récent, lorsque le ramollissement n'a fait que commencer, les tubercules sont résorbés et disparaissent sans laisser de traces.

Si le dépôt morbide est de date plus ancienne, et si le ramollissement a atteint un certain degré, il se continue quelquefois malgré le traitement.

Dechambre expose et apprécie en ces termes « le nouveau traitement de la phthisie pulmonaire, consistant en tant que spécifique dans l'administration des hypophosphites alcalins ».

Les variations du sang dans la phthisie pulmonaire n'ayant aucun caractère particulier et distinctif « quant à ses éléments organiques », c'est « dans les éléments inor-

---

[1] *De la Cause immédiate et du remède spécifique de la tuberculose.*

ganiques » que doit résider la condition spéciale de la diathèse.

Il fallait, dès lors, rechercher l'influence qu'exercent sur la marche des tubercules les changements de proportion de ces éléments inorganiques.

Comme on savait déjà que sous ce rapport l'influence était nulle, pour le fer, le soufre, les chlorures, Churchill a soupçonné qu'il fallait s'adresser au phosphore.

Après avoir admis l'hypothèse « que la diathèse tuberculeuse dépendait d'une diminution dans l'économie de l'élément phosphoré » il a dû faire choix d'un composé phosphoré peu oxygéné, par exemple l'acide hypo-phosphoreux associé aux bases de soude et de chaux.

A la suite d'une enquête clinique sur douze sujets traités par Churchill lui-même, le savant critique a reconnu que l'administration des hypophosphites alcalins avait parfois amené des changements favorables dans les symptômes thoraciques et dans la santé générale, mais « il n'a pu voir dans ces modifications rien de spécifique. »

Personne n'ignore que beaucoup de médicaments, l'huile de foie de morue, l'arsenic, le chlorure de sodium entre autres, ont souvent pour effet de ramener tout d'abord l'embonpoint, de diminuer en même temps la toux et l'expectoration, ce qui n'empêche pas l'affection tuberculeuse, un instant endormie, de se réveiller et de reprendre son travail de destruction.

Pour Polli[1], le secret des préparations de Churchill réside dans leur action restaurante sur l'innervation, et dans leur aptitude à harmoniser les formations cellulaires.

Pendant mon séjour en Algérie, j'ai administré les hypo-

---

[1] Polli a proposé depuis longtemps l'administration du phosphate dans l'organisme, en partie à l'état de phosphate de chaux et de soude, en partie à l'état d'hypophosphites.

Le phosphore qui n'est pas encore porté à sa complète oxydation, concourt ainsi par ses nouvelles combinaisons à l'excitation et à la nutrition de la pulpe nerveuse.

phosphites alcalins d'après les instructions de Churchill lui-même; ainsi que J. H. Bennet, j'ai vu quelques cas de phthisie arrêtés, ou même en bonne voie de guérison, par les hypophosphites, comme cela arrive d'ailleurs avec d'autres médications chez le plus grand nombre de malades ; l'affection a poursuivi ses phases progressives et s'est terminée par la mort.

Mais pour nous, ces succès et ces insuccès s'expliquaient par des considérations purement pathologiques, et tenaient à des différences de types de l'affection, à la constitution individuelle ou héréditaire, aux conditions sociales sous la dépendance desquelles s'était développée la phthisie pulmonaire.

En résumé, il faut reconnaître : que l'administration des hypophosphites alcalins est logique au point de vue de la physiologie et de la clinique, par cela seul que le phosphate de chaux pendant qu'il existe en quantités très-notables dans notre système, ne figure que pour une proportion très-minime dans nos aliments.

Voilà la raison d'être de la vogue, de jour en jour croissante, de la médication phosphatée sous toutes ses formes.

Cette déclaration me permet de repousser les nouvelles idées que Churchill développe dans ses lettres sur la prophylaxie de la phthisie, avec une jactance qui contraste singulièrement, et d'une manière malheureuse, avec sa modestie des premiers jours !

Rien ne prouve que les hypophosphites soient « le *spécifique* de la phthisie pulmonaire, et spécifique, au même degré et au même titre, que le sulfate de quinine pour les fièvres intermittentes ».

Rien ne prouve que les hypophosphites « aient dans la tuberculisation une action *préventive et prophylactique* pareille à celle de la vaccine contre la petite vérole ».

§ 4. — POUDRE SALINO-CALCAIRE.

La brochure de Boyer[1] est arrivée en quelques années sans encombre à la dixième édition. Pour prouver qu'un pareil succès n'est pas justifié par l'importance de la doctrine, fidèle à mon système d'impartialité, je commencerai par l'exposer avec les paroles mêmes de l'auteur :

— La phthisie pulmonaire est une maladie caractérisée par la présence des tubercules dans le poumon ;

— Le ramollissement des tubercules détermine les cavernes et la mort ;

— L'induration des tubercules et la cicatrisation des cavernes constituent la guérison de la phthisie.

— Ces données *vraies et irréfutables* étant admises, le seul moyen d'envisager et même de guérir la phthisie pulmonaire, n'est pas de solliciter la fonte de la matière tuberculeuse (dans le but d'obtenir la cicatrisation des excavations pulmonaires), mais bien de la prévenir et de l'arrêter.

L'étude clinique démontre qu'en solidifiant les tubercules, en facilitant la cicatrisation des cavernes, l'on obtient la curation de la phthisie pulmonaire.

Boyer croit « réaliser très-efficacement cet heureux résultat » par l'administration de sa poudre salino-calcaire mélangée à proportions déterminées de phosphate de chaux, carbonate de chaux, et bicarbonate de soude.

Malgré la simplicité apparente de ces déductions, il est facile de démontrer que l'auteur n'envisage que l'un des éléments de la maladie ; il ne se préoccupe nullement de la diathèse et des conditions morbides préexistantes à l'apparition du produit anatomique, car cette étude l'aurait conduit à reconnaître dans la phthisie, un ensemble d'états pa-

---

[1] *Guérison de la phthisie pulmonaire et de la bronchite chronique à l'aide d'un traitement nouveau.*

thologiques aussi variables par leur nature, que par leurs complications, à rejeter ainsi la possibilité d'une médication spécifique.

En se cantonnant dans une sphère d'action aussi limitée, Boyer perd le droit de dire que tous les traitements proposés jusqu'ici par ses confrères, ne reposent *sur aucune donnée intelligente* de la maladie.

En quoi le système de Churchill, que j'ai apprécié plus haut, est-il *plus empirique* que le sien ?

En quoi les phosphates de chaux employés selon la méthode de Grimaud d'Ingré, de Coirre ou de Tréhyou, sont-ils plus dangereux que les phosphates préparés dans son officine ?

Boyer proscrit en bloc les enseignements de Bricheteau, Hufeland, Dupasquier, A. Latour, Piorry. L'huile de foie de morue *vantée à tort* par Bennett et Wilson « n'est qu'une banalité. »

Les escargots seuls trouvent grâce devant lui, parce que ces mollusques contiennent du phosphore et du carbonate de chaux en grande quantité !

Les eaux minérales, utiles dans la bronchite, ne doivent pas être conseillées dans la phthisie, parce qu'elles accélèrent la marche de la maladie *en mettant le feu aux poudres !* De traitement hygiénique, de diète lactée, d'influence de climats, il n'en est pas dit un mot.

En revanche, la brochure contient la longue énumération des agents de la médication adjuvante, dont le malade n'a pas besoin de connaître la formule. Boyer invoque le bénéfice de ce vieil adage : « Que cela seul a de la valeur qui se discute. »

En consacrant à sa médication ces quelques pages, j'ai voulu lui rendre la place très-limitée qu'elle occupe, dans cet ensemble des ressources qui constituent le traitement rationnel de la phthisie pulmonaire.

§ 5. — PRÉPARATIONS DIVERSES.

Le nombre des préparations phosphatées qui se trouvent actuellement dans les officines de toutes les contrées civilisées, est tellement considérable que le médecin voit de jour en jour augmenter son embarras, au moment de fixer son choix. Je ne cite que pour mémoire la *phospholéine* (cette affreuse drogue que Pidoux appelle très-justement un aliment momifié) ; l'*ostéine* de Mourriez ; les *petits pains triplophosphatés* de Garofoletti ; la *poudre calcaro-phosphatée* de Horsford (utilisée en Amérique pour faire le pain sans levain) ; les *os calcinés* (préférés à Moscou).

Avant d'aller plus loin, je dois dire quelques mots d'une question qui a suscité et suscite encore des discussions passionnées, d'ardentes controverses.

Quel est l'acide dont la prédominance à l'état libre, et dans les conditions physiologiques de sécrétion, confère au suc gastrique l'acidité nécessaire à son action sur les substances alimentaires, introduites dans l'estomac et tributaires de cette action ?

Deux rudes champions se trouvent en présence, tous deux armés de procédés analytiques nouveaux, de recherches consciencieuses, de faits précis.

Laborde soutient la cause de l'acide lactique, en s'appuyant sur les travaux de Claude Bernard, Bareswill, Berzélius, Liebig, Lassaigne, Chevreul, Pelouze.

Rabuteau invoque en faveur de l'acide chlorhydrique les opinions de Lehmann, Braconnot, Proust, Longet, Schmidt, Papillon, A. Gautier et Wurtz.

Ne pouvant avoir la prétention de m'ériger en juge du camp, et n'attachant pas d'ailleurs une grande importance à la détermination précise de ces acides, l'un et l'autre organiques, l'un et l'autre doués de propriétés à peu près identiques, au point de |vue de leur action pour faciliter la solubilité des sels calcaires, je ferai connaître les raisons invoquées pour et contre, les préparations dont je me sers de préférence.

La solution Coirre (chlorhydrophosphate de chaux) qui réunit toutes les conditions d'une bonne administration, est basée sur ces faits :

1° Que le phosphate de chaux des aliments pour être absorbé, se dissout dans l'estomac, à la faveur de l'acide chlorhydrique du suc gastrique ;

2° Que l'acide chlorhydrique possède, toutes choses égales d'ailleurs, un pouvoir dissolvant infiniment plus considérable que les autres acides ;

3° Que l'on peut ainsi obtenir un produit qui sans être sensiblement acide, contient sous un faible volume beaucoup de phosphate de chaux ;

4° Que l'acide chlorhydrique, eupeptique d'après Rabuteau, est doué d'une action spéciale sur l'acte de la digestion et de la nutrition ;

5° Que l'impossibilité de le formuler magistralement, a fait naître la nécessité d'agir sur le phosphate tribasique à l'état naissant et à l'abri de l'air.

Une objection sérieuse a été faite à la solution Coirre par Dussart (l'inventeur du lactophosphate de chaux) ; Dussart prétend que par la décomposition des sels, on donne naissance à un chlorure de calcium, qui est un poison des muscles.

Mais cette action toxique, si elle existe, serait dans la pensée de quelques chimistes, le partage de tous les sels de chaux.

Il faut se défier d'ailleurs de toute cette précision par trop mathématique, et Dussart, plaidant *pro domo sua*, s'expose à son tour aux critiques de Rabuteau, qui soutient que le sirop de lactophosphate de chaux n'est qu'une solution de phosphate calcaire et d'acide lactique, et que ce lactophosphate n'est pas un principe défini [1].

J'aurais à me défendre d'avoir insisté, outre mesure, sur ces détails aussi techniques, si je n'avais voulu mettre mes jeunes lecteurs à même de s'orienter au milieu de ce feu roulant d'assertions contradictoires.

Quoi qu'il en soit, les preuves cliniques viennent de tous côtés prouver l'efficacité de la solution de chlorhydrophosphate de chaux.

P. Grimaud (d'Ingré) s'est également préoccupé d'obtenir, par son lacto-hypophosphite de fer calcique, un agent de la médication tonique et reconstituante.

De patientes recherches expérimentales lui ayant prouvé la possibilité d'associer ces éléments à action nettement déterminée, le fer, la chaux et le phosphore, il a demandé à l'acide lactique, en sa qualité d'acide organique, le moyen de solubiliser son produit à combinaison chimique fixe.

Le lacto-hypophosphite de fer calcique possède ainsi une solubilité remarquable, et il contient une dose assez élevée de fer, de chaux et de phosphore (30 centigrammes de sel pour 30 grammes de sirop).

D'une conservation facile, il a le grand avantage de pouvoir être associé à toutes les eaux gazeuses et acidulées.

Dans ses effets physiologiques, on observe l'absence de constipation et de phénomènes de gastralgie.

Ses indications dans la phthisie se retrouvent dans toutes les formes torpides et atoniques, alors surtout que surviennent l'irrégularité et les désordres de la fonction cataméniale.

Pour se désintéresser de la lutte des deux acides, Tréhyou, sur les conseils et les inspirations de Michel, s'est efforcé d'obtenir un sel soluble, facilement absorbable et assimilable sans leur intervention directe.

---

[1] Dans le lactophosphate, le principe actif est relativement faible; car il faut prendre 100 grammes de sirop pour absorber un seul gramme de phosphate de chaux.

Le problème présentait *a priori* quelques difficultés, puisqu'il s'agissait d'obtenir, par une combinaison chimique, un sel soluble avec deux bases qui, par leur association avec l'acide phosphorique, donnent deux sels insolubles (phosphate de chaux et phosphate de fer).

D'abord, il convenait d'avoir des sels à leur plus grand degré de pureté.

Par un procédé nouveau, Tréhyou a transformé le biphosphate de chaux[1], qui se présente ordinairement comme une bouillie claire, en un sel d'une blancheur nette, bien cristallisé et neutre ou à peine acide; le peroxyde de fer, à son tour, a été convenablement lavé.

De cette combinaison, est résulté le phosphate neutré de fer et de chaux soluble.

C'est un sel d'une blancheur éclatante, d'une saveur aigrelette, douce, agréable même, et déliquescent.

Chimiquement parlant, il est parfaitement défini par sa formule $2\ CaO\ Fe^2\ O^3\ Pho^5 + aqua$.

L'administration du phosphate neutre de fer et de chaux soluble est très-facile; il est dosé de manière à ce que chaque cuillerée à café de sirop ou de solution, contienne 25 centigrammes de sel.

Je n'insisterai pas sur les applications thérapeutiques, car elles concordent entièrement avec celles que je demande à mes Granuloïdes ferrés; j'emploie indifféremment ces deux préparations à la grande satisfaction des malades.

Les expériences de Cotton, à l'hôpital spécial de Brompton, me confirment de plus en plus dans ma manière d'envisager l'utilité des phosphates et des ferrugineux, pour combattre certaines modalités de la phthisie pulmonaire.

L'acide phosphorique, expérimenté sur 25 malades, à la dose de 15 gouttes de la pharmacopée anglaise, deux

---

[1] Le biphosphate du commerce, contient une grande quantité de phosphate tribasique et de sulfate de chaux (plâtre) soluble à la faveur de l'acide phosphorique libre, et dont il est difficile de le débarrasser.

ou trois fois par jour, a amené de l'amélioration dans l'appétit, dans les transpirations, dans la nature et la qualité de l'expectoration, mais n'a produit aucun effet curatif appréciable.

Mêlé au fer, ou à d'autres bases toniques, l'acide phosphorique s'est montré d'une efficacité plus constante et plus soutenue.

CHAPITRE XI

§ 1. — LA SPÉCIALITÉ.

En commençant ce chapitre destiné à faire connaître les principaux médicaments ou agents thérapeutiques, employés pour combattre plus ou moins directement, selon les idées es auteurs, la maladie elle-même, je présenterai quelques brèves observations sur ce que l'on est convenu d'appeler *la spécialité*.

Pour la Médecine comme pour la Chirurgie, la spécialité a une raison d'être, eu égard aux principes et aux exigences de notre civilisation moderne.

Le temps des Pic de la Mirandole est passé (*de omni re scibili et quibusdam aliis*). S'il est impossible à un seul praticien d'embrasser avec le même succès toutes les branches de notre science, il faut de toute nécessité, après une éducation première générale, complète, sérieuse, se cantonner dans un champ de recherches plus restreint, pour en fouiller plus aisément les coins et les recoins.

En Pharmacie, la spécialité a aussi une raison d'être, afin de mettre à notre disposition des médicaments d'une administration plus facile, d'une préparation plus prompte, plus soignée, plus renouvelée.

Quelle différence entre l'huile de Ricin épaisse, verdâtre et nauséabonde, que l'on prenait, il y a vingt ans à peine, et ce liquide blanc, limpide, sans odeur, que l'on retrouve aujourd'hui dans toutes les bonnes officines.

Les mixtures, les médecines noires, les breuvages de nos pères, ne sont-ils pas heureusement remplacés par ces dragées, ces granules, ces cachets médicamenteux [1] qui permettent d'administrer, avec la plus grande facilité, les substances les plus énergiques ?

Je devais à mes lecteurs ces explications pour justifier le soin que j'ai mis, et que je mettrai, par la suite, à faire connaître le nom des honorables Pharmaciens qui ont le mieux compris l'étude des médications que je préconise. *Suum cuique !*

§ 2. — TARTRE STIBIÉ.

Le Tartre stibié, Tartre émétique, ou simplement Émétique, est un tartrate double d'antimoine et de potasse; c'est l'un des médicaments les plus précieux et les plus indispensables de la Thérapeutique. Le médecin qui saura le manier, aura toujours une supériorité incontestable sur ceux de ses confrères qui n'en ont étudié les effets que dans les livres et les brochures, échos passionnés des luttes de doctrines de Brown et de Rasori.

Emeto-cathartique des plus immédiats et des plus certains, le tartre stibié exerce une influence énergique sur l'innervation, et produit sur la circulation générale une action contro-stimulante des mieux caractérisées [2].

G. Sée classe le tartre stibié dans les cardiaques, et Rabuteau dans les névro-musculaires, à cause des modifications qu'il détermine sur l'innervation et la myotilité.

Si le tartre stibié exerce une action directe, immédiate décongestionnante sur les poumons fluxionnés ou enflam-

---

[1] Rien de plus simple et de plus ingénieux que les cachets de Limousin constitués par deux petites rondelles de pain azyme soudées ensemble, et renfermant dans leur centre les poudres médicamenteuses.

[2] D'après les idées classiques, les controstimulants refroidissent, dévascularisent, décongestionnent, calment la sensibilité inflammatoire et atténuent l'inflammation.

més, s'il est un des sédatifs les plus puissants de la chaleur fébrile et des mouvements cardiaco-vasculaires, il devait être naturellement et logiquement employé dans les affections des bronches et du parenchyme pulmonaire.

Reid et Morton le considéraient comme un modificateur général de la phthisie ; Lanthois proposa dans ces cas l'émétique en lavage (5 à 10 centigrammes dans huit litres de décoction de tussilage), comme boisson habituelle des malades.

Rufz, Bricheteau, cherchèrent dans son administration une action altérante ou fondante.

Partant de ces principes, Fonssagrives a institué une médication spéciale du traitement de la phthisie pulmonaire par le tartre stibié.

Le savant professeur partage l'opinion de Laënnec sur la nature et la cause de l'inflammation tuberculeuse, qu'il appelle aussi pérituberculeuse, parce qu'elle se forme accessoirement autour des tubercules.

Il administre le tartre stibié dans une potion aromatique ou calmante, d'une manière continue, à la dose de 20 à 30 centigrammes par vingt-quatre heures, et ce pendant des mois. (La dose totale moyenne doit varier de 8 à 10 grammes.)

La période vomi-purgative qui dure quelques jours, fait place à une tolérance qui permet au malade de vivre de la vie ordinaire.

L'établissement de la tolérance, tel est en effet le but et la condition essentielle de la méthode.

Malheureusement, si l'action antiphlogistique sur la phlegmasie tuberculeuse est constante, si l'action hyposthénisante sur l'organisme entier est indiscutable, il n'en faut pas moins reconnaître que l'une et l'autre n'ont qu'une durée limitée.

Pour retrouver les mêmes effets, il faut donc suspendre la médication pour la reprendre ensuite, et continuer de la sorte toutes les fois que se révèlent de nouvelles poussées tuberculeuses.

Ce traitement, accidentellement utile dans le premier degré, est électivement adapté au second, et employé, toujours d'après l'auteur, avec de grands avantages dans le troisième.

Autant j'accorde d'importance aux enseignements de Fonssagrives lorsque je me trouve en présence d'une lésion à forme *florida* active, ou sub-inflammatoire, autant je mets de réserve quand je vois en face de moi des phthisies à la deuxième période, chez lesquelles se révèlent les symptômes de ramollissement et de désorganisation.

Dans ses savantes leçons cliniques de l'Hôtel-Dieu [1], Béhier s'exprime en ces termes : « Après expérience, je reste sans grand enthousiasme pour ce mode de traitement, en tant que traitement universellement appliqué dans les cas de phthisie avec fièvre. »

§ 3. — L'ARSENIC.

Malgré les doutes, les hésitations et les craintes mêmes de quelques honorables praticiens, l'arsenic administré à l'état d'acide arsénieux, sous la forme de granules de Dioscoride (à 1 ou 2 milligrammes), constitue aujourd'hui l'un des agents les plus actifs, et les mieux déterminés dans le traitement de la phthisie pulmonaire.

Je ne m'appesantirai pas beaucoup sur les doctrines et les interprétations, mais prenant le fait clinique dans toute sa simplicité, j'affirmerai l'utilité et l'efficacité de ce médicament, connu d'ailleurs et apprécié depuis la plus haute antiquité, comme l'indique le nom de Dioscoride qu'Arnal avait donné aux granules d'acide arsénieux, après les savantes recherches de Cahen.

[1] Bulletin de Thérapeutique (1874).

Dans l'histoire de l'arsenic, comme dans celle du quinquina, l'on retrouve à son origine le pur empirisme.

Les maquignons donnent de l'arsenic aux chevaux pour obtenir certaines conditions de feu, de vivacité d'allures, de brillant de pelage.

Les éleveurs de la Basse-Autriche emploient l'arsenic pour l'engraissement du gros bétail.

Les paysans du Tyrol et de la Styrie font usage de l'arsenic pour obtenir un air frais, une coloration animée du teint, de l'embonpoint, une respiration plus facile et plus soutenue dans les ascensions de montagnes.

Considéré tour à tour comme pyrétogène, hyposthénisant, toni-sédatif, névrosthénique, plasmifiant, altérant, à action tonique et décongestionnante sur les vaisseaux capillaires, fixateur des échanges moléculaires qui constituent la nutrition, médicament d'arrêt ou d'épargne, antidéperditeur, il a été soumis dans ces dernières années à une étude plus scientifique.

Rabuteau résume ainsi les effets physiologiques des arsénicaux : ils diminuent les proportions de l'urée et de l'acide carbonique ; ils abaissent le pouls et la température ; ils sont de puissants modérateurs de la nutrition ; ils peuvent de la sorte amener l'embonpoint, la résistance à la fatigue, la facilité plus grande de la respiration.

Dans l'emploi thérapeutique de l'arsenic, les uns ont invoqué son action analeptique indirecte dans les premiers degrés de la maladie ; les autres, son influence tonique et fébrifuge dans les dernières périodes.

Pour Payne-Cotton, l'arsenic agit comme reconstituant, en favorisant et en activant l'assimilation : son action manifeste dès les premiers jours, devient surtout évidente par un appétit remarquable et des digestions faciles. Les personnes engraissent, et les forces musculaires augmentent.

J'emprunte à Moutard-Martin les conclusions aussi sages

que vraies, d'après mon expérience personnelle, de ses intéressantes observations cliniques [1].

1° La médication arsénicale a une action très-positive sur la phthisie pulmonaire.

2° Son action est plus efficace dans la phthisie à marche lente et torpide, que dans la phthisie accompagnée de fièvre.

3° Même dans la phthisie avancée avec fièvre hectique, l'état général est favorablement modifié.

4° Les modifications locales ne se produisent que plus tardivement.

Pour être efficace, le traitement doit être longtemps continué à doses faibles (de 0,015 à 0,02) et extrêmement fractionnées.

L'action la plus manifeste est une action reconstituante, et secondairement modificatrice de la lésion pulmonaire.

Toutefois, comme certains faits prouvent que l'arsenic possède une action directe sur la fonction respiratoire, il paraît logique de lui reconnaître une certaine influence sur le tissu pulmonaire lui-même, et sur le tubercule.

§ 4. — LE TANNIN.

Le tannin, astringent végétal, se retire de la noix de Galle et de l'écorce de chêne ; il est légèrement jaunâtre, d'une saveur éminemment astringente sans amertume.

En même temps qu'il est astringent, il est considéré comme antiphlogistique et sédatif. Pour Pidoux, il comprime l'expansion des éléments organiques, dévascularise les tissus et modère les sécrétions.

Rabuteau le classe parmi les agents qui excitent les fibres lisses, diminuent le calibre des vaisseaux, et par conséquent modèrent l'afflux du sang autour des follicules

---

[1] Mémoire lu à l'Académie de Médecine (1868) sur la valeur de la *Médication arsénicale dans le traitement de la Phthisie pulmonaire*.

sudoripares. Il agit donc à la façon de la quinine et de la caféine.

Le tannin a été, de tout temps, conseillé dans les diarrhées et dans le traitement des sueurs nocturnes. Dans ces dernières années, il a été remis en honneur par Fouquier.

Charvet (1840) lui attribuait la propriété, à la dose de 2 à 10 centigrammes, de faire disparaître les sueurs abondantes dans la phthisie et dans la fièvre hectique des scrofuleux.

Lambron le croit utile dans les fièvres accompagnées de diarrhée.

D'après Woillez, le tannin (prescrit en pilules de 15 centigrammes jusqu'à concurrence de 60 par jour) ferait disparaître les râles humides qui accompagnent parfois les tubercules crus, et il aurait également qualité pour faire disparaître, mais plus lentement, les râles qui se produisent dans les excavations pulmonaires.

Pidoux reproche au tannin deux choses : « Son action est superficielle sans générosité ; elle détermine assez souvent de la dyspepsie et de la gastralgie. »

D'après lui, le tannin trouverait ses indications, quand survient la colliquation des phthisiques au deuxième et au troisième degré : expectoration des matières muco-purulentes, caséiformes, ramollies pour les bronches ; sueurs exténuantes pour la peau ; diarrhées colliquatives pour les intestins.

Associé au quinine sous la forme de tannate de quinine (de Bareswill), il constitue une préparation assez énergique dans le traitement des sueurs nocturnes.

Quelques auteurs ont à tort, selon moi, voulu le faire disparaître de la Thérapeutique à cause de sa faible solubilité, et des doses considérables qui sont nécessaires pour obtenir des effets sensibles.

Le tannate de quinine qui ne produit jamais de symptômes d'ivresse quinique, trouve souvent dans les cas susdits des indications salutaires.

§ 5. — LE PLOMB.

Trousseau et Pidoux rangent le plomb et ses composés dans la classe des *astringents*, et Bouchardat dans celle des *altérants.* Rabuteau les considère comme les modérateurs de la nutrition.

Les sels de plomb se transforment dans l'estomac en chlorures, et sont absorbés sous cette forme. Ils ralentissent le pouls, abaissent la température, diminuent les sécrétions des glandes sudoripares et des glandes de la muqueuse intestinale, sur laquelle ils exercent une action topique spéciale.

Employé à une époque déjà reculée pour combattre certains symptômes de la phthisie, l'acétate de plomb a été remis à la mode par Fouquier, Strohl de Strasbourg, Beau et Leudet.

Fouquier l'administrait pour arrêter les diarrhées et les sueurs.

Strohl et Leudet l'ont préconisé dans la pneumonie (doses de 10 à 80 centigrammes).

Beau ayant observé à l'hôpital Cochin que la phthisie était exceptionnelle chez les ouvriers qui manient le plomb, avait cru pouvoir établir pour eux une sorte d'immunité, d'autant plus que dans d'autres circonstances la marche de la maladie lui avait paru enrayée, par la coexistence d'accidents saturnins.

Sa méthode de traitement avait donc pour but de combattre la diathèse tuberculeuse par un véritable empoisonnement saturnin. A cet effet il donnait des pilules contenant chacune 10 centigrammes de céruse ; il arrivait progressivement jusqu'à 8 par jour.

Comme médication auxiliaire il avait recours au vin, aux toniques, à une hygiène rationnelle.

Les résultats thérapeutiques se sont montrés satisfaisants

dans ses mains et dans celles de Funel d'Alexandrie, mais il n'en a pas été de même dans celles de Broeckz d'Anvers.

D'abord il n'a pas retrouvé cette immunité dont paraissaient jouir les plombiers de Beau, puis ensuite les préparations de plomb n'ont apporté aucun soulagement aux symptômes principaux (toux et expectoration), son usage a occasionné une sécheresse douloureuse à la gorge, résultat de l'action styptique de ce médicament, et a agi défavorablement sur les fonctions de l'estomac, en faisant perdre l'appétit au malade. Le seul effet favorable a été la constipation.

§ 6. — L'IODE.

Le groupe des iodiques comprend l'iode et les médicaments dont les effets sont dus à ce métalloïde (iodures de potassium et de sodium); généralement ils ralentissent la nutrition.

Pour Rabuteau, ces agents peuvent retarder la marche de la maladie, mais ne l'arrêtent pas; ainsi que les arsénicaux, ils produisent une certaine augmentation de l'appétit, diminuent la formation de l'urée et de l'acide carbonique et jouent le rôle de médicament d'épargne. Les iodures alcalins sont promptement absorbés après leur introduction dans l'organisme.

Pidoux considère l'iode et ses préparations comme des stimulants spéciaux, immédiats de la muqueuse des voies respiratoires; l'irritation éminemment congestive se traduit par des éternuements secs, incessants, et par une toux opiniâtre.

J'ai déjà eu occasion de parler de l'influence considérable que Piorry attribue à la médication iodée; les masses indurées diminuent d'étendue, et le plessimètre indique les modifications locales.

En même temps que s'opère cette modification dans les

indurations phymiques, l'appétit reparaît, le cœur reprend du volume, le tissu adipeux se remplit, les seins augmentent, les menstrues reparaissent.

Piorry croit avoir obtenu des guérisons vraiment radicales; ordinairement, malgré les améliorations plus ou moins passagères, on voit persister toujours des noyaux d'engorgement dans le parenchyme pulmonaire.

Une controverse assez animée s'est établie entre Pidoux, attaquant l'administration de ce métalloïde, et faisant un tableau très-animé de l'iodisme; et Bouyer qui considère l'iode comme un agent énergique, exerçant une action générale sur la nutrition déviée, et une action directe sur les tubercules et les infarctus phlegmasiques qui l'accompagnent.

« Je manie l'iode, dit Bouyer, depuis longues années; en y mettant le temps, on guérit quelquefois, assez souvent même; quand on ne guérit pas, on prolonge, on améliore l'existence des malades. Pidoux a commis la plus grande hérésie thérapeutique du siècle, en proscrivant du traitement de la phthisie le médicament le plus puissant. »

Pour ce qui me concerne, j'utilise la teinture d'iode iodurée en badigeonnages sur la poitrine; je ne lui demande pas seulement une action révulsive, car l'iode est peu caustique, mais je pense de cette manière en faire absorber une certaine quantité, soit par l'absorption directe, soit par les vapeurs qui se dégagent au moment du badigeonnage, et qui pénètrent dans les voies respiratoires.

§ 7. — LE CHLORE.

Le chlore se dégage des hypochlorites de chaux, de soude et de potasse, sous l'influence des acides les plus faibles. Au contact de l'acide carbonique de l'air, les hypochlorites dégagent du chlore libre, et lorsqu'ils sont introduits dans l'estomac, ils en fournissent également une certaine quantité jusqu'à ce que l'acide du suc gastrique soit saturé par leur base.

Hallé, Fourcroy, Guyton de Morveau ont proposé l'emploi du chlore comme désinfectant [1].

Les inhalations chlorées ont été préconisées dans le traitement de la phthisie par Cottereau, Bourgeois de Saint-Denis, Gannal et Louyer-Villermay.

Béhier, témoin d'expériences faites avec cet agent au moyen de l'appareil de Richard, ne leur reconnaît aucune valeur.

Andral n'a pas eu de meilleurs effets, en expérimentant l'eau chlorée à la dose de 10 gouttes dans une potion de 120 grammes.

Je ne dirai rien du chlorure de sodium auquel j'ai consacré un article spécial, en raison de toute l'importance que je lui accorde.

Le chlorure de calcium a été conseillé par Herzog à la dose de 2 à 8 grammes dans 180 grammes d'eau (4 cuillerées par jour); son emploi dans la phthisie a probablement eu pour cause l'efficacité qu'il paraît avoir dans la scrofule.

« J'ai vu souvent Biett, dit Béhier, dans ses savantes leçons de l'Hôtel-Dieu, prescrire le chlorure de calcium avec avantage dans les cas de suppurations scrofuleuses, et j'y ai eu recours très-utilement, mais je n'en dis pas autant pour le traitement de la phthisie. »

§ 8. — LE BROME.

Découvert par Balard, vers 1826, le brôme a été étudié pour la première fois dans le service clinique d'Andral.

[1] Au commencement du siècle, les fumigations *Guytoniennes* étaient produites dans toutes les salles d'hôpitaux, par un mélange de sel marin, d'acide sulfurique et de peroxyde de manganèse.

Les résultats de l'administration du métalloïde n'ont pas été très-concluants, mais en revanche celle des bromures alcalins est devenue d'une importance capitale, dans la thérapeutique d'une classe nombreuse de nos affections.

Le bromure de potassium, lorsqu'il est pur [1], est absorbé avec rapidité et parfaitement toléré.

Il ne provoque des vomissements que lorsqu'il contient du bromate de potasse, et des phénomènes d'iodisme (ardeur à la gorge, coryza, larmoiement), que par l'iodure qu'il peut renfermer.

Des recherches, des plus intéressantes, ont été faites en Angleterre par Locock, Radcliffe et Clouston ; en Allemagne par Eulenburg, Guttmann et Bintz ; en Italie par Namias et Tommasi ; en France par Cerise, Martin-Damourette, Debout et Legrand du Saulle.

Voici les conclusions le plus généralement acceptées de cet ensemble de travaux :

Effets hypnotiques (Debout) dus à une action directe sur l'encéphale ;

Diminution de la sensibilité réflexe ;

Torpeur des organes génitaux et paresse musculaire ;

Ralentissement de la circulation et de la respiration ;

Abaissement de la température animale (urée diminuée).

Le bromure de potassium, anti-nerveux et anti-convulsif pour les uns, est classé par les autres dans les agents névro-musculaires.

Bintz de Bonn croit que la dépression musculaire et nerveuse est due, non pas au brôme, mais au potassium seul.

Tommasi de Naples lui reconnaît une action positive indiscutable sur les formes de délire aigu, sur les formes éclamptiques et épileptoïdes, sur l'*angina pectoris* et l'asthme. Comme hypnotique, il est moins sûr que le chloral.

---

[1] Le bromure du commerce contient beaucoup de substances étrangères (chlorures et iodures de potasse, carbonates, sulfates et bromates de potasse), dont il est indispensable de le débarrasser.

Pour ce qui me concerne, je le conseille avec avantage dans l'insomnie, l'asthme, les vomissements, la toux spasmodique, tous symptômes qui viennent parfois compliquer d'une manière fâcheuse le traitement ordinaire de la maladie.

Comme le sel bromique doit être d'une pureté irréprochable, je donne la préférence au sirop au bromure de potassium de Pennès et Pelisse.

Une cuillerée à café de sirop contient un demi-gramme de sel.

Dans ces derniers temps, quelques médecins en Angleterre, Namias en Italie, Legrand du Saulle en France ont essayé dans les cas d'accidents nerveux et de nervosisme, l'administration du bromure de sodium [1].

Pour Rabuteau, ce sel est un agent simplement neurotique. Il diminue le pouvoir réflexe, amène le sommeil lorsqu'il est pris à doses suffisantes, mais il ne produit ni la prostration, ni l'arrêt du cœur.

D'après Legrand du Saulle, le bromure de sodium qu'il administre sous la forme de sirop antinerveux de bromure de sodium, chimiquement pur, de Pennès et Pelisse [2] « modère et enraye la marche et l'intensité des phénomènes nerveux ; il rappelle positivement l'activité intellectuelle et la mémoire. »

Partant de ce principe qu'on n'est jamais trop riche en agents thérapeutiques, à action précise, notre confrère Clin a introduit nouvellement dans la thérapeutique française le bromure de camphre (camphre mono-bromé).

Ce sel jouit de propriétés sédatives. Il est incontestablement hypnotique, sans accoutumance, et diminue le nombre des battements du cœur, ainsi que le nombre des inspirations.

---

[1] Le sodium est un métal dont les sels n'agissent que très-peu sur le système musculaire.

[2] Une cuillerée à café contient 25 centigrammes de principe salin.

Il est donc rationnellement indiqué *a priori* dans les affections pulmonaires de toute sorte.

Son odeur, sa saveur et sa difficile conservation nécessitant une préparation particulière, capable de masquer ces inconvénients, Clin lui a donné la forme très-commode de dragées [1].

Outre son action dans les névroses en général, le bromure de camphre donne d'excellents résultats dans les toux nerveuses, l'asthme, l'emphysème pulmonaire, en procurant le calme et le sommeil.

§ 9. — LE FER.

Les ferrugineux comprennent le fer et un certain nombre de ses combinaisons, du groupe des toniques corroborants, reconstituants.

L'étude physiologique conduit à les ranger parmi les modificateurs les plus puissants de l'hématose ; ils augmentent le nombre des globules rouges ou hématies, ce qui en fait des hématogènes par excellence ou des hématiniques (Pereira).

L'usage médical du fer (rouille dissoute dans le vin) remonte à la plus haute antiquité. Les Arabes l'avaient en grande vénération, mais son emploi n'a reçu une véritable extension scientifique que dans la pratique de Sydenham (chlorose). J'ai déjà dit que le fer existait dans l'organisme, que le sang de l'homme en contient 2 gr. 1/2, et qu'il est localisé dans les globules rouges [2].

La propriété essentielle des ferrugineux est de contribuer d'une manière efficace à la reconstruction des globules rouges, par conséquent d'activer la nutrition, puisque ces derniers sont les agents directs des oxydations.

[1] Chaque dragée contient 10 centigrammes de bromure de camphre chimiquement pur et parfaitement cristallisé.

[2] Les cendres du sang sont rouges parce qu'elles renferment du sesquioxyde de fer.

D'après Rabuteau, parmi les composés ferrugineux solubles, le protochlorure de fer est absorbé avec grande facilité.

Les usages internes s'expliquent par les propriétés physiologiques que je viens d'indiquer.

Avant de finir, je signale avec satisfaction les résultats obtenus par Cotton à l'hôpital spécial de Brompton, au moyen du vin ferré qu'il considère comme la manière la plus simple d'administrer le fer.

Sur une première série de 25 malades, l'appétit s'est maintenu dans de bonnes conditions, et il ne s'est manifesté ni apparence d'hémoptysie, ni d'autres symptômes fâcheux.

Le vin ferré, dit Cotton, est un auxiliaire très-utile dans le traitement d'un nombre considérable de phthisiques. Il est presque toujours bien supporté et tend à augmenter l'appétit et à améliorer la digestion. Il est spécialement efficace et indiqué chez les enfants et les jeunes gens.

§ 10. — LE QUINQUINA [1].

Le quinquina du commerce est l'écorce du tronc et des rameaux d'arbres des diverses espèces de cinchona de la famille des Rubiacées, originaires de l'Amérique équatoriale (versant oriental des Andes) [2].

L'étude botanique commencée en 1738 par la Condamine, a été poursuivie par de Jussieu, Mutis, Ruiz, Von Humboldt, Weddel, Delondre et Garot; l'étude chimique et physiologique a pris naissance par les travaux de Pelletier et Caventou, Bouchardat, Briquet. On pensait autrefois que les quinquinas gris, jaunes, rouges et blancs, appartenaient à des espèces diverses, calysaia, de la Condamine,

---

[1] Connu sous les dénominations suivantes : écorce du Pérou, poudre de la Comtesse, poudre des Jésuites, poudre Cardinale.

[2] Sa culture a été introduite avec succès à Java, au Malabar, à Ceylan.

huanuaco, lanceolata; mais on sait aujourd'hui que le même arbre peut donner ces diverses espèces, selon qu'on prend l'écorce du tronc des gros rameaux (rouge), des rameaux moyens (jaune), des petites branches (gris).

Les écorces de quinquina renferment quatre alcaloïdes.

La quinine $C^{20}H^{24}Az^2O^2$. la cinchonine $C^{20}H^{24}Az^2O$.
La quinidine — la cinchonidine —

La quinine est une substance blanche, amère, soluble dans 400 parties d'eau froide, se dissolvant facilement dans l'alcool.

On prescrit d'ordinaire le sulfate neutre (sulfate bibasique) ou le sulfate acide qui est très-soluble [1].

(Aiguilles blanches, soyeuses et légères d'une amertume considérable.)

La quinine ralentit la circulation, et cette action modératrice entraîne après elle un ralentissement des phénomènes chimiques de la nutrition, et par conséquent un abaissement de la température.

L'action exercée sur le sang est controversée : Mélier, Monneret, Andral, Gavarret, ont dit que la fibrine diminuait et que la coagulation du sang était retardée;

Briquet affirme que la fibrine augmente pendant que le nombre des globules rouges diminue.

La diminution du volume de la rate mise en lumière par Piorry est incontestable.

Voici en quels termes Rabuteau résume son opinion :

« Le sulfate de quinine paralyse le système nerveux tout entier, et le système musculaire de la vie de relation, d'où résulte à dose toxique l'abolition de la sensibilité, des mouvements respiratoires et des battements du cœur. La paralysie est précédée d'une période d'excitation faible et passagère de ces systèmes, les fibres lisses sont excitées. »

Je n'ai pas la prétention d'énumérer toutes les prépara-

[1] Je donne toujours la préférence à ce dernier.

tions à bases de quinquina et sous leurs diverses formes.

Je me sers plus volontiers des vins de quinquina, et parmi ceux-ci, je donne la préférence à ceux que l'on obtient soi-même, promptement, commodément et économiquement, avec l'extrait Mariani (liquide hydro-alcoolique de quinquina) [1].

Mes relations avec ce distingué pharmacien chimiste, ne me permettant pas de louer outre mesure sa préparation, je laisse la parole à des juges plus compétents.

« C'est compléter la belle découverte du sulfate de quinine, dit Delondre, que de réunir sous un titre constant, tous les principes utiles associés ou combinés à la quinine dans les quinquinas, et d'en éliminer les matières inertes qui s'opposent à la facilité d'absorption des principes actifs qui fatiguent l'estomac. »

Venet, dans un rapport officiel, s'exprime en ces termes :

« C'est une formule précise et claire ; Mariani décrit son *modus faciendi*, met ses procédés à la disposition de tout le monde ; le contrôle et la reproduction deviennent de cette façon faciles. Utilisons et recommandons son extrait à nos malades ; nous éviterons les vins apocryphes, les préparations fantastiques ; favoriser un bon remède, un remède honnête, c'est le devoir d'un bon et honnête médecin. »

§ 11. — VIN AU ZANTHOXILUM.

Malgré le nombre considérable de préparations toniques ; les exigences de la convalescence, et des idiosincrasies des valétudinaires sont si variées, et parfois si impérieuses, que le praticien accueille toujours avec empressement les tentatives faites par les pharmaciens chimistes pour doter la

[1] J'ai dit plus haut l'usage fréquent que je faisais de la décoction de quinquina (légère) aux repas. Cette décoction s'obtient très-aisément en versant dans un litre d'eau, le tiers du flacon de l'extrait titré.

thérapeutique, soit d'un perfectionnement dans la fabrication, soit d'une préparation nouvelle.

C'est à ce titre que j'ai expérimenté l'un des premiers, le vin au zanthoxilum préparé par Michely, avec l'écorce du zanthoxilum sorbifolium de la famille des Rutacées.

Ces plantes de l'Amérique méridionale, signalées de tout temps comme fortement aromatiques et douées de propriétés stimulantes, renferment dans leur écorce un principe amer à action tonique et fébrifuge.

Ce qui m'avait frappé dans la communication de Michely à la Société de thérapeutique expérimentale, c'était précisément la constitution chimique élémentaire du zanthoxilum ; mais ce n'est qu'à la suite de nouvelles recherches, et de récentes analyses, qu'il a pu déterminer l'heureuse association des principes qui devaient rendre compte de la valeur thérapeutique de cette substance. Elle contient en effet :

— Un principe amer, la zantoxiline (jaune, très-amer, d'apparence huileuse, cristallisant en petits mamelons) signalée dans d'autres variétés par Bentley, Pelletan et Chevallier ;

— Des sels en assez forte quantité, le phosphate de fer (principe très-rare dans le règne végétal) et le chlorure de calcium ;

—Une matière azotée albuminoïde en quantité abondante.

Si l'analyse chimique faisait prévoir *a priori* dans l'association de ce principe amer et de ce sel de fer, une action tonique analeptique reconstituante, l'observation clinique est venue la démontrer d'une manière certaine.

La forme d'administration est telle qu'on doit la désirer de préférence, dans un traitement sthénique des affections chroniques de la poitrine, le véhicule est constitué par un vin alcoolique et réconfortant, le Porto.

§ 12. — LA COCA.

Les feuilles de l'erythroxylon coca (Lamark), arbrisseau cultivé dans les régions de l'Amérique du Sud (Pérou, Bolivie, Brésil) sont généralement désignées sous le nom de coca [1]. Gazeau et Rabuteau classent la coca parmi les modificateurs de la nutrition, dans le groupe des excitateurs de cette fonction. G. Sée la range parmi les désassimilants Réveil lui reconnaissait une action sur le système nerveux musculaire et sensitif.

Les Indiens qui considéraient la coca comme une plante divine, et lui attribuaient des propriétés surnaturelles, trouvaient dans son emploi (en la mâchant) la faculté de résister à la fatigue et de supporter la diète.

Aujourd'hui, sans partager les superstitions des Incas, les Indiens qui se livrent aux labeurs les plus pénibles, roulent en chiques les feuilles de coca en y ajoutant un peu de chaux. Au dire de Littré et de Ch. Robin. « Les feuilles longues de 4 centimètres, larges de 27 millimètres, sont l'objet d'un commerce très-considérable. Mâchées en petite quantité par les courriers, les voyageurs, les ouvriers mineurs, elles permettent de rester un ou deux jours sans prendre d'aliments solides ou liquides ; elles calment la faim et la soif, soutiennent les forces ; mâchées en plus grande quantité, elles agissent comme le vin ; mêlées au tabac et mâchées, elles ont un effet analogue à celui du haschich. »

Selon Linné, la coca possède l'arôme pénétrant des végétaux stimulants, les propriétés astrictives et fortifiantes des astringents, les qualités antispasmodiques des amers, et le mucilage nutritif des analeptiques.

---

[1] Le principal alcaloïde de la coca est la *cocaïne* ($C^{16}H^{23}AzO^8$), isolé par Niemann, amer, d'un blanc jaunâtre, à réaction alcaline, à prismes soyeux.

Mantegazza la trouve «excellente pour combattre les troubles nerveux lorsqu'ils dépendent d'un état général de faiblesse ou d'atonie. »

Pour Reis, «la coca a deux modes d'emploi bien déterminés; l'un physiologique, en ce sens qu'il se borne à stimuler dans leurs limites normales les fonctions intellectuelles et locomotrices; l'autre thérapeutique, applicable à certains états morbides dans lesquels il y aurait indication de surexciter énergiquement et rapidement les systèmes musculaires et nerveux. »

Quand on mâche des feuilles de coca de bonne qualité, ajoute Rabuteau, la salive devient jaune; on ressent presque aussitôt l'arôme du thé, un goût parfumé, puis une saveur généralement amère, légèrement astringente.

La coca produit sur la muqueuse stomacale l'excitation ; de celle qu'elle produit aussi sur la muqueuse buccale en augmentant la salive, on peut conclure qu'elle augmente également la quantité du suc gastrique.

Parmi les nombreuses monographies publiées sur la coca, je citerai celles d'Unané (1794), de Boerhaave, Niemann, Wholer, Moreno y Maiz, Lippmann, Rossier, Demarle, Tchudy, Mantegazza, Gosse de Genève, Reis.

Ch. Gazeau, auteur du travail le plus complet sur cet intéressant sujet, caractérise ainsi l'action physiologique de la coca sur le tube gastro-entérique : «excitation légère de l'estomac, anesthésie, et probablement augmentation de la sécrétion du suc gastrique; augmentation des sécrétions intestinales. »

La coca possédant la propriété d'activer le mouvement de nutrition, est donc un agent d'oxydation, au même titre que les ferrugineux, les hypophosphites et les chlorures alcalins [1].

---

[1] « Cette substance est donc un agent excitateur de la nutrition, l'urée est excrétée en plus grande quantité, la température s'élève, et le pouls devient plus rapide. Les combustions étant activées, la machine animale acquiert plus d'énergie. »   (RABUTEAU.)

Pour Gazeau, la coca pulvérisée à dose modérée paraît franchement tonique ; il n'hésite pas à la considérer comme le médicament par excellence des maladies du tube digestif.

C'est en favorisant la digestion chez les phthisiques, que la coca peut rendre des services dans la tuberculose. On a vu l'appétit renaître, les vomissements diminuer ou cesser complétement sous l'influence de la coca, chez des sujets atteints de cette maladie au troisième degré.

Parmi les praticiens les plus répandus de Paris, Péan, Barth, G. Sée, Cabrol, ont promptement adopté les diverses préparations de coca. Ch. Fauvel la prescrit dans les affections des voies respiratoires. C'est aussi dans ces maladies que j'ai l'occasion de la conseiller journellement sous sa forme la plus commode, la plus agréable et la plus active, celle de vin tonique de Mariani[1].

Ainsi s'est réalisée la prédiction de Réveil : « Cette substance (coca) est appelee à prendre un jour un rang important en thérapeutique. »

§ 13. — L'EUCALYPTOL.

L'Eucalyptus (globulus) ou gommier bleu de la Tasmanie est un arbre gigantesque, originaire du continent Australien et de la terre de Van Diemen.

Introduit en Europe et en Afrique par Ramel, il s'est parfaitement acclimaté en France (Alpes-Maritimes et Corse).

Les voyageurs ayant observé que les fièvres intermittentes étaient extrêmement rares dans les contrées où croissait l'Eucalyptus, l'idée leur est venue de tirer des feuilles de l'arbre un remède contre la fièvre.

[1] Une bouteille de ce vin liquoreux et alcoolique, renferme les principes actifs extraits de 60 grammes de feuilles de coca, soit 2 grammes par verre à madère (dose initiale).

L'observation clinique est venue confirmer ces prévisions de la manière la plus incontestable, et parmi les travaux scientifiques les plus sérieux, je suis heureux de citer ceux de mes compatriotes et amis Régulus Carlotti et Tedeschi.

Cloëz a le premier séparé et décrit sous le nom d'Eucalyptol ($C^{24}H^{20}O^{2}$) le principe immédiat de l'Eucalyptus. C'est une sorte de camphre liquide, qui a servi aux applications thérapeutiques les plus variées.

L'eucalyptol possède, d'après Gubler, une odeuraromatique, fragrante, agréable et spéciale, rapprochée par les uns de celle du camphre, par les autres de celle de l'essence de menthe, de la rose ou de la lavande. Sa saveur est aromatique, chaude et amère, non exempte d'un certain degré d'âcreté dans l'arrière-gorge, et accompagnée d'une sensation de fraîcheur.

En Australie, les jeunes femmes qui souffrent des poumons reprennent de la vigueur et du souffle en respirant l'air embaumé par les émanations du gommier bleu. A cause de son action modératrice du système reflexe, l'Eucalyptol a été employé dans l'asthme (humide) à l'effet de modifier les sécrétions de la muqueuse trachéo-bronchiale ; stimulant diffusible et antispasmodique, il est employé très-utilement dans les affections des voies respiratoires ; il modère la toux des phthisiques. Gubler le considère comme un agent de la médication anticatarrhale.

La propriété qu'ont les vapeurs de l'Eucalyptol (à petites doses) de ne pas irriter les bronches, et d'être même agréables, avait donné à Gimbert de Cannes l'heureuse idée de faire fumer les feuilles d'eucalyptus en cigarettes. Delpech prépare un vin et un élixir d'Eucalyptus très-recherchés.

Chevrier et moi l'avons adopté par ces raisons, comme l'un des principaux éléments de notre solution stimulante (voir *Inhalation*).

§ 14. — LE GOUDRON.

Le goudron végétal [1] (*pix liquida*), du groupe des térébenthinés, s'obtient par la distillation des bois de pin, après l'extraction de la térébenthine [2].

Il se présente sous la forme d'une masse demi-fluide de couleur brune, d'une odeur empyreumatique, d'une saveur âcre et désagréable. Il produit des effets qui se rapprochent de ceux de la térébenthine, mais il n'est pas comme cette dernière contre-indiqué par les éléments fièvres et congestion inflammatoire [3]. Il est employé avec succès depuis un temps immémorial dans les affections des voies respiratoires, par les modifications qu'il apporte sur la muqueuse trachéo-bronchique.

J'ai déjà dit que je le conseillais en boisson aux heures du repas, pendant le traitement d'hiver ; j'ai fait entrer cette substance dans la solution stimulante de l'appareil à Gymnastique pulmonaire.

Les nombreuses applications de l'hydrolé de goudron et son énorme consommation, ont donné naissance aux produits les plus variés, malheureusement pour l'obtenir d'une manière prompte, toutes les officines ne se conforment pas aux préceptes si bien établis par Guibourt, Lefort et Adrian.

Guibourt demande une macération pendant un mois de 66 grammes de goudron dans un litre d'eau distillée.

Lefort a démontré qu'on n'altérait en rien les qualités de l'eau de goudron, « et qu'on l'obtenait très-rapidement et beaucoup plus concentrée, en employant de l'eau à 50 ou 60 degrés, et en se servant d'un vase clos, dans lequel on

[1] Par opposition au goudron minéral (coaltar).

[2] Il se compose de colophane, de polymènes de l'essence de térébenthine produits par la chaleur, d'acides acétique et oxyphénique, de créosote.

[3] Ce médicament communique aux urines et aux sueurs une odeur caractéristique.

agitait plusieurs fois le mélange. » Il a aussi prouvé qu'en forçant la dose du goudron, on en obtenait une eau bien plus chargée [1].

Des recherches d'Adrian, il résulte aussi que l'eau de goudron préparée à chaud en vase clos, se trouve plus chargée de principes que celle qui a été préparée à froid.

Les liqueurs du commerce présentent les grands inconvénients de contenir toutes les parties constituantes du goudron, les insolubles comme les solubles dans l'eau ; et d'être obtenues par des procédés par trop expéditifs.

A cet effet, pour avoir une dissolution plus instantanée et d'une coloration plus uniforme, l'on se sert de sels alcalins (potasse, soude, ammoniaque ou magnésie).

Les résines du goudron qui sont acides de leur nature, forment ainsi avec les bases en question des sels alcalins, qui dénaturent d'une façon fâcheuse ce produit végétal organique.

En s'inspirant des principes scientifiques énoncés plus haut, en combinant les procédés de Magne-Lahens et de Lefort, en faisant sa distillation à faible température et dans le vide, Freyssinge a le premier substitué aux anciennes liqueurs de goudron une préparation ne contenant que les principes solubles [2], et pouvant ainsi reproduire l'eau de goudron dans toute sa pureté.

La liqueur de Freyssinge, dite normale, a une belle coloration de goudron ambrée, elle est acide, très-aromatique ; son odeur est franche et son goût rappelle bien celui du goudron [3].

J'ai trouvé dans le journal de Venise une observation intéressante, qui avait pour but de faire admettre la créosote

---

[1] Mémoire à l'Académie de Médecine.

[2] Après avoir recueilli les principes volatils, il les réunit aux principes fixes qui étaient restés à la fin de l'opération dans l'alambic, avec une petite quantité d'eau.

[3] 2 cuillerées à bouche représentent 40 centigrammes de principes pour un litre d'eau.

dans la thérapeutique, encore si pauvre, de la gangrène pulmonaire?

Je dois rappeler aussi que les bourgeons de sapin servent à préparer des tisanes, des sirops très-utiles dans les catarrhes bronchiques.

Je ne saurais déterminer s'ils agissent seulement par la térébenthine qu'ils contiennent, ou s'ils possèdent des propriétés spéciales, toujours est-il que dans l'administration des eaux sulfurées de Saint-Boès, j'alterne volontiers le sirop de Tolu avec celui de bourgeons de sapin.

§ 15. — LE JUS D'HERBES.

Cette médication peu employée en France, est très-populaire dans certaines contrées de l'Europe, principalement parmi les populations agricoles.

« Si j'en juge par ma propre expérience, dit Amédée Latour, elle doit être prise en sérieuse considération par les médecins. »

Le jus d'herbes (cresson et fumeterre) est un excellent dépuratif, très-employé par nos anciens, dont c'est une vaniteuse mode de dédaigner la tradition.

CHAPITRE XII

§ 1. — APPÉTIT. — DIGESTION.

Comme l'indique le titre, je consacrerai ce chapitre à l'étude des médicaments destinés à combattre les symptômes qui accompagnent d'ordinaire, ou qui compliquent, le plus souvent, la marche de la phthisie pulmonaire.

Pour ne pas sortir du cadre que je me suis tracé, au lieu de présenter le tableau séméiologique des trois degrés classiques de la maladie (notions que je suppose acquises à la majorité des lecteurs), je me bornerai à rappeler la physionomie spéciale des principaux phénomènes morbides.

L'état de faiblesse générale, et la profonde perturbation des actes nutritifs, amènent nécessairement chez les phthisiques, d'une part la diminution de contractilité des fibres musculaires de l'estomac, de l'autre l'activité moindre des sucs gastriques, agents actifs de réparabilité organique.

Pour combattre utilement ces accidents, il importe :

1° De s'abstenir de toutes les substances qui peuvent compromettre l'appétit et la digestion des malades;

2° D'administrer les substances susceptibles de réveiller les contractions musculaires de l'estomac;

3° De favoriser la digestion, en activant directement la sécrétion des sucs gastriques.

On remplit la première indication, en proscrivant l'usage des tisanes (à haute dose, à température élevée), les sirops, les pâtes dites pectorales, les préparations narcotiques de toute sorte [1].

La deuxième s'obtient par l'emploi modéré et raisonné des médicaments-aliments, des amers et des toniques (analeptiques et réparateurs).

Il faut demander la troisième aux eupeptiques (pepsine et diastase).

La pepsine [2] constitue le principe actif, le ferment du suc gastrique, dont elle forme la millième partie, isolée, elle se montre sous l'aspect de petites écailles, grisâtres et translucides, très-solubles dans l'eau acidulée.

Cette substance qui représente la partie la plus essentielle du suc gastrique, a pour rôle de transformer les matières albuminoïdes en principes solubles et assimilables, appelés peptones ; mais elle ne peut le remplir qu'à la condition de se trouver en contact avec un acide dilué (sulfurique, chlorhydrique, lactique, acétique).

On a donné le nom de diastase [3] à une matière blanche, azotée, pulvérulente, amorphe, soluble dans l'eau, que l'on extrait des graminées, en voie de germination, et qui possède la propriété de faire subir à l'amidon la *catalyse dextrinique*.

Sous le nom de diastase animale ou salivaire, Mialhe et Payen décrivent une matière qu'on extrait de la salive mixte.

La pepsine agit donc sur les aliments azotés ou plastiques, leur fait subir une décomposition particulière, et les trans-

---

[1] Les boissons délayantes et les potions calmantes n'ont une raison d'être que dans les cas de simple irritation, ou de congestion bronchiques ; car alors il faut modérer la surexcitation du système nerveux, modifier la tension des fonctions perspiratoires, amener la diaphorèse, atténuer la disposition inflammatoire du sang (sang trop facile à se coaguler).

[2] Découverte par Schawn ; décrite par Payen sous le nom de gastérase ; isolée par Schmidt et Wasmann.

[3] Signalée par Persoz et Payen dans le malt ou orge germé ; c'est la ptyaline de Berzélius.

forme en une substance soluble, facile à absorber et assimilable [1].

La diastase, second ferment digestif, exerce son action sur les aliments féculents ou respiratoires, et fait subir aux matières amylacées et aux fécules, les modifications nécessaires pour se confondre dans la masse de peptones qui traversera le pylore afin de subir dans l'intestin grêle sa complète digestion.

La constatation de ces propriétés de la pepsine conduisit L. Corvisart, vers 1852, à l'introduire dans la thérapeutique, sous des formes diverses, poudre nutrimentive, sirop, élixir [2].

Malgré le bruit qui s'est fait autour de ces recherches, et malgré l'engouement qui s'est manifesté aux premiers jours de cette *redécouverte* [3], le problème de « nourrir l'homme, même sans le secours de l'estomac, » n'aurait été résolu qu'en partie, si Chassaing n'était venu démontrer le rôle et la raison d'être de la diastase.

L'Académie de Médecine, saisie, en 1864, de l'examen d'un mémoire très-intéressant de cet auteur, a constaté qu'il n'y avait aucune incompatibilité chimique entre la pepsine et la diastase, et que leur association devait rendre de grands services à la thérapeutique.

C'est sur ces principes, et en tenant compte de l'odeur et de la saveur toujours repoussantes de la pepsine, que s'est

[1] Le suc gastrique n'a pas de prise sur les matières amylacées; aussi la fécule et l'amidon passent-ils dans l'intestin grêle sans avoir subi aucune modification, à part un commencement de désagrégation.
Les gommes se dissolvent simplement dans le suc gastrique, qui ne fait éprouver aucune modification à la cellulose ; et les matières grasses s'y liquéfient simplement sous l'influence de la chaleur animale.

[2] La pepsine étant très-hygrométrique, il est bon de la mélanger avec de l'amidon desséché (pepsine amylacée et de l'additionner, soit d'acide chlorhydrique, soit d'acide lactique, pour obtenir ainsi la pepsine médicinale.

[3] On a trop oublié dans ces derniers temps, que c'est à Spallanzani que revient le mérite d'avoir réalisé les premières digestions artificielles ; et à Schwann, celui de la découverte de la pepsine.

basé Chassaing pour proposer son vin à la pepsine et à la diastase [1].

Cette préparation agit vite sans cesser d'être inoffensive ; et à la dose de 1 à 2 verres à liqueur, elle représente la quantité de pepsine et de diastase suffisante pour la digestion complète des aliments d'un repas.

Voilà donc énumérés, les divers éléments aptes à modifier convenablement la perte d'appétit, ce symptôme le plus constant et le plus important de la phthisie ; car c'est celui qui nuit, plus que tout autre, au rétablissement de la nutrition.

Dans la généralité des cas, les valétudinaires accusent un sentiment de poids vers l'estomac ; les digestions sont difficiles, se prolongent, et s'accompagnent de chaleur au visage et à la paume des mains.

Quelquefois le commencement de la digestion est marqué par un léger frisson ; puis la fatigue et le malaise qui résultent du travail digestif, troublent le sommeil.

C'est à ce moment qu'apparaissent les phénomènes dyspeptiques (tiraillements douloureux, production de gaz intestinaux), qui forcent à manger plus souvent.

Si le malade ne peut prendre ou digérer aucun aliment, ni des succédanés, comme les médicaments-aliments, c'est en vain qu'on espérera quelque amélioration dans les symptômes essentiels de l'affection ; seulement, il ne faut pas perdre de vue que l'on trouve parfois des phthisiques qui disent avoir bon appétit, et manger convenablement, alors que par le fait, ils n'ont qu'une nourriture très-insuffisante, et ne touchent aux aliments que du bout des lèvres.

Lorsque la digestion est accompagnée de renvois acides ou désagréables, il faut mettre l'estomac au repos, tenter ensuite quelques aliments légers et délicats, et essayer enfin de réveiller les fonctions digestives engourdies, par l'admi-

---

[1] Il a pris pour excipient un vin à propriétés toniques et fortifiantes, le muscat de Frontignan.

nistration, toutes les quatre heures, de dix gouttes d'esprit ammoniacal aromatique, dans un petit verre d'infusion amère de colombo ou de gentiane, avec un peu de teintures d'oranges amères de cardamome ou d'autres carminatifs (H. Bennett).

De cette manière, l'estomac retrouve souvent sa tonalité ; les aliments sont mieux supportés ; et la médication spéciale peut être continuée à petites doses progressives.

§ 2. — VOMISSEMENTS. — DIARRHÉE. — CONSTIPATION.

Les troubles de la digestion sont surtout prononcés chez les malades que tourmente une toux sèche, fatigante et quinteuse. C'est elle qui souvent détermine des nausées et des vomissements alimentaires. Ce phénomène qui ne figure guère dans la séméiologie moderne, était pris en sérieuse considération au point de vue du diagnostic dans celle de Morton.

« Atque quidem hæc vomendi dispositio cum tussi conjuncta mihi est inter certissima pathognomica tussis phthisicæ. »

Pour combattre ces accidents, il faut éviter toutes les substances qui ont un effet nauséeux, ne pas surcharger l'estomac, et lui donner du repos.

Bennett et Hastings croient avoir trouvé dans la mixture de naphte, un moyen efficace d'arrêter le vomissement.

Dans les dernières périodes de la phthisie, le vomissement est quelquefois produit par la violence de la toux, et la propagation de l'action réflexe au nerf vague.

Les moyens les plus logiques consistent à modifier la toux, par la série des antispasmodiques ou des sédatifs névro-musculaires.

La diarrhée est un symptôme très-commun dans tout le cours de la phthisie ; au début, elle semble liée à l'excès d'acidités dans le canal alimentaire, mais plus tard, elle est sous la dépendance de dépôts tuberculeux et d'ulcérations dans les follicules intestinaux.

La meilleure manière de mettre un terme à ce symptôme fatigant, c'est d'améliorer la qualité et la quantité des aliments.

Dès que les fonctions digestives sont retrempées, il disparaît avec tous les autres troubles fonctionnels du canal alimentaire.

Par suite il faut éviter d'avoir recours de bonne heure aux préparations d'opium, aux astringents puissants, et s'en tenir aux plus doux de cette classe et spécialement aux granules de Seidlitz aromatisés au citron.

Je conseille volontiers, pendant quelques jours de suite, une cuillerée d'un mélange, à parties égales, de magnésie anglaise et de mannite.

Parfois il vaut mieux prescrire une potion composée de 4 grammes de sous-nitrate de bismuth, dans 120 grammes d'eau de laitue édulcorée par 30 grammes de sirop diacode.

A une période avancée de la maladie, lorsque la diarrhée est continue, et se montre rebelle à ce traitement, on peut supposer qu'il existe des dépôts tuberculeux dans l'intestin, et l'on doit donner les astringents les plus forts avec l'opium à titre de palliatif.

La constipation n'est pas un symptôme habituel, mais il se produit d'une manière accidentelle, à la suite du traitement par les eaux sulfurées, ou par les préparations ferrugineuses.

J'employais d'ordinaire les grains de santé de Franck, ou les pilules écossaises d'Anderson, mais à la suite de la sérieuse étude faite par Demarquay sur le podophyllin [1]

---

[1] Les diverses substances extraites du *podophyllum pellatum*, podophyllène, podophyllin, podophylle, ont une grande vogue en Angleterre et en Amérique.

je donne aujourd'hui la préférence au podophylle Coirre (pilules dosées à 1 centigramme).

Dans leur administration, au lieu de suivre les préceptes de C. Paul, qui conseille ses pilules (3 centigrammes) à doses *progressivement croissantes* toutes les 24 heures ; je me conforme aux règles tracées par Marchant, élève de Demarquay, c'est-à-dire à doses *constantes* mais *filées*, répétées toutes les 24 heures, avec la précaution indispensable de se présenter régulièrement à la garde-robe à heure fixe.

Coirre rappelle la pratique de Trousseau, qui recommandait comme adjuvant, une cuillerée à bouche de graine de lin dans un peu d'eau.

§ 3. — FAIBLESSE. — IMPRESSIONNABILITÉ AU FROID. — ALTÉRATION DE LA VOIX.

La faiblesse est un symptôme très-commun dans la phthisie, et très-fâcheux à tous égards, car elle plonge les malades dans une indolence physique et morale, peu favorable à la stimulation des fonctions nutritives si utile en pareil cas.

Aux premiers degrés de la maladie, les forces sont d'abord conservées, mais insensiblement elles diminuent, et le travail de corps et d'esprit est suivi de fatigue et de malaise ; la santé jusqu'alors robuste devient délicate, et certains changements s'opèrent dans l'habitude extérieure [1]. Le visage prend une teinte pâle avec laquelle contrastent la coloration rouge et plaquée des pommettes, et une faible injection des capillaires sanguins sous l'influence de la moindre émotion morale, de la digestion, ou d'un paroxisme fébrile.

En même temps que les forces décroissent, l'embonpoint

[1] « Ce n'est pas une expression de douleur, c'est une sorte de reflet du sentiment instinctif de la détérioration de notre être. »   (FOURNET.)

diminue; les tissus perdent leur fermeté physiologique, toute la constitution s'étiole, languit ; l'amaigrissement et le dépérissement ne tardent pas à se généraliser.

C'est dans le but de remédier à ces accidents que l'on conseille les toniques, la quinine, les infusions amères, les ferrugineux.

Pour Bennett, la grande indication c'est de faire disparaître les symptômes dyspeptiques, de donner de l'huile de foie de morue, une alimentation animalisée, et d'améliorer l'appétit par un exercice convenable et par le changement des impressions.

Si le praticien réussit à remonter les forces nutritives, il sera souvent surpris de voir à quel point l'énergie musculaire augmente, preuve de ce que doit être la véritable méthode de faire disparaître la débilité.

J'ai souvent vu des malades assez faibles pour ne pas pouvoir s'asseoir dans leur lit, qui sous l'influence d'un traitement analeptique, finissaient par sortir, monter à cheval sans fatigue, alors que tous les toniques végétaux ou minéraux avaient été essayés sans succès.

Il ne faut pas oublier que les personnes atteintes d'affections graves des voies aériennes, sont particulièrement sensibles au froid. L'arrêt de la perspiration pulmonaire est compensé par l'accroissement d'activité de la peau, qui devient alors excessivement sensible à l'abaissement de température. Le froid appliqué sur le corps produit, par l'action réflexe, la toux spasmodique et l'excitation des poumons.

De là, comme je l'ai déjà dit plus haut, la nécessité pour les phthisiques, de porter des vêtements chauds ; de changer de vêtements ou de chaussures, dès qu'ils sont humides ; de ne pas passer brusquement d'une température à une autre.

Altération de la voix. Mandl explique l'altération de la voix chez les phthisiques, par les troubles fonctionnels du nerf récurrent, paralysé par la compression qu'exercent les tubercules du lobe supérieur des poumons, et peut-être aussi par les ganglions bronchiques.

Pagès pense de même, que la compression du nerf récurrent par des masses tuberculeuses peut produire l'aphonie.

Barth fait observer, avec beaucoup de raison, que les diverses altérations de la voix ne peuvent pas se rattacher uniquement à cette origine : il existe d'autres causes qui nous sont malheureusement inconnues.

Chaque jour, en effet, l'on rencontre des individus qui ont habituellement la voix altérée, sans que l'examen le plus minutieux puisse constater, soit une lésion apparente du larynx, soit des traces de tubercules dans les poumons.

D'après ce qui précède, il est facile de comprendre l'insuffisance et la pauvreté d'agents thérapeutiques à influence directe et certaine.

§ 4. — INSOMNIE. — DYSPNÉE. — PALPITATIONS.

L'agitation du sommeil, et l'insomnie proviennent tantôt de l'intensité et de la fréquence de la toux, tantôt d'une fatigue extrême, d'un énervement général de l'économie.

Parmi les agents assez nombreux, mis en usage pour rendre au sommeil tout le calme indispensable à la réparation organique, il faut placer en première ligne le chloral [1].

Les effets thérapeutiques ont beaucoup d'analogie avec ceux du chloroforme inhalé à faibles doses [2].

Le chloral ne produit pas une anesthésie complète, mais

---

[1] Composé de chlore et d'alcool, produit de la réaction du chlore sec en très-grand excès sur l'alcool, il se présente à l'état anhydre ou hydraté.

[2] Introduit dans l'organisme, le chloral se dédouble sous l'influence du bicarbonate de soude, contenu dans le sang, en chloroforme, et en formiate de soude. (PERSONNE.)

seulement des phénomènes hypnotiques et une diminution plus ou moins grande de la sensibilité.

Malgré les controverses ardentes qui se sont produites en Allemagne et en France, sur la véritable portée scientifique de ce médicament, mon expérience personnelle me conduit à partager d'une manière absolue les idées de Demarquay et de Gubler.

« Le chloral, dit Demarquay, a une action hypnotique très-marquée surtout chez les individus faibles et débilités ; le sommeil qu'il provoque est généralement calme. »

« Le chloral, ajoute Gubler, procure un sommeil de plusieurs heures calme, complet, et ne laissant à la suite guère plus de malaise que le sommeil naturel [1]. »

La dyspnée est d'abord peu considérable surtout aux débuts, mais la première émotion morale, le moindre exercice un peu fatigant la font bientôt apparaître.

Fournet trouve qu'en cette occurrence elle participe tout à la fois de la dyspnée physique et de la dyspnée nerveuse ; elle n'est pour lui qu'un mode d'asphyxie tenant à l'infiltration rapide des tubercules, et à l'engouement des voies respiratoires : l'étouffement et la compression pénible sont surtout ressentis dans toute la région thoracique antérieure. La dyspnée n'est nullement en rapport avec l'étendue et le degré de la lésion locale, car souvent, alors même que les poumons sont labourés de cavernes, les malades assurent n'éprouver aucune oppression.

D'ordinaire, le valérianate d'ammoniaque de Pierlot [1] modifie d'une manière très-satisfaisante ces états de surexcitation nerveuse, surtout chez les personnes hystériques, ou plus ou moins névrosées.

---

[1] L'hydrate de chloral (en solution ou en sirop) ayant un goût désagréable, et produisant une sensation de constriction du gosier, Limousin l'a présenté à l'état solide en capsules dragéifiées (25 centigr. par dragée).

[2] Le valérianate d'ammoniaque s'obtient en combinant l'acide valérianique (tiré de la racine de la Valériane) à l'état naissant, avec l'ammoniaque.

Je n'ignore pas que la valeur de ce médicament, malgré l'approbation de l'Académie de Médecine, est encore très-discutée, et que pour Rabuteau, le valérianate d'ammoniaque ne paraît pas posséder les propriétés que les thérapeutistes ont cru devoir attribuer à la valériane ; mais je ne puis partager cette opinion par trop sévère.

En voici la raison : tous les chimistes savent qu'à l'histoire des valérianates se rattache honorablement le nom du prince Louis Lucien Bonaparte ; j'ai assisté dans son laboratoire de Florence à toutes les recherches chimiques entreprises sur cette intéressante matière ; j'ai étudié dans le service clinique de Santa-Maria Nuova, sous le contrôle de mon vénéré maître Bufalini, les applications thérapeutiques des valérianates, et plus spécialement de ceux de quinine et de zinc.

Les résultats obtenus m'ont naturellement disposé en faveur du valérianate de Pierlot à son apparition dans le formulaire Bouchardat ; et dans beaucoup de circonstances, les effets bienfaisants ont répondu à mon attente.

Les palpitations ne sont pas rares au début de la phthisie surtout chez les personnes atteintes de chlorose et d'anémie, souvent même elles compliquent d'une manière pénible les phénomènes de dyspnée ; elles se trouvent naturellement sous l'influence des causes qui troublent d'une manière plus ou moins permanente la respiration et la circulation.

C'est donc à des agents thérapeutiques, de la médication réconfortante et antispasmodique qu'il faut recourir.

Les médicaments qui se présentent les premiers à l'esprit, sont la digitale [1] et son principe essentiel la digitaline.

La digitaline pure, obtenue par les procédés de Nativelle qui a substitué le traitement alcoolique au traitement aqueux,

---

[1] *Digitalis Purpurea* de la famille des Scrophulariées décrite pour la première fois par Fuchs, très-bien étudiée par Homolle et Quevenne, Bouchardat et Sandras, Bouley et Reynal, Vulpian, Gourvat, Nativelle (Lauréat de l'Académie, Prix Orfila).

offre l'aspect d'une substance blanche qui, examinée au microscope, se montre formée de petits cristaux, lamellaires et prismatiques ; elle possède les propriétés physiologiques reconnues aux granules de Homolle et Quévenne, mais elle est beaucoup plus active; dans l'administration de cette substance il faut débuter par un quart et un demi-milligramme.

L'effet le plus remarquable de la digitale, c'est le ralentissement du cœur (médicament cardiaque par excellence), mais consécutivement les phénomènes chimiques de la nutrition deviennent moins actifs.

J'ai oublié de rappeler, dans le chapitre précédent que la digitale a été préconisée comme agent principal de médication dans la phthisie pulmonaire, au premier degré de la maladie, par Beddoès, Houlès et Bayle. Houlès aurait obtenu 25 guérisons sur 48 ; sur 151 malades Bayle a compté 83 guérisons, 35 améliorations, et 33 cas stationnaires.

Ces chiffres sont à coup sûr très-satisfaisants, mais n'y aurait-il pas là quelque erreur de diagnostic ; toujours est-il que dans les mains de Louis et d'Andral la digitale n'a pas fourni de résultats aussi satisfaisants.

§ 5. — TOUX. — EXPECTORATION.

La toux est le phénomène prédominant qui se montre en premier et persiste jusqu'à la fin, surtout dans les phthisies aiguës ; ordinairement sèche et hachée à son origine, elle s'accompagne parfois, tout aussitôt, d'une expectoration muqueuse abondante ; lorsque les tubercules se ramollissent, elle devient humide et plus prolongée ; elle est creuse et retentissante lorsque les cavernes sont déjà formées.

Dans tous les cas, la toux doit être considérée comme un acte spasmodique, occasionné par l'excitation des bronches ou des ramifications du pneumo-gastrique, et entraînant

des mouvements reflexes simultanés dans les tuyaux bronchiques et dans les muscles de la poitrine.

Lorsque la toux est sèche, il faut avoir recours aux
moyens qui diminuent la sensibilité des nerfs ; si elle coïncide avec des tubercules à l'état de crudité, comme dans
la première période ; ou avec des cavités vides, comme
dans la dernière, de légers révulsifs peuvent être utiles.

Les préparations d'opium soulagent aussi quelquefois,
mais elles ne guérissent pas la lésion même : elles ne doivent
donc trouver qu'une place minime dans un traitement
sthénique et fortifiant.

A quoi bon diminuer l'irritation, et apaiser la toux,
si en le faisant, on altère l'appétit par l'emploi de ces
médicaments.

Il vaut mieux que le malade subisse un certain degré
d'ennui avec la toux, et qu'il mange ; parce que manger c'est
vivre.

Il y a pourtant des sédatifs qui apportent un certain
soulagement, et qu'il faut administrer surtout dans la dernière période, pour rendre moins douloureux les derniers
moments de la vie ; chloral, bromure de potassium, codéine.

Après un temps variable, la toux donne lieu à l'expectoration d'un liquide mousseux transparent semblable à de
la salive battue (Louis), quelquefois tachée de stries de
sang.

L'expectoration qui accompagne la toux sèche est d'a-
bord rare et muco-purulente, plus tard copieuse et purulente ; lorsqu'elle prend le caractère nummulaire, elle provient directement des excavations pulmonaires.

L'accumulation des crachats dans l'arbre bronchique est
une cause d'excitation à la toux, aussi ce dernier symptôme
se trouve-t-il efficacement combattu par les agents qui diminuent la sécrétion elle-même.

Lorsque la quantité de mucus et de pus qui se forme,
dépend matériellement de la faiblesse du corps, et des pro-

grès de la tuberculisation, il faut recourir à une bonne alimentation, en surveillant attentivement les fonctions digestives; ce sont là les meilleurs moyens de suspendre à la fois la toux et l'expectoration, tandis que les mixtures nauséeuses d'ipéca, de scille, de kermès, ne calment la toux, qu'en augmentant l'intolérance de l'estomac pour les aliments, et en mettant obstacle à la tendance curative de la maladie.

Les crachats proviennent de deux sources différentes, du ramollissement tuberculeux, et des bronches enflammées d'une manière aiguë ou chronique; de là dépendent les grandes variations dans leur aspect, leur consistance et leur nature.

La proportion des matières expectorées est aussi très-variable; très-grande dans la première période, à l'époque où les bronches irritées sécrètent beaucoup de mucus (jusqu'à 3 ou 4 crachoirs dans la journée), elle diminue dans la deuxième (une dizaine de crachats jaunâtres purulents).

Quelques personnes expectorent en peu de temps une grande quantité de matière; c'est ce que Laënnec appelait la vomique du poumon.

Les crachats des phthisiques sont souvent opaques, puriformes, difficiles à distinguer de ceux de la bronchite.

Kuhn prétendait avoir trouvé au microscope le même tissu qui fait la base du tubercule; mais pour Lebert ils n'offrent rien de particulier. Pendant la deuxième période les crachats deviennent verdâtres, opaques, striés à aspect panaché.

Louis leur assigne pour caractères « d'être homogènes, opaques, arrondis ou lacérés à leur pourtour, d'être pesants, épais, visqueux, de gagner le fond des liquides. »

Plus tard, ils ont une teinte grisâtre sale analogue à celle de la matière contenue dans les cavernes anciennes.

Pour combattre ce symptôme, il ne faut pas attacher une grande importance aux substances dites expectorantes.

Si la sécrétion du muco-pus est abondante, elle arrive au dehors par les efforts naturels de la toux ; à mesure que l'amélioration s'établit, la sécrétion muco-bronchiale se fait plus épaisse, plus gluante, le malade s'en débarrasse plus difficilement, et par des accès de toux spasmodique ; au lieu de chercher à fluidifier ces matières, comme cela se pratique d'ordinaire, il vaut mieux, comme l'enseigne Bennett, recommander aux malades un effort de volonté « pour retenir la toux jusqu'à ce que les *villi* de la membrane muqueuse des bronches aient poussé le muco-pus jusque dans le larynx, d'où il est facilement expulsé par la toux. »

§ 6. — HÉMOPTYSIE.

L'hémoptysie est souvent un symptôme qui marque le début de la maladie chez les personnes en qui rien ne pouvait la faire soupçonner, et chez qui un examen physique attentif ne fait rien reconnaître.

Parfois ce sont seulement des crachats striés de sang, parfois la quantité de sang varie de 1 à 2 cuillerées à café à quelques litres ; le sang est alors liquide et spumeux.

On voit des hémoptysies se présenter à plusieurs reprises, sans trouble de la santé générale, puis tout à coup les sujets commencent à tousser, perdent la force, l'appétit, l'embonpoint, et acquièrent une respiration courte et gênée.

A une époque plus avancée de la maladie, l'hémoptysie provient probablement de l'ulcération d'un des vaisseaux qui sillonnent la caverne.

Ce n'est que dans des cas rares que l'hémoptysie est déterminée par un redoublement de la toux ; cette hémorrhagie tient à l'exhalation sanglante qui s'effectue à la surface des bronches ; quand le ramollissement tuberculeux est déjà avancé, c'est encore par exhalation que le sang s'échappe à la surface des excavations.

Laënnec considérait l'hémoptysie comme un signe inquiétant, mais toujours douteux.

Andral a démontré la liaison très-fréquente de l'hémoptysie avec l'existence actuelle ou future de la phthisie.

Louis pense également qu'une hémoptysie assez abondante indique d'une manière infiniment probable (quelle que soit d'ailleurs l'époque de son apparition), la présence des tubercules.

Bennett relate des observations cliniques dans lesquelles l'hémoptysie dépendait d'une maladie folliculaire du pharynx ou du larynx, maladie qui a disparu, avec les prétendus phénomènes de phthisie, après la cautérisation par le nitrate d'argent.

Cet accident a fait de tout temps le désespoir et la confusion de la thérapeutique, aussi le nombre des remèdes préconisés comme infaillibles, est-il incalculable.

Dans tous les cas, le meilleur remède est encore le repos et l'abstention de toute espèce d'activité corporelle ou intellectuelle.

On a recommandé les astringents et particulièrement le plomb, le tannin, l'ergotine, mais comment quelques grains de ces remèdes introduits dans l'estomac, peuvent-ils agir sur des vaisseaux déchirés ?

L'opium a été également administré à haute dose, à titre d'astringent et d'anodin. C'est sans doute en calmant l'excitation nerveuse qu'il a pu être utile ; mais son emploi a tant d'inconvénients, qu'on ne saurait guère y avoir recours.

Parmi les moyens les plus logiques, se présentent les agents qui portent sur le ralentissement de la circulation, et ceux qui produisent une dérivation sur le tube gastro-intestinal.

En première ligne, je rappellerai l'alcoolature d'aconit (quelques gouttes dans un verre d'eau sucrée) et les granules de digitaline Nativelle.

Ceux-ci agissent, et comme antiphlogistiques, puisqu'ils diminuent l'urée et l'abaissement de la température animale; et par la contraction qu'elles amènent dans les fibres lisses.

Les eaux minérales purgatives et plus spécialement les limonades au citrate de magnésie par petites verrées, amènent souvent une suspension immédiate.

Je dois mentionner aussi la glace, prise par petits morceaux, et dans les circonstances plus graves, la potion alcoolique de Tood.

Dans la généralité des cas, la préparation le plus souvent employée à cause de la facilité de son administration, c'est l'eau hémostatique de Léchelle [1]. Son goût agréable la fait bien supporter par les malades, et sa composition intime la fait bien tolérer par l'organisme.

Bouillaud, Barth, Cruveilhier, Demarquay, Trousseau lui ont reconnu une supériorité marquée sur les autres solutions ses congénères.

Cette supériorité réside tout entière dans la nature des principes qui la constituent, principes facilement assimilables, ne produisant aucune perturbation dans l'économie, et agissant d'une manière favorable sur les voies digestives, condition bien nécessaire dans des cas où si souvent l'état de débilité est très-grand.

Au dire de ses partisans, l'eau de Léchelle agit comme astringente par la bistorte, la tormentille, et le sumac; comme pectorale et antiputride, par le baume du Pérou, le benjoin, le goudron et la térébenthine; comme sédative et antispasmodique, par le laurier cerise et les labiées.

Il serait sans doute difficile de déterminer avec précision la part qui revient à chacun de ces éléments, dans ces modalités si complexes, toujours est-il que l'expérience clinique démontre d'une manière péremptoire et sa valeur et son efficacité.

[1] Les eaux hémostatiques d'origine égyptienne ont été très-préconisées par les médecins arabes. Leur introduction en Europe date du xvie siècle.

§ 7. — FIÈVRE.

Quant aux symptômes fébriles, pouls fréquent, excitation générale, soif, perte d'appétit, si communs dans le cours de la phthisie, ils tiennent aux causes de la fièvre symptomatique en général.

Les tubercules naissants ne donnent pas lieu à la fièvre, mais celle-ci ne tarde pas à s'allumer quand ils sont en grand nombre. La fièvre manque rarement dans la phthisie à marche aiguë. Lorsque la fièvre s'établit, elle est précédée d'un frisson léger et erratique suivi d'une chaleur générale et de sécheresse à la peau. D'abord irréguliers et assez distants les uns des autres, ces paroxysmes fébriles se régularisent et viennent surtout le soir.

En général, l'intensité des symptômes est toujours en rapport avec l'activité de la maladie locale, avec l'étendue de l'absorption secondaire, qu'elle procède des tissus ou des dépôts morbides.

Rien de plus commun que ces attaques de prétendues inflammations dans la phthisie, mais le praticien peut le plus souvent déterminer, à l'aide des signes physiques, l'existence d'une pleurésie, d'une pneumonie, d'une bronchite entées sur la lésion primitive, et assez souvent d'une laryngite, d'une entérite ou de tout autre désordre.

Dans ces cas, la nature indique elle-même par la perte de l'appétit et par la soif, que le traitement analeptique n'est plus applicable.

L'alimentation, les médicaments-aliments doivent être supprimés. Si les symptômes fébriles sont aigus, il faudra donner du lait, du bouillon pour revenir de nouveau à une alimentation fortifiante; mais surtout pas de saignées générales ou locales; malgré le soulagement temporaire qui en résulte, rien ne prouve leur utilité. Il vaut mieux s'en tenir aux sels neutres, au tartre stibié à petites doses, associé aux diurétiques, aux hyposulfites de magnésie.

Le sulfate de quinine est utile, surtout dans les cas où il existe des frissons revenant à intervalles plus ou moins réguliers.

§ 8. — SUEURS.

Quant aux sueurs, je les regarde comme un symptôme de faiblesse et, par suite, c'est un symptôme commun dans la phthisie sans pourtant lui être spécial.

Arétée les avait ainsi caractérisées :

Chez les phthisiques il « survient le soir quelques frissons suivis de fièvre qui dure jusqu'au matin ; il s'élève alors sur la poitrine une sueur continuelle plus intolérable que la fièvre elle-même. »

Pour Morton, les sueurs copieuses ont lieu pendant le sommeil, mais ces sueurs caractéristiques des phthisiques sont moins-des sueurs nocturnes que des sueurs de sommeil.

Delioux les appelle hypniques.

Par suite, le véritable traitement curatif consiste à réveiller le travail de nutrition, et à rendre des forces à l'économie.

Toutes les fois que l'huile de foie de morue et une bonne alimentation produisent leurs effets avantageux, on verra les sueurs disparaître avec la toux et l'expectoration.

D'un autre côté, donner des acides comme on le fait généralement, c'est ajouter encore à l'état d'acidité du tube digestif, et se mettre par conséquent en opposition directe avec la digestion des principes gras que réclame l'assimilation.

Pringle, Rayer, Graves, Fonssagrives, Bisson, Peter, Legougeux, ont écrit des mémoires très-intéressants pour

27

faire connaître l'importance des médications spéciales qu'ils préconisaient.

J'ai déjà eu occasion de dire que Fouquier et Beau les combattaient par l'acétate de plomb;

J. Guyot, par le phosphate de chaux; Rayer et Bisson, par l'agaric blanc (champignon du mélèze) associé à l'opium; Woillez, par le tannin; Delioux de Savignac, par l tannate de quinine.

Ce qui réussit le mieux, dit Piorry, c'est de veiller à c que les couvertures n'entretiennent pas trop de chaleur, que l'air respiré soit pur, renouvelé, convenablemen échauffé.

§ 9. — DOULEURS THORACIQUES, NÉVRALGIES INTERCOSTALES, PLEURODYNIES.

Les sensations pénibles accusées par les malades sont tantôt vagues, mobiles, variables dans leur intensité et leur siége, et tantôt fixes et bien déterminées.

Ces dernières dépendent de pleurésies partielles et sont ordinairement situées vers les parties supérieures de la poitrine.

Quelques personnes éprouvent une douleur plus vive sur le point lésé au moment de la percussion; d'autres savent analyser leurs sensations de manière à déclarer que leur respiration est moins complète, moins facile d'un côté que de l'autre; plusieurs enfin parlent de picotements passagers, de sécheresse extrême dans le larynx, accompagnés d'une petite toux laryngienne avec ou sans expectoration.

C'est une chose vraiment surprenante que de voir le degré où peut arriver dans certains cas la tuberculisation pulmonaire, sans amener des douleurs dans la poitrine.

Souvent il existe une sensation de constriction, ou d'oppression, mais l'une et l'autre trop faibles pour éveiller l'attention du malade, trop fugitives pour les rapporter à leur cause véritable.

Si l'altération tuberculeuse s'accompagne de symptômes pneumoniques, il peut y avoir une douleur plus ou moins sourde ; celle-ci n'apparaît le plus souvent à l'état aigu qu'alors que la plèvre a été envahie.

La meilleure manière de soulager le malade, c'est de mettre les parties au repos et d'appliquer des fomentations tièdes, des cataplasmes chauds, des sinapismes Rigollot.

Les sangsues et les ventouses, bien qu'elles paraissent soulager, sont en opposition avec le principe général de soutenir les forces.

Parmi les légers révulsifs employés avec avantage, figurent la teinture d'iode et le coton iodé, la toile belladonée. J'ai déjà donné mon opinion sur l'opportunité et l'utilité des badigeonnages avec la teinture d'iode ; je m'adresse de préférence au coton iodé de Méhu. J'en fais étendre une légère couche sur une feuille de ouate que l'on applique en guise de plastron sur la partie endolorie ; chez les femmes surtout ce *modus agendi* présente de sérieux avantages[1].

Convaincu de la nécessité, dans ces cas de pleurodynies, de douleurs vagues, erratiques, plus ou moins superficielles, de soustraire la peau au contact de l'air sur une surface étendue ; frappé aussi de l'utilité des topiques à base de digitale et de belladone, mon distingué collègue Boulu avait confié à Bretonneau la confection d'une toile résino-belladonée[2] qui répondit parfaitement aux indications de la médication sédative.

[1] Je n'ai pas compris la querelle d'Allemand faite à Delpech à l'Académie de médecine, à propos des conclusions de son Rapport sur le mémoire de Méhu. Alors que j'étais à Mazas (1849), mon savant médecin en chef, Jacquemin, se louait beaucoup des sachets d'iode (métalloïde renfermé entre deux couches de ouate), mais par l'emploi du nouveau coton, on limite mieux le point d'application, et l'on proportionne plus aisément la dose du médicament. C'est donc un progrès sur les anciennes pratiques.

[2] Cette toile contient, par décimètre carré, 25 centigrammes d'extrait de belladone et d'extrait résineux de pin Sylvestre.

Dans ma pratique des Eaux-Bonnes, j'ai eu l'occasion d'appliquer souvent la toile belladonée de préférence aux pommades, aux liniments, aux embrocations calmantes, et j'ai toujours obtenu de la sédation sans aucune trace d'irritation à la surface cutanée.

Lorsqu'on rencontre de jeunes personnes qui manifestent une répulsion énergique pour l'emploi sur la peau des pommades, emplâtres ou sparadraps de toutes sortes, il est facile d'avoir recours à un moyen qui nous a été importé d'Allemagne sous le titre pompeux de *Réveilleur de la vie*, et qui a eu ses grands jours de vogue.

Sans partager l'enthousiasme des inventeurs ou des vulgarisateurs de l'instrument de Baumschteit, je dois convenir qu'il rend des services réels dans ces cas de pleurodynies et de névralgies intercostales, soit par les piqûres d'une quarantaine d'aiguilles très-fines [1], soit par l'éruption successive qui se développe quelques heures après avoir badigeonné les endroits frappés avec une huile spéciale, contenant incontestablement une substance vireuse, peut-être même quelques atomes de croton tiglium.

Si malgré ces divers moyens les douleurs névralgiques persistent, il faut pratiquer des injections hypodermiques d'hydrochlorate de morphine.

Qui ne connaît aujourd'hui cette belle et bienfaisante découverte, que l'on peut proclamer à juste titre l'un des triomphes de la Science moderne.

§ 10. — PLEURÉSIE.

Lorsque le point pleurétique est plus profond, qu'il devient plus douloureux par le fait de l'inspiration, il faut avoir

---

[1] Ces aiguilles sont implantées sur un disque de la dimension d'une pièce de 2 francs, et le tout est mis en mouvement par un ressort élastique.

recours aux mouches de Milan ou à l'emplâtre de Thapsia.
Le sparadrap de Leperdriel et Reboulleau [1] a déjà supplanté
(pour la plus grande satisfaction des malades) les pommades
stibiées d'Autenrieth, et les frictions à l'huile de croton
tiglium.

Tous les praticiens connaissent les nombreux inconvénients qu'amènent ces dernières, en raison des précautions
énormes qu'exige leur application.

J'ai conseillé dans des milliers de cas le sparadrap de
Thapsia, et lorsqu'il était de bonne provenance, qu'il n'était
pas trop enjolivé, qu'il restait sur place plus de quarante-huit
heures, j'ai toujours obtenu une éruption cutanée franche
et caractéristique.

L'éruption n'est pas seulement produite par l'action locale
et topique de la substance médicamenteuse, car elle s'étend
souvent sur toute la poitrine, bien au delà des 10 ou 15 centimètres carrés, dimension première du sparadrap ; il y a
donc lieu d'admettre que la substance agit secondairement
après absorption préalable. Je sais parfaitement que l'on
rencontre des peaux délicates susceptibles, sur lesquelles
les substances irritantes ou révulsives agissent avec une
énergie insolite, mais lorsqu'on rencontre le plus ordinairement les traces de l'action médicamenteuse au delà du point
restreint sur lequel repose l'emplâtre, il est impossible de
ne pas tenir compte de cette action spéciale franchement
généralisée.

Je n'emploie les vésicatoires que très-exceptionnellement,
et lorsqu'il y a des symptômes de pleurésie, ou de congestion
active autour des points ramollis.

Dans la phthisie aiguë, Jaccoud poursuit les désordres pulmonaires au moyen de larges vésicatoires volants, qu'il renouvelle sans interruption ; seulement il remplace le pansement

---

[1] Le *Thapsia Garganica*, de la famille des Ombellifères, occupe une large
place dans la médecine populaire des Arabes. L'action du *Bonnefa* est due
à la présence d'une résine brune, solide, transparente et cassante.

avec le papier brouillard et le cérat, par un morceau de dya-
chylon qui déborde d'un bon travers de doigt, en tout sens,
la surface de vésication ; on enlève l'emplâtre protecteur
au bout de quatre jours, et on trouve la cicatrisation
achevée.

Dans le cas de processus phthisiogène chronique, Jaccoud
applique sous la clavicule des cautères à la pâte de Vienne
de la grandeur d'une pièce de 20 centimes au maximum, et
les renouvelle tant qu'ils agissent utilement.

Je proscris de la manière la plus absolue les moxas et les
cautères appliqués sur les parois thoraciques dans le voisinage du mal.

La douleur et l'ennui qu'ils occasionnent l'emportent de
beaucoup sur le bien qu'ils sont capables de produire.

Les inflammations des organes thoraciques étant constitutionnelles, elles ne peuvent être guéries que par la diminution, la disparition des causes morbides qui les produisent ;
aussi la contre-irritation produite par les cautères ne peut
guère exercer une influence réelle et permanente sur la
marche de la phthisie.

CHAPITRE XIII

Salus populi suprema lex esto!

D'après les idées classiques de l'École, l'étude de la prophylaxie [1] ou médecine préventive de la phthisie pulmonaire, aurait dû précéder l'exposition des symptômes qui
la caractérisent, et l'énumération des agents thérapeutiques
mis en œuvre pour l'attaquer dans ses diverses modalités ;
toutefois en m'inspirant de cette pensée que le meilleur
moyen de triompher d'un ennemi, c'est de connaître son
tempérament et sa manière d'être, j'ai pensé qu'il était plus
logique de procéder en sens contraire.

Connaissant maintenant la nature probable de la maladie,
ses causes prochaines ou éloignées, les influences qui sont
le plus aptes à modifier sa marche progressive, les médications les moins incertaines pour la maîtriser, il me sera
plus facile d'indiquer les moyens que la science préconise
pour la combattre, dans l'individu et dans l'espèce.

Dans la rédaction de la deuxième partie de ce chapitre,
je me suis préoccupé sans cesse des désirs et des aspirations
de trois auteurs, dont le nom est revenu bien souvent sous
ma plume, et dont personne ne voudra récuser l'autorité
et la compétence, James Henri Bennet, Fonssagrives, et
Pidoux.

---

[1] De προφυλάσσειν, garantir; précautions propres à conserver la santé et
à prévenir la maladie.   (LITTRÉ.)

Bennet, l'éminent représentant de l'École de la raison et du bon sens pratique.

Fonssagrives, l'initiateur ému, le vulgarisateur des principes fécondants de l'Hygiène dans ses applications les plus variées.

Pidoux, dont j'ai combattu les idées, toujours hardies jusqu'au paradoxe au point de vue de la doctrine, mais qui s'est élevé, en traitant ce sujet spécial, à une hauteur de pensées qui rivalise d'une manière heureuse avec son ardent amour du bien et de la philanthropie.

§ 1. — PROPHYLAXIE INDIVIDUELLE.

La prophylaxie de l'individu s'applique plus particulièrement aux enfants et aux jeunes gens des deux sexes prédisposés à la tuberculose, ayant des phthisiques dans leur famille, se trouvant sous l'imminence de susceptibilités catarrhales des voies aériennes, vivant dans des conditions propres à développer dans l'économie la misère physiologique, ou à faire naître dans l'organisme les manifestations multiples du lymphatisme et de la scrofule.

Pour combattre ces prédispositions d'une manière efficace, il est indispensable :

1° D'invoquer toutes les ressources de l'hygiène privée ;

2° De conseiller un régime alimentaire essentiellement réparateur et tonique ;

3° D'avoir recours à l'heureuse influence de l'émigration et des eaux minérales ;

4° De surveiller attentivement l'époque de la puberté chez les jeunes filles ; et chez les individus du *sexe fort*, le passage de l'adolescence à l'âge viril ;

5° De tenir compte des éventualités qui se rattachent au mariage et à la grossesse.

Afin de donner à ce programme tous les développements

qu'il comporte, je résumerai sommairement les parties de mon travail afférentes à ces cinq indications capitales.

J'éviterai de la sorte des redites inopportunes, tout en conservant l'avantage de présenter, dans un tableau plus restreint, l'ensemble des principes qui doivent diriger la conduite des jeunes praticiens.

1° La multiplicité d'origine de la phthisie pulmonaire ressort avec évidence, de la longue étude des causes prédisposantes et déterminantes, d'où se déduisent naturellement les notions prophylactiques.

Si l'inoculabilité de la tuberculose à des espèces animales paraît un fait certain, il ne faut pas perdre de vue que la série de lapins nourrie avec de la matière morbide *cuite* n'a pas éprouvé le moindre accident. La réalité des observations de contagion conduit à formuler les préceptes d'une préservation plus intelligente [1], et à reconnaître l'hérédité comme indéniable dans la majorité des phthisies constitutionnelles [2].

Les ravages effrayants que cause la phthisie dans les grands centres industriels, parmi les classes ouvrières, ont été l'objet d'une enquête minutieuse.

Signaler les inconvénients de la vie sédentaire, et les influences fâcheuses d'une atmosphère, soit confinée dans un espace restreint, et non renouvelée, par défaut de ventilation régulière; soit chargée d'émanations de gaz, de vapeurs méphitiques, de poussières nocives (végétales, animales ou minérales); c'était indiquer du même coup les précautions à prendre pour les éviter.

Parmi les affections spéciales qu'engendre l'industrie moderne, j'ai nommé : celle qui résulte de la vie accidentée du marin navigant au long cours, l'Anémie des mineurs,

---

[1] Renouveler l'atmosphère de la chambre, en exclure les émanations puriformes et délétères, interdire la cohabitation.

[2] L'hérédité engendre une prédisposition à contracter la maladie en imprimant à l'organisme une vulnérabilité spéciale.

l'Anthracosis (charbon), la Siderosis (fer), la Tabacosis (tabac), la Chalicosis (silice), la Lyssinosis (coton) [1].

L'observation exacte des lois et des prescriptions de l'hygiène est d'autant plus utile, que ces lois comprennent les conditions corporelles et mentales les plus favorables au parfait développement de l'économie, partant au bien-être de l'homme.

Du moment où l'altération profonde qui engendre la tuberculose, résulte de causes perturbatrices générales et multiples, toute la série des agents hygiéniques doit concourir au traitement préventif le mieux entendu.

Nous savons positivement aujourd'hui :

— Que les vicissitudes atmosphériques et les températures tropicales sont toujours funestes ;

— Que la pression atmosphérique, où s'accomplit le mieux le jeu des organes, varie entre $0^m,760$ et $0^m,765$;

— Que la température la plus favorable à la santé parfaite oscille entre $12°$ et $20°$.

— Que l'air chaud et humide exerce une action débilitante, pendant que l'air sec est toujours vital, actif, tonique.

Pour maintenir par la balnéation et l'hydrothérapie la régularité des fonctions de la peau, il n'est pas inutile d'ajouter que l'exercice, le régime et la gymnastique ont été, chez les Grecs et les Romains, les premiers éléments de leur puissance et de leur grandeur.

Tout en reconnaissant que les travaux excessifs, physiques ou intellectuels, les veilles prolongées, les profonds chagrins, les agitations morales, doivent produire incontestablement une action déprimante sur l'organisme, je ne crois pas devoir faire intervenir les mouvements de l'âme dans les productions d'un produit hétéromorphe.

---

[1] J'ai passé sous silence l'affection spéciale dont Duchesne avait gratifié les chauffeurs et les mécaniciens des chemins de fer, parce que des recherches sérieuses m'ont conduit à repousser avec Cahen, Bisson, Devilliers et Oulmont, cette prétendue *maladie des mécaniciens*. Voir mon volume : *Chemins de fer et santé publique*. Paris, 1862.

Je puis donc résumer l'hygiène morale des personnes prédisposées à la tuberculose, dans ces simples et salutaires recommandations : repos de l'esprit, calme de la vie, extrême modération des passions.

2° A propos du régime alimentaire, et pour montrer son importance souveraine, je ne crains pas de rappeler ici les nouvelles recherches physiologiques sur la nutrition ; nous admettions généralement que la nourriture azotée ou albuminée se transforme en muscles et en force, et que la nourriture carbonatée, graisseuse et amylacée, donne naissance à la chaleur animale. Cependant des travaux récents expliquent la nature omnivore de l'homme, en établissant que la force musculaire dépensée par lui et par les animaux n'est pas tant le produit de l'assimilation des aliments azotés, que le produit de la combustion lente des aliments carburés. D'après ces données, la nutrition tirerait plus de force et de puissance de la graisse que de la viande.

Il ne serait donc plus vrai que la viande veut dire à elle seule énergie musculaire, et que les céréales et les substances grasses représentent seulement la chaleur.

A l'une des dernières séances de l'Académie des Sciences, Hervé-Mangon communiquait un mémoire très-intéressant (basé sur les calculs les plus précis) pour prouver que le travail moyen dans nos campagnes est en rapport avec une alimentation moyenne; d'après l'auteur, la tâche journalière de l'ouvrier rural, considérée dans son ensemble, ne peut être augmentée qu'en améliorant la nourriture. « L'accroissement de la dépense qui en résulterait, serait très-vite plus que compensée par l'accroissement du travail [1]. »

De ces considérations, découle la nécessité d'assigner une alimentation des plus nourrissantes et des plus assimilables, en quantité comme en qualité.

[1] La ration moyenne quotidienne par *kilogramme* vivant d'adulte contient 0,1797 de carbone et 0,928 d'azote ;

La ration moyenne quotidienne de l'habitant de Paris contient par *kilogramme* vivant $5^{gr},675$ de carbone et $0^{gr},332$ d'azote.

La valeur des vins dans l'acte de la nutrition provient aussi de l'heureuse association de ses principes constitutifs.

Parmi les adjuvants les plus indispensables, pour les personnes menacées de lésions pulmonaires, se présentent en première ligne :

— Le lait, le plus admirable aliment que la chimie la plus perfectionnée pourrait inventer.

— Le chlorure de sodium, l'une des substances minérales les plus nécessaires à l'existence de l'homme.

— L'huile de foie de morue, ce précieux agent qui occupe une place intermédiaire entre l'aliment et le médicament, et que la nature semble avoir adopté d'avance en répandant les substances grasses sur toutes les régions de la terre.

— Les phosphates et le fer, qui jouent de même un rôle si caractéristique dans les trois règnes de la nature, et qui président aux transformations organiques les plus intimes.

3° De tous les modificateurs dont l'économie puisse éprouver les effets, le climat est sans contredit le plus puissant. Il ne s'agit pas, dans ces circonstances, de rechercher des températures constantes et élevées, mais de choisir de préférence des séjours tempérés pendant l'hiver, égaux pendant le printemps.

L'utilité de l'émigration et les avantages de l'acclimatation seront toujours réglementés par un examen médical consciencieux, portant, d'une part, sur le tempérament et les idyosincrasies particulières de l'individu prédisposé, et de l'autre, sur les caractéristiques climatoriales de chaque station hivernale.

Les conditions stimulantes toniques de l'atmosphère ambiante se trouvent en effet dans la zone maritime, et conviennent aux formes torpides de nos affections, tandis que les conditions tempérées et sédatives se rencontrent en s'internant dans les terres, au milieu de la zone des collines, et sont réclamées par les formes érétiques.

L'étude comparative des climats tempérés du midi de la France avec ceux de l'Italie, de l'Égypte, de Madère, assigne à notre pays une supériorité très-marquée sous tous les rapports.

N'oublions pas non plus les heureux effets de l'Estivation, c'est-à-dire du séjour prolongé, en été dans un lieu sain, balayé et assaini par les vents ; soit pour les pays de montagnes (Pyrénées, Vosges, Cévennes), soit pour les villes au bord de la mer (Manche, golfe de Gascogne).

L'efficacité des climats des montagnes, à savoir le séjour à des altitudes alpestres, au milieu des neiges et des glaciers, n'est pas encore démontrée, même pour les auteurs les plus enthousiastes des idées théoriques, sur lesquelles repose leur raison d'être.

En fait d'Aérothérapie, l'air mis en mouvement, puisé dans une atmosphère constamment renouvelée, imprégné de vapeurs artificielles d'essences aromatiques ou stimulantes, me paraît l'élément le plus actif de cette gymnastique spéciale, capable de développer plus heureusement la capacité pulmonaire, objet constant des préoccupations du médecin hygiéniste.

Avant de déterminer les effets prophylactiques que l'on peut demander aux Eaux minérales, il importe de se rendre un compte plus exact des influences des milieux, au point de vue des conditions spéciales de l'air que l'on respire [1], comme à celui des émotions morales que l'âme ressent à l'aspect des montagnes, « cet aimant de l'âme », comme dit Lamartine.

Nous demanderons aux sources sulfureuses leurs vertus toniques et reconstituantes, aptes à ranimer la vitalité

---

[1] Air moins oxygéné, plus léger, contenant plus d'ozone, imprégné des senteurs des plantes aromatiques et résineuses, exerçant une action salutaire de calme, de sédation.

engourdie, à modifier l'état chronique des maladies, en leur imprimant une marche franche et rapide.

Aux eaux chlorurées et à l'eau de la mer (leur type), les deux médications qu'elles représentent : reconstituante, par les principes toniques et stimulants ; altérante, par les modifications qu'elles amènent dans certaines altérations spéciales de l'organisme.

Aux eaux ferrugineuses, leurs propriétés franchement toniques et reconstituantes, dans les cas nombreux d'anémie et d'appauvrissement du sang.

4° Rien de plus constant et de mieux accentué que les modifications physiologiques qui s'accomplissent chez les individus des deux sexes, à l'époque de leur entrée dans la période de puberté.

Ce sont encore les agents généraux de l'hygiène, du régime alimentaire analeptique et réparateur, des voyages, que nous pourrons invoquer avec le plus de succès ; mais il sera sans cesse opportun d'insister d'une manière spéciale sur l'usage des ferrugineux et sur les pratiques de l'équitation, de la gymnastique méthodique, des divers procédés d'hydrothérapie rationnelle.

5° Les questions d'ordre moral et d'ordre sanitaire, qui se rapportent aux éventualités du mariage chez des personnes prédisposées à la phthisie pulmonaire, sont essentiellement délicates et dignes de méditations ; mais elles ne m'ont jamais paru susceptibles d'une solution inexorable ou prédéterminée.

Le médecin ne peut imposer sa volonté sans porter atteinte au libre arbitre de l'intéressé, à la liberté d'action de la famille. Malgré toute la prudence et toute la raison dont il saura faire preuve, les avis et les conseils qu'il donnera seront d'ordinaire subordonnés, par les parents, à des considérations de convenances, d'intérêts , de position sociale.

En thèse générale, il est sage de conseiller l'abstention

du mariage aux personnes qui rentrent dans les catégories énumérées au début de ce chapitre.

Les arguments que j'ai développés en envisageant la grossesse comme cause déterminante de la tuberculose, et auxquels je prie le lecteur de se reporter, me permettront de dire que les dangers du mariage pour ceux que menace la phthisie, sont plus fréquents chez les femmes, parce que la grossesse et ses suites naturelles constituent une complication très-défavorable.

Sans doute un accord parfait dans les relations conjugales exerce une heureuse influence sur le moral des jeunes époux, mais s'il survient de la mauvaise entente, des difficultés de ménage; ces circonstances contribueront puissamment à changer les prédispositions en affections morbides évidentes, et dès lors les enfants nés de cette union entreront dans la vie, entachés de faiblesse constitutionnelle, manquant de vitalité, succombant dès les premières évolutions de la dentition, à la méningite tuberculeuse!

Les règles prophylactiques et les préceptes hygiéniques que j'ai établis jusqu'ici peuvent être parfaitement appréciés et suivis par les classes riches ou aisées, mais quelle sera l'attitude du praticien, lorsqu'il se trouve en présence de ces honnêtes ouvriers, ou de ces déshérités de la fortune, à qui sont interdits et les émigrations au soleil, et les voyages aux eaux thermo-minérales, et les traitements coûteux de toute nature?

Quels moyens pourra-t-on conseiller à ces victimes vouées à la douleur, et à la désorganisation, pour résister, dans le présent et dans les générations à venir, aux atteintes du terrible fléau?

Ignorance, travail excessif, alimentation insuffisante, habitations malsaines, privations conduisant à l'appauvrissement de la nutrition; tel est malheureusement l'ensemble des circonstances qui réclament de la manière la plus impérieuse l'application intelligente et assidue des lois de la préservation et de l'hygiène privée, telles que les enseignent la physiologie et l'observation clinique.

Si les personnes qui vivent d'un travail quotidien sont dans l'impossibilité de combattre à armes égales, elles peuvent du moins améliorer leur situation :

En abandonnant les occupations malsaines et peu hygiéniques;

En substituant à la vie d'atelier la vie au grand air et au soleil;

En abandonnant le séjour des villes pour celui de la campagne.

Les grandes villes, personne ne l'ignore, exercent une attraction mystérieuse sur toutes les classes de la société par l'espoir d'une existence meilleure, par le désir des honneurs, par l'appas des richesses; malheureusement presque toujours aussi les habitants des campagnes qui quittent les travaux agricoles pour des métiers malsains ou sédentaires, y trouvent en réalité une vie plus fatigante, plus remplie d'épreuves et de soucis, sans compter les excès, les abus alcooliques, la débauche et ses dépravations ; alors surtout que l'air délétère des chambres à coucher dans des logements restreints, l'atmosphère viciée des ateliers encombrés, affaiblissent la résistance et la vitalité organiques, et constituent l'une des causes les plus puissantes de la phthisie constitutionnelle !

La logique et la raison conseillent :

Aux jeunes gens prédisposés à la tuberculose, de se placer en pension chez des campagnards;

Aux pauvres atteints des premiers symptômes du mal, de retourner au pays natal.

Dans ces conditions, l'air pur et renouvelé constitue encore le médicament le plus efficace de la Thérapeutique moderne.

§ 2. — PROPHYLAXIE SOCIALE.

L'insuffisance pour les classes nécessiteuses de l'action tutélaire de l'hygiène privée, réclame dans une société bien organisée : d'une part, l'intervention directe et constante de l'hygiène sociale, dans ses représentations les plus élevées, la Science et l'Administration ; de l'autre, les nobles élans de la bienfaisance et de la philanthropie.

Nous savons déjà par les investigations de la statistique : 1° que la tuberculose est la cause de mort qu'il importe le plus de pénétrer et d'atténuer ; 2° qu'il y a des influences de milieux, assez puissantes pour réduire jusqu'à moitié le nombre annuel des décès par phthisie.

Il est donc de plus en plus essentiel de conserver à l'ordre du jour des recherches et de la controverse, ces questions de pathogénie et d'étiologie, en appelant sur ce terrain les efforts communs des médecins de toutes les contrées civilisées.

Obéissant à ces préoccupations, Fonssagrives proposait, en 1868, la création d'une société de phthisiologie.

« La phthisie nous dévore littéralement, s'écriait-il avec émotion, elle met son empreinte malsaine partout, elle épuise les générations dans leur élément jeune et productif ; il n'est pas de famille qui ne lui paye ou ne doive lui payer un tribut douloureux : il faut organiser contre ce fléau la ligue du travail en commun, le plus fécond de tous. »

Voici sur quelles données l'éminent professeur d'hygiène voulait établir les éléments de l'enquête et la direction des études : vérifier les faits acceptés — indiquer les lacunes — poser les problèmes — expérimenter — observer — mettre de la rigueur là où se sont glissés des à peu près — préparer les bases vraiment scientifiques de la Prophylaxie et du traitement de la phthisie pulmonaire.

Cette page émouvante, lancée au gré des caprices de la presse médicale, fut bien vite emportée dans le tourbillon de la pensée parisienne ; toutefois la parole du maître trouva plus tard un lointain écho au sein de la société des médecins des hôpitaux, par la formation d'une commission spéciale de phthisiologie.

Quel a été le programme de cette réunion d'hommes distingués a tous égards ? quels sont les résultats obtenus ? quelles sont les espérances probables ?

Je l'ignore, toujours est-il que le flot monte, monte toujours !

Il serait injuste néanmoins de ne pas mentionner le rapport annuel du secrétaire général de la société pour l'année 1873.

Lullier proposait de mettre à l'étude la possibilité de la translation des phthisiques parisiens dans un climat plus doux, en les dispersant sur un certain nombre d'hôpitaux du Midi. Beaucoup sont vides, et les administrations hospitalières donneraient volontiers un refuge à ces hôtes intéressants. L'administration de l'assistance publique compenserait par le prix de journée les frais de transport, et les malades jouiraient d'un asile assuré dans les meilleures conditions possibles de climat, d'aération et d'espace.

Malgré les bonnes intentions de l'éminent praticien, je crois que son projet rencontrerait dans la pratique des difficultés considérables d'exécution. Les premières viendraient des valétudinaires eux-mêmes, qui se refuseraient le plus souvent à quitter leur famille [1].

D'ailleurs les conditions hospitalières, quelle que puisse

---

[1] Le mémoire que j'avais remis au Ministre de la guerre lors de mes excursions dans le Midi, pour démontrer l'utilité et la facilité de créer sur l'île de Sainte-Marguerite, en face de Cannes, un grand établissement hospitalier pour les jeunes soldats de l'armée de terre et de mer, atteints des premiers symptômes d'affections pulmonaires, ou convalescents de maladies graves, n'a pas été pris en considération par les bureaux du ministère, malgré les puissants patronages qu'avaient rencontrés mes idées.

être l'excellence de l'installation, sont toujours déplorables pour les phthisiques ; j'aurais plus de confiance dans les recommandations de J.-H. Bennet projetant de les envoyer à la campagne chez d'honnêtes fermiers. Dans ce qui se fait si avantageusement pour les enfants assistés, par les soins de l'Assistance publique, il serait peut-être plus facile de trouver une réalisation plus commode de besoins réels et indiscutables. J'ai rappelé les heureux résultats obtenus en Italie et à Berck-sur-Mer par la création des hôpitaux maritimes pour les enfants dévorés par la scrofule et le rachitisme.

Non-seulement il faudrait les multiplier, mais il y aurait opportunité à installer des établissements analogues près de nos principales stations d'eaux minérales sulfureuses et chlorurées.

« Si la médecine et l'hygiène individuelle, dit Pidoux, sont impuissantes contre les phthisies acquises, immenses par le nombre, effrayantes par la mortalité ; il faut organiser une ligue particulière contre les causes et la multiplication de la maladie ; il faut provoquer des institutions se proposant positivement la régénération de l'espèce par l'extinction indéfinie de la tuberculose ; il faut enfin entreprendre une croisade contre ce fléau plus terrible que la peste et le choléra. »

Après avoir adressé un chaleureux appel aux heureux du jour, en tâchant de leur communiquer son ardente préoccupation du sort physique et moral des classes pauvres et ouvrières à la campagne comme dans les villes, Pidoux propose le fonctionnement, dans chaque village, d'une association pour l'extinction de la phthisie ; dans les commissions chargées de l'étude et de la vulgarisation des meilleures mesures préservatrices, figureraient en première ligne l'homme de l'art à côté des ministres du culte.

Dans les modestes limites d'une initiative privée, soutenu par l'espoir de trouver des imitateurs fortunés ou puissants, j'ai donné l'exemple, et je recommande avec conviction les trois voies à suivre, qui me paraissent les plus pratiques pour atteindre des résultats satisfaisants.

A, la clinique; B, les conférences; C, les publications populaires.

A. Par l'installation de consultations gratuites au centre de Paris, j'ai voulu : 1° donner aux malades l'occasion d'utiliser ma connaissance de la maladie et mon expérience acquise; 2° offrir à mes confrères les moyens de contrôler scientifiquement les traitements qui se présentent, avec toutes les conditions désirables de savoir et d'honorabilité.

Malheureusement les avantages d'une pareille clinique ne seront considérables que le jour où le valétudinaire, en recevant son bulletin d'ordonnance, pourra obtenir gratuitement chez le pharmacien la délivrance des médicaments qui lui ont été prescrits.

J'ai déjà fait allusion à l'efficacité des consultations hebdomadaires que j'avais établies dans les salles d'asile de l'ancien VI° arrondissement[1].

Grâce au concours de MM. Monnin-Jappy et Leblanc, et des autres administrateurs des bureaux de bienfaisance, les enfants des deux sexes recevaient, avec le conseil médical, les médicaments hygiéniques ou réparateurs nécessaires à leur constitution débile et à leur état de santé.

B, C. Il serait superflu d'énumérer ici les avantages incontestables des conférences et des publications populaires. D'honorables médecins seront toujours disposés à mettre les enseignements de l'hygiène privée à la portée du plus grand nombre, afin d'instruire les pères de famille sur les devoirs qui leur incombent au point de vue de la santé des enfants. Aussi ai-je accepté avec empressement l'offre qui m'a été faite, de développer dans les salles de mairie de deux de nos quartiers les plus populeux de Paris mes idées sur l'hygiène

---

[1] Voir ma brochure *Les salles d'asile.* Paris, 1854.

et la prophylaxie des affections chroniques de la poitrine.

La vulgarisation de la pensée par la brochure et les publications à bon marché n'a plus à faire ses preuves !

Malheureusement cette propagande a surtout besoin du concours des personnes *bonæ voluntatis* !

Il me sera donc permis de faire un appel pressant aux émules des Monthyon, des Larochefoucault, des Necker, des Beaujon, des Lariboisière ; d'invoquer en faveur de cette œuvre tutélaire de philanthropie le concours des Richard Wallace, des Rotschild, de cette cohorte de dames bienfaisantes qu'animent les sentiments de la charité la plus éclairée.

Je résumerai cette longue étude dans ces trois propositions :

1° Curabilité de la phthisie pulmonaire ;

2° Possibilité, pour les classes riches ou aisées, d'obtenir la guérison par un ensemble de moyens prophylactiques et d'agents curatifs, qui constituent le traitement rationnel de la maladie ;

3° Nécessité de venir en aide aux classes ouvrières et aux déshérités de la fortune par la création et le fonctionnement d'œuvres de bienfaisance et de philanthropie, afin de mettre la société tout entière à même de combattre à armes égales le terrible fléau.

J'ai commencé ce volume en le dédiant aux jeunes confrères, qui se trouvent aux prises avec les premières difficultés du traitement de la maladie ; au moment d'achever ma tâche, je veux que ma dernière pensée soit une pensée de remercîments et de reconnaissance, pour ces infatigables pionniers de la Science, qui ont accueilli avec des paroles d'encouragement et de bienveillance ma récente communication à l'Institut.

Si j'étais assez heureux pour avoir démontré sans conteste aux Louis Figuier (*Presse*), Henri de Parville (*Officiel*), Ernest Lacan (*Petit Moniteur*), Félizet (*XIXe Siècle*), Cousin

(*Evénement*), Decaisne (*France*), Rengade (*Petit Journal*), Maximin Legrand (*Union médicale*), Boillot (*Moniteur*), et aux autres rédacteurs scientifiques du *Temps*, de l'*Opinion Nationale*, du *Siècle*, du *Constitutionnel*, l'importance de l'œuvre dont je viens de tracer à grands traits la physionomie, j'aurais la certitude de la voir se transformer bientôt en réalité indiscutable.

Forts de ce premier succès, nous pourrions alors, avec la satisfaction que donne l'accomplissement du devoir, répéter en chœur : *Laboremus !*

CHAPITRE XIV

BIBLIOGRAPHIE.

Ancell, Traité de la tuberculose, 1820.

Andral, Essai d'hématologie pathologique. Paris, 1843.

— Clinique médicale. Paris, 1839.

Anglada, Traité de la contagion. Paris, 1851.

Baréty, L'adénopathie trachéo-bronchique. Paris, 1874.

Baron, Recherches sur la nature de la matière tuberculeuse. Paris, 1822.

Baron, *Inquiry on tuberculous deseases*. London, 1822.

Barthez et Rilliet, Tuberculisation des ganglions bronchiques chez les enfants, 1861.

Baumès, Traité de la phthisie pulmonaire. Paris, 1805.

Bayle, Recherches sur la phthisie pulmonaire. Paris, 1840.

Bazin, Leçons théoriques et cliniques sur la scrofule, 1861.

Beau, De la tuberculisation pulmonaire dans ses rapports avec les affections locales des organes respiratoires. Paris, 1862.

Beau, Leçons de clinique sur la phthisie pulmonaire. Paris, 1864.

Bennet, Traitement de la phthisie pulmonaire par l'hygiène, les climats et la médecine. Paris, 1874.

Bennet, Winter and spring on the shores of the Mediterranean, 1874.

Bennett, Leçons cliniques sur les principes et la pratique de la médecine. Traduction Lebrun, 1874.

Benoiston, De l'influence de certaines professions sur le développement de la phthisie pulmonaire, 1831.

Bernardeau, Histoire de la phthisie pulmonaire. Paris, 1845.

Bert (Paul), Recherches expérimentales sur la pression barométrique. Paris, 1874.

Bertillon, Recherches et conclusions statistiques sur la mortalité comparée par la phthisie pulmonaire. Paris, 1862.

Bisson, Mémoire sur l'emploi de l'agaric blanc contre les sueurs de la phthisie pulmonaire. Paris, 1832.

Bonnafox-Demalet, Traité sur la nature et le traitement de la phthisie pulmonaire. Paris, 1805.

Bouchardat, Formulaire de thérapeutique (Collection). Paris, 1874.

Boudet, Recherches sur la guérison naturelle ou spontanée de la phthisie pulmonaire. Thèse, 1843.

440   BIBLIOGRAPHIE.

Boudin, Études de géologie médicale sur la phthisie pulmonaire. Paris,
    1845.

Boudin, Traité de géographie et de statistique médicales. Paris, 1857.

Boulland, Recherche historique sur les tissus accidentels sans analogues.
    Paris.

Boyd, Observations sur la fréquence relative des tubercules dans les deux
    sexes. 1844.

Brieu (de), Traité de la phthisie pulmonaire. Paris, 1803.

Briquet, Recherches statistiques sur l'étiologie de la phthisie pulmo-
    naire. Paris, 1842.

Broussais, Traité des phlegmasies chroniques. Paris, 1826.

Brunache, Recherches sur la phthisie pulmonaire et la fièvre typhoïde
    dans les localités marécageuses. Thèse. Paris, 1844.

Carrière, La cure de petit-lait et de raisin en Allemagne et en Suisse.
    Paris, 1860.

Carrière, Climat de l'Italie. Paris, 1849.

Cayol, Recherches sur la phthisie trachéale. Paris, 1810.

Churchill, De la cause immédiate de la phthisie pulmonaire et de leur
    traitement spécifique par les hypophosphites. Paris, 1864.

Clarke, A treatise on pulmonary consomption. Londres, 1835.

Clark (Sir James), On climates. Londres, 1850.

Conwell, Observations chiefly on pulmonary disease in India. Malacca, 1829.

Cormack, La phthisie par la respiration d'air déjà respiré.

Costallat, De l'influence probable du climat d'Alger pour la guérison
    des phthisies d'Europe. 1837.

Crichton, Practical observations on pulmonary consomption. Londres, 1821.

Cruveilhier, An omnis pulmonum exulceratio vel etiam excavatio insanabilis.
    Thèse, 1823.

Cruveilhier, Anatomie pathologique. Paris, 1862.

Damaschino, De la tuberculisation en général. Paris, 1868.

Delafond, Mémoire sur la phthisie pulmonaire dans l'espèce bovine.
    Paris, 1843.

Demarquay, Essai de pneumatologie médicale. Paris, 1866.

Desault, Dissertation sur la phthisie. Bordeaux, 1838.

Désormeaux, Recherches sur la théorie élémentaire de la production des
    tissus accidentels. Thèse, Paris, 1844.

Donné, Cours de microscopie. Paris, 1844.

Dujat, De l'influence des climats sur la production et le traitement des
    affections tuberculeuses, 1838.

Durand-Fardel, Le Bret et Lefort, Dictionnaire général des Eaux miné-
    rales de France et d'hydrologie médicale. Paris, 1860.

Dupré de Lisle, Traité des maladies de poitrine connues sous le nom de
    phthisie pulmonaire, 1769.

Dupuy, Traité de l'affection tuberculeuse chez les animaux. Paris, 1817.

Empis, De la Granulie. Paris, 1867.

FELTZ, De la phthisie pulmonaire, anatomie, physiologie, pathologie, diagnostic. Strasbourg, 1865.

FONSSAGRIVES, Thérapeutique de la phthisie pulmonaire. Paris, 1866.

FOURCAULT, Causes générales des maladies chroniques, spécialement de la phthisie pulmonaire. Paris, 1844.

FOURNET, Recherches cliniques sur la phthisie pulmonaire. Paris, 1839.

FRANK, Pathologie interne.

GENEST, Recherches sur l'antagonisme des fièvres intermittentes et de la diathèse tuberculeuse, 1843.

GINTRAC, Quelques faits relatifs à la coïncidence dans les mêmes lieux des fièvres intermittentes et de la phthisie pulmonaire. Paris, 1843.

GRANCHER, Recherches sur l'anatomie pathologique de la tuberculose. Paris, 1873.

GRAVES, Leçons de clinique médicale. Traduction Jaccoud.

GRISOLLE, Traité pratique de la pneumonie. Paris, 1841.

GUÉNEAU DE MUSSY, Clinique médicale. 1874.

GUILLOT, Description des vaisseaux particuliers qui naissent dans les poumons tuberculeux, 1838.

GUYON, Note sur la phthisie dans le Nord de l'Afrique, 1842.

HAMERSLEY, *On the remote and proximate causes of phthisis pulmonalis*. New-York, 1827.

HARVOOD, *On the curative influence of the southern coasts of England*. Londres, 1828.

HASTINGS, *Pulmonary consomption successfully treated with naphta*. Londres, 1860.

HÉRARD et CORNIL, De la phthisie pulmonaire. Paris, 1867.

HIRTZ, Recherches cliniques sur quelques points du diagnostic de la Phthisie pulmonaire. Thèse. Strasbourg, 1836.

HOFFMANN, La Phthisie pulmonaire guérie. Paris, 1863.

HUFELAND, Traité de la maladie scrofuleuse. 1821.

JACCOUD, Leçons de clinique médicale, 1873.

JOURDANET, De la pression de l'air et des montagnes au point de vue de leur influence sur la vie et sur les destinées de l'homme. Paris, 1874.

JOURDANET, Le Mexique (Altitudes de l'Amérique tropicale). Paris, 1862.

JOURNÉ, Recherches sur la Phthisie en Italie. 1839.

LAENNEC, Traité de l'auscultation médiate. Paris, 1837.

LANTHOIS, Théorie nouvelle sur la Phthisie. Paris, 1829.

LALOUETTE, Traité des scrofules. Paris, 1780.

LATOUR, Traitement curatif de la Phthisie. Paris, 1840.

LEBERT, Recherches microscopiques et physiologiques sur la tuberculisation. Paris, 1844.

LEBLOND, Sur une espèce de Phthisie particulière à l'enfance. Thèse. Paris, 1824.

LÉE (Edwin), *The effect of climate on tuberculous diseases*. Londres, 1859.

LOMBARD, Essai sur les tubercules. Thèse. Paris, 1827.

Lombard, Influence des professions sur la Phthisie pulmonaire, 1834.

Louis, Recherches sur la Phthisie. Paris, 1843.

Lubanski, Guide du poitrinaire et de celui qui ne veut pas le devenir. Paris, 1874.

Martineng, De l'air marin dans la Phthisie. Paris, 1865.

Mayer, Recherches sur la Phthisie pulmonaire. Besançon, 1846.

Monneret, De la Berge et Fleury, Compendium de médecine pratique. Paris, 1845.

Morton, Phthisiologia in op. omnia. Lugduni, 1737.

Niemeyer (de), Leçons cliniques sur la Phthisie pulmonaire. Paris, 1868.

Papillaud, Réflexions sur le traitement de la Phthisie. Paris, 1868.

Pascal, De la nature et du traitement des altérations pulmonaires. Paris, 1839.

Patissier, Traité des maladies des artisans. Paris.

Pereyra, Traité de la Phthisie pulmonaire. Bordeaux, 1843.

Perroud, Traité de la tuberculose. Paris.

Peter, De la tuberculisation en général. Paris, 1866.

Pidoux, Études générales et pratiques sur la Phthisie. Paris, 1874.

Piorry, De l'hérédité dans les maladies. Thèse, Paris, 1840.

Portal, Observations sur la nature et le traitement de la Phthisie. Paris, 1809.

Rabuteau, Éléments de Thérapeutique. Paris, 1873.

Rafinesque, Introduction à l'art de guérir et de prévenir la consomption. Paris, 1833.

Ramadge, *Consomption curable*. Londres, 1834.

Raulin, Traité de la Phthisie pulmonaire. Paris, 1774.

Rayer, Étude comparative de la Phthisie pulmonaire chez l'homme et les animaux. Paris, 1842.

Reynaud, L'affection tuberculeuse des singes et de sa comparaison avec celle de l'homme. Paris, 1831.

Rindfleisch, Traité d'histologie pathologique, traduction Gross. Paris, 1873.

Rochard, De l'influence de la navigation et des pays chauds sur la marche de la Phthisie pulmonaire. Paris, 1856.

Rogée, Essai sur la curabilité de la Phthisie pulmonaire. Paris, 1839.

Roger, Cours cliniques des maladies des enfants. Paris, 1863.

Rotureau, Des principales Eaux minérales de l'Europe. Paris, 1859.

Roustan, Recherches sur l'inoculabilité de la Phthisie. Paris, 1867.

Rufz, Étude de la Phthisie pulmonaire à la Martinique. 1842.

Schnepp, Le climat d'Égypte. Paris, 1865.

Schrœder van der Holk, Phthisis pulmonalis, in observationes. Amsterdam, 1826.

Staub, Essai sur l'Étiologie des tubercules pulmonaires. Thèse. Strasbourg, 1835.

Thaon, De l'unité de la Phthisie. Paris, 1873.

— Recherches sur l'anatomie pathologique de la tuberculose. Paris, 1873.

THIERCELIN, Études sur le traitement et la curabilité de la Phthisie pulmonaire. Paris, 1859.

TRIBE, De l'heureuse influence de l'atmosphère des pays marécageux sur la tuberculisation pulmonaire. Thèse. Montpellier, 1843.

TROUSSEAU, Clinique médicale. Paris, 1865.

VALLEIX, Considérations sur les lésions anatomiques et sur la curabilité de la Phthisie pulmonaire. 1841.

VILLEMIN, Études sur la Tuberculose. Paris, 1868.

VIRCHOW, Pathologie cellulaire. 1863.

VITTIS (de), Osservazioni ed esperienze sulla tisi polmonare. Naples, 1832.

VOGEL, Handworterbuch der Physiologie.

WELL, *Medical and chirurgical transactions.*

WILLIAMS, Étude sur les climats chauds dans le traitement de la consomption pulmonaire. Traduction du Dr Duranty, 1874.

ERRATUM

Page 88, note 2, *au lieu de* :

	Mazas (système cellulaire).	Madelonnettes (prison en commun).
Suicides....................	1 sur 12,000...	1 sur 971

C'est-à-dire que les suicides ont été douze fois plus nombreux qu'à Mazas !

Lisez :

	Mazas (système cellulaire).	Madelonnettes (prison en commun).
Suicides....................	1 sur 971......	1 sur 12,000

C'est-à-dire que les suicides ont été douze fois plus nombreux à Mazas !

TABLE DES MATIÈRES

FIN DE LA TABLE DES MATIÈRES.

CORBEIL. — Typ. et stér. de CRÉTÉ FILS.